# 五谷杂粮健康吃

HEALTHY EATING WITH WHOLE GRAINS

萨巴蒂娜　主编

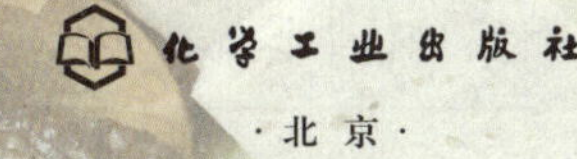


·北京·

吃五谷杂粮的好处超乎想象，其不仅可以改善营养，增加营养供应，预防癌症、冠心病，帮助控制餐后血糖和血胆固醇，延缓衰老等，还可以预防肥胖，帮助减肥。虽然五谷杂粮有各种好处，但是如果不会烹饪，则不会让人爱上它。本书收录了味道好又有特色的杂粮菜谱，有百搭主食、饭菜合一、轻食简餐、汤粥与饮品。从这里，一定能找到你喜欢的五谷杂粮的好吃法。

**图书在版编目（CIP）数据**

五谷杂粮健康吃 / 萨巴蒂娜主编 . — 北京 : 化学工业出版社 , 2019. 10（2025.7 重印）
ISBN 978-7-122-34895-1

I. ①五…　Ⅱ . ①萨…　Ⅲ . ①杂粮 - 食物养生
Ⅳ . ① R247. 1

中国版本图书馆 CIP 数据核字 (2019) 第 146628 号

责任编辑：马冰初　　文字编辑：李锦侠
责任校对：杜杏然　　封面设计：国图博雅

出版发行：化学工业出版社（北京市东城区青年湖南街 13 号 邮政编码 100011）
印　　装：唐山富达印务有限公司
710mm×1000mm 1/16　印张 10　字数 300 千字　2025 年 7 月北京第 1 版第 2 次印刷

购书咨询：010-64518888　　售后服务：010-64518899
网　　址：http://www. cip. com. cn
凡购买本书，如有缺损质量问题，本社销售中心负责调换。

**定　价：39. 80 元**

# 粗杂粮的好处超乎想像

我经常在文章中推荐大家食用粗杂粮。很多读者反馈说粗杂粮吃起来没有精白米和精白面口感好、味道好，其实不然，用粗杂粮也可以制作出好吃的菜肴。这本书中介绍了很多营养美味的花样菜谱以及巧妙便捷的烹饪方法。比如，菜谱中有玉米面和小油菜、杏鲍菇搭配的菜团子，金灿灿热腾腾的；还有荞麦面和抱子甘蓝、圣女果搭配的什锦蔬菜荞麦面比萨，既时尚又好吃；等等。在烹饪方法方面，这本书中介绍了用豆浆机把粗粮和豆类打成糊，口感非常好；用电压力锅煮八宝粥，口感软糯，香气浓郁，并且八宝粥的营养价值比白米粥要高很多。书中的内容非常实用，适合大家日常使用。

杂粮包括富含淀粉的“杂豆”和各种薯类，包括赤豆、绿豆、芸豆、干蚕豆、干豌豆和土豆、甘薯、山药、芋头等。它们都可以替代米面作主食。

黑米、紫米、红米和糙米（玄米）没有去掉谷皮和谷胚，属于全谷。日常能吃到的全谷物还包括小米、大黄米、燕麦、全小麦、大麦、高粱、荞麦等。此外，红小豆、绿豆、芸豆、干蚕豆、干豌豆等富含淀粉的豆子，也被纳入到“粗杂粮”中。

粗粮和杂粮品种繁多，从营养成分的角度来说，能够部分替代白米、白面供应碳水化合物的杂粮，如赤豆、绿豆、芸豆等淀粉豆类，莲子、芡实、薏米等含淀粉种子，栗子等含淀粉坚果，以及燕麦、黑麦等全谷，很多营养指标都优于白米、白面。扩大主食的原料范围，对改善主食营养结构很有意义。

多吃全谷杂粮，多吃新鲜蔬菜，适量吃乳制品， 控制油脂，控制肉类， 减少精白细软的主食，都有利于降低肠癌的患病风险。

现有研究证据表明，全谷杂粮每天吃 50 克以上就有益处，多到主食的一半更好。如果有三高问题，最好不吃白米白面，主食全部用全谷豆薯替代，比如国际上最推崇的 DASH 饮食模式。

经常有人担心吃粗粮会引起贫血等营养不良症状。实际上，在正常吃鱼、肉、蛋、奶的前提下，以粗杂粮作主食不会引起营养不良，反而能使营养得到改善。美国最新的膳食指南也提倡多吃全谷类食品，少吃精白主食。只有完全吃素，而且全部是粗杂粮时，才易发生贫血、缺锌等问题。

在同等重量、同样能量的情况下，全谷可提供相当于白米3倍以上的维生素 $B_1$、维生素 $B_2$、钾、镁等营养物质。比如说，精白面粉维生素 $B_1$ 的含量只有全麦的 1/4。又比如说，大米中钾和铁的含量只有小米的 1/5。所以，吃粗粮（全谷）能让人们在吃饱的前提下得到更多的营养素。胃肠不好的人千万不要因为粗粮“粗糙”的外表而拒绝吃粗粮，只要选择好种类，不但不会增加消化系统的负担，反而可以帮助吸收更多的营养素。比如小米、大黄米、高粱米，糙米、莲子等，煮粥吃很容易消化吸收。

推荐一日食用谷物 250~400 克（生重），女性可按 250 克考虑。这个量没问题，但要考虑其他淀粉来源。吃了土豆、甘薯、芋头、山药，以及粉丝、粉皮、粉条，就要减少谷类的量；吃了莲子、薏米、芡实、荸荠、藕及藕粉、葛根粉、蕨根粉，也要减少谷类的量。如果吃水果超过 400 克，还吃了葡萄干、大枣、桂圆、柿饼之类的食物，也要相应减少主食的量。

全谷杂粮中不仅含有较多的膳食纤维和多种维生素，还含有更多的抗氧化物质。表皮红色、紫色、黑色的杂粮是花青素的好来源，而黄色的全谷杂粮含有类胡萝卜素，大麦和燕麦中还有丰富的 $\beta$ －葡聚糖。这些物质各有健康益处，如有利于预防癌症、有利于预防冠心病、帮助控制餐后血糖和血胆固醇、缓解眼疲劳等。白米白面中的保健成分则微乎其微。

人们都知道全谷杂粮中纤维素多，而且总膳食纤维含量多。在同等重量下，全谷杂粮可以提供更多的膳食纤维和抗性淀粉，它们不仅能帮助清肠通便，对便秘的人很有益，而且在大肠中能够促进有益菌的繁殖，改善肠道微生态环境，有助于降低肠癌的患病风险。

越是精白细软的主食，升高血糖越猛烈。即便是同样多的淀粉量，因为吃全谷豆类需要咀嚼，消化速度慢，餐后血糖就比较低，能减少胰岛素的需要量。糖尿病人宜选择各种杂粮豆、燕麦、大麦、糙米等混合制作的主食，餐后血糖比较容易控制，也不用担心出现饥饿和低血糖的情况。

杂粮豆粥吃一碗就很饱，并且很长时间不会饿。而同样能量的白米饭、面包吃起来速度快，不易饱腹，很快又会感觉到饿，结果是不自觉地让身体摄入了更多的热量。要想长期减肥，就需要控制膳食能量，同时维生素、矿物质等营养素一样都不能少，也不能明显感觉饥饿。既然如此，何不选择同等能量情况下饱腹感更强、营养更丰富的杂粮豆粥呢？

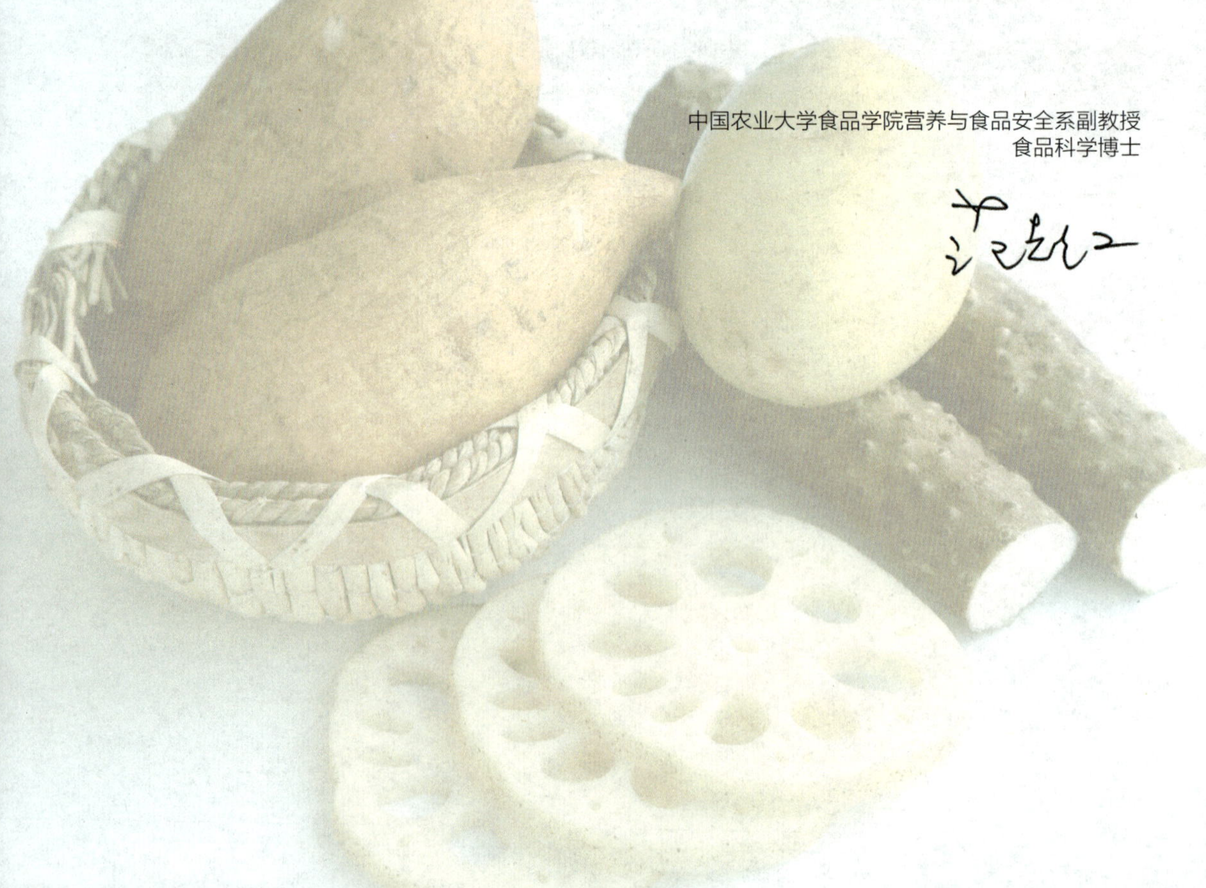

中国农业大学食品学院营养与食品安全系副教授
食品科学博士

范志红

## 前言

# 感谢五谷杂粮，感谢有你

我喜欢玉米的香甜。秋天吃煮玉米，直接啃着吃。冬天喝玉米粥，再丢一把花生一起煮。春天做个玉米烙，少糖少油的也好吃。夏天就爆个玉米花吧，用微波炉或者烤箱都可以，再来壶茉莉花茶，可以完美地过一个夏夜。

喜欢吃大米和小米混合做成的二米饭，金黄又雪白，弹牙也爽口。

生病或胃口不好的时候，都要来一碗小米粥，山西的小米最好，浓浓一层米油。

燕麦，我都是煮烂了之后，跟牛奶、苹果一起打成汁。几口喝下去，营养和味道都十分令人满意。

红薯，怎么可以忘记红薯，用锡纸裹起来放入烤箱里烤，满屋子的甜香。半夜饿了吃一块，身体、心理都没负担。

荞麦混合上一半的面粉，做成荞麦野菜包子。外皮不太好看，可是能控血糖啊，家里有老人的话，要经常做一些。

最爱魔芋了，也算一种粗粮吧。现在的魔芋有很多花样，最喜欢素毛肚那样的，涮个番茄火锅，第二天更加身体舒泰。

全麦面粉，只加盐和水，做成全麦面包，我家里人都爱吃，尤其是刚烤好的，香脆有嚼劲。吃剩下的还可以切片做三明治，夹上鸡蛋沙拉，放很多的生菜和番茄片。热量很低，但是饱腹感十足。

老朋友胡小姐告诉我把糙米冷冻泡一个晚上，第二天做成糙米饭，我多加了个芋头，味道很不错。

经过我的实践，五谷杂粮真的是特别好的东西。少吃精制米面，多尝试一下本书中的粗粮方子，可以打开味觉的一个新领域。你会发现身体也越来越轻盈，越来越有活力。

萨巴蒂娜

2019 年夏天

# 目录

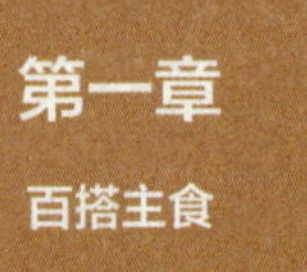

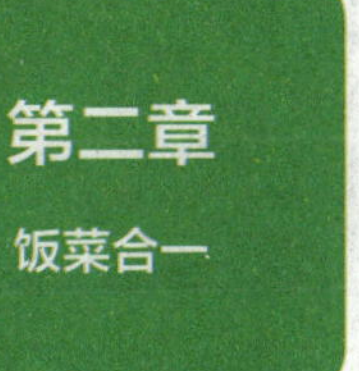

## 第二章 饭菜合一

# 第一章

# 百搭主食

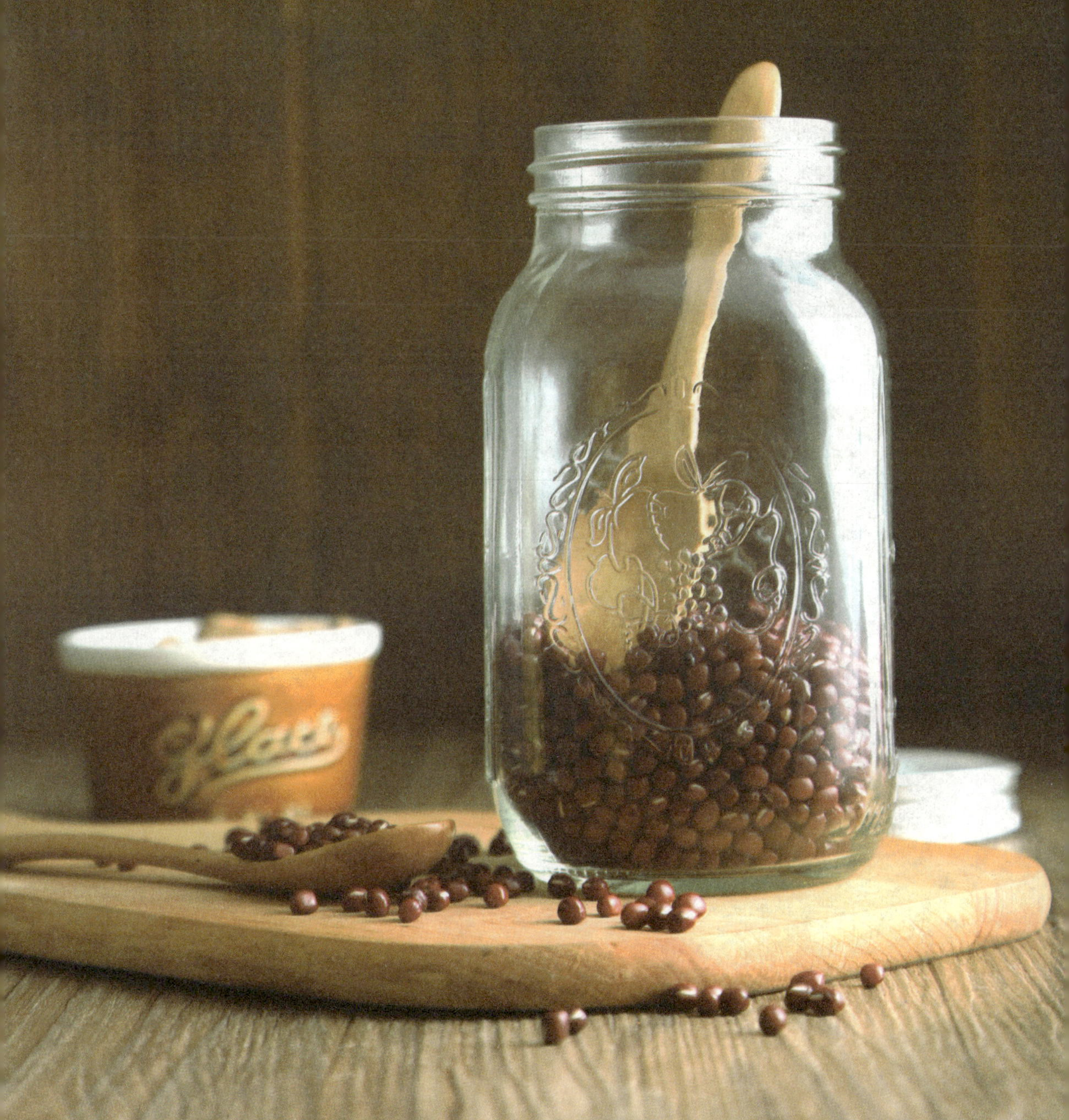

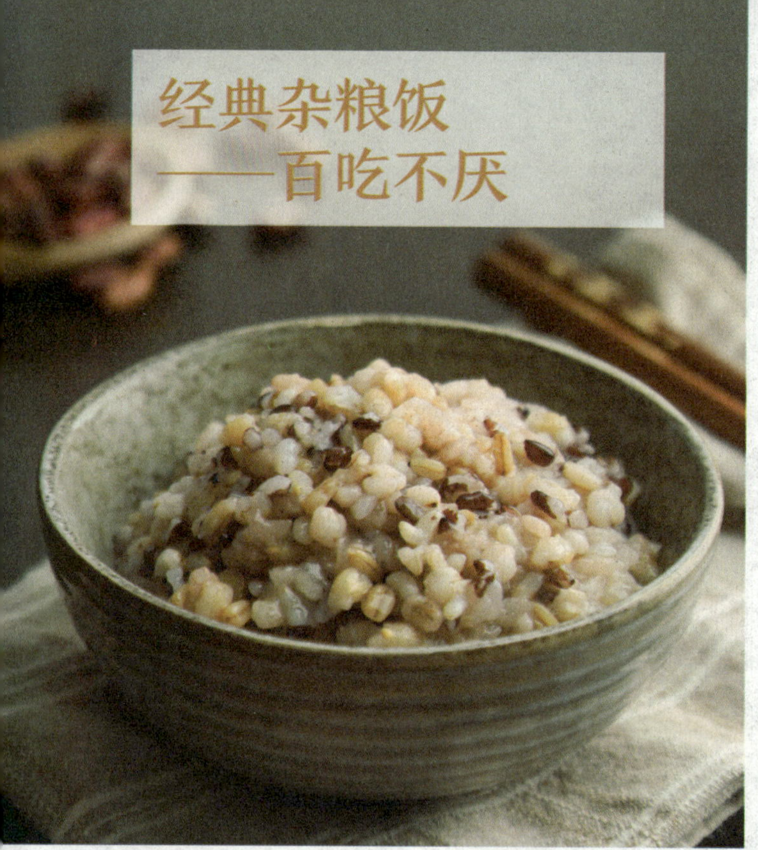

# 经典杂粮饭——百吃不厌

## 特色

各种杂粮经过合理地搭配，做成了营养美味的主食。杂粮饭真好，健康又好吃，饱腹感还特别强。原味的，天然的，嚼得出谷物的香气，自从开始在家煮杂粮饭，就爱上了它。

## 主料

| | |
|---|---|
| 糙米 | 50克 |
| 燕麦米 | 30克 |
| 紫米 | 30克 |
| 大麦 | 30克 |
| 高粱米 | 30克 |
| 糯米 | 30克 |

## 烹饪秘籍

夏季高温天气时要将杂粮放入冰箱冷藏浸泡。如果加入了豆子，则需要延长浸泡时间。

## 营养贴士

可以加入泡软的豆子一同蒸杂粮饭。杂粮饭饱腹感强，富含B族维生素、膳食纤维。经常吃杂粮饭还能增加多种维生素和矿物质的摄入。刚开始吃杂粮饭时，可以用白米和杂粮混合煮饭，一步一步地适应杂粮饭的口感。

## 做法

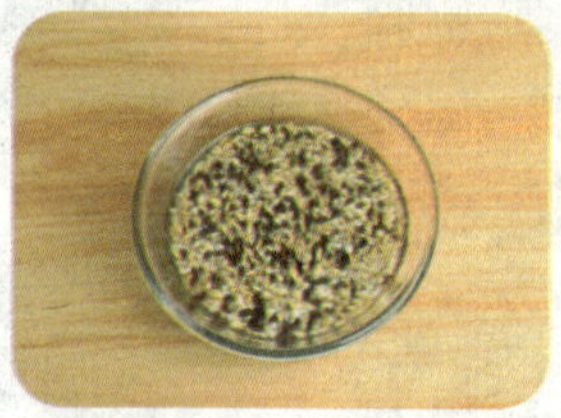

1. 糙米、燕麦米、紫米、大麦、高粱米用清水洗净。

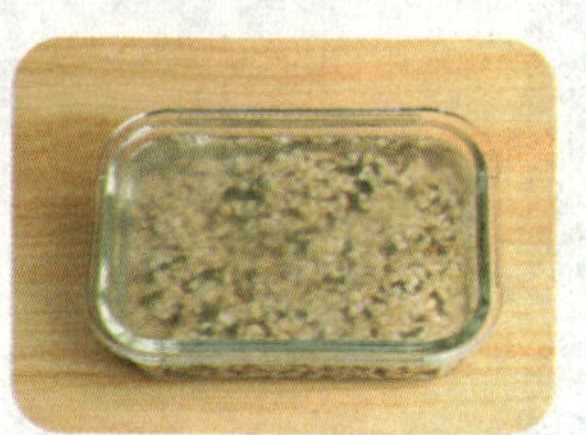

2. 将洗净的杂粮放入保鲜盒，加适量清水浸泡3小时。

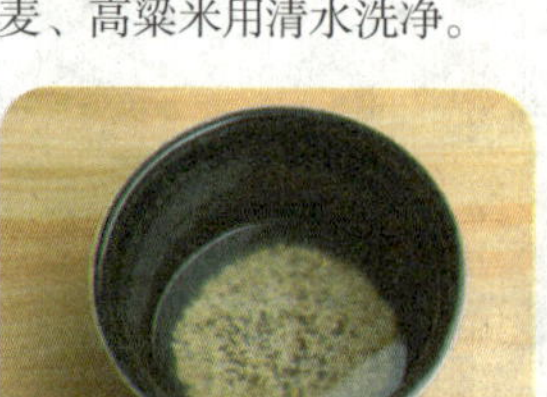

3. 糯米洗净，放入电压力锅，加入所有泡软的杂粮及浸泡的水。

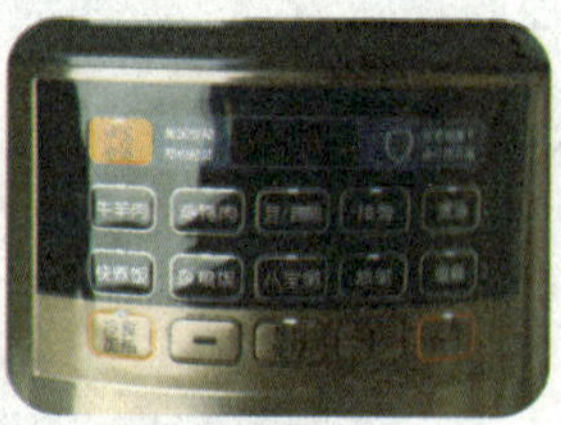

4. 加入适量清水至杂粮的两倍量。选择杂粮饭模式煮熟即可。

# 芋头糙米饭——更软糯更好吃

## 特色

芋头软糯可口，喜甜喜咸者都爱它。芋头饭是冬季的好选择，好芋头真是越吃越香。加上弹牙的糙米，一小碗饭便令你吃得很满足。

## 主料

| | |
|---|---|
| 糙米 | 150克 |
| 大米 | 50克 |
| 荔浦芋头 | 150克 |

## 辅料

| | |
|---|---|
| 熟黑芝麻碎 | 1/2茶匙 |

## 烹饪秘籍

蒸上糙米饭后，用钟表定时，提醒自己到时间放入芋头。稍微打碎的芝麻营养更容易被吸收。

## 营养贴士

薯类食物含有钾、维生素C、抗氧化物质和柔软的膳食纤维。并且薯类有很高的饱腹感，代替部分白米、白面当作主食，有利于身材的保持。

## 做法

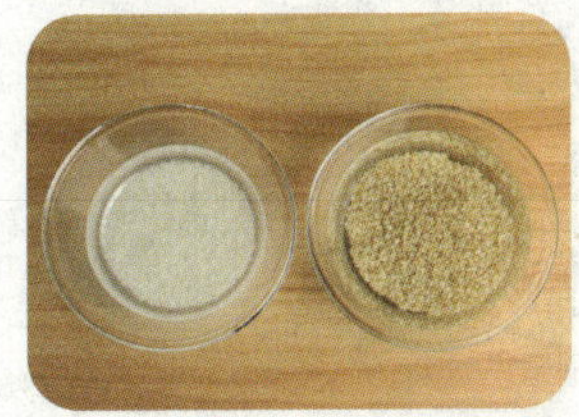

1. 糙米洗净，用清水浸泡3小时。大米洗净。

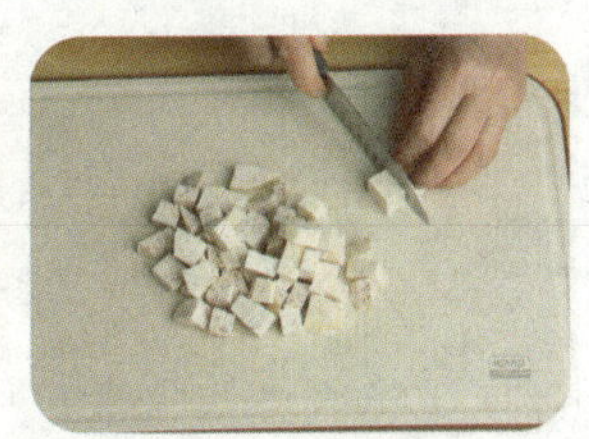

2. 荔浦芋头去皮洗净，切成小块备用。

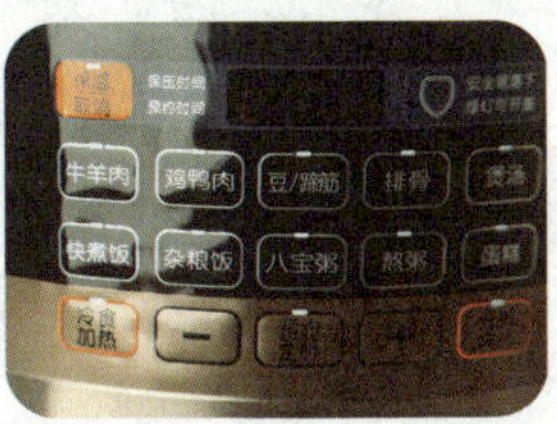


3. 将糙米、大米放入电压力锅，加入1. 5~2倍的清水，选择精煮模式。

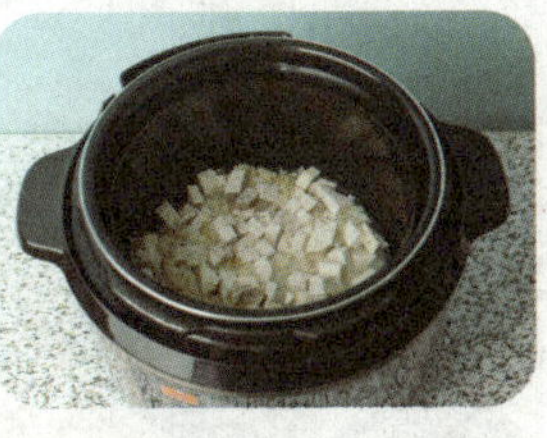

4. 糙米饭煮至一半，放入荔浦芋头块继续煮熟。

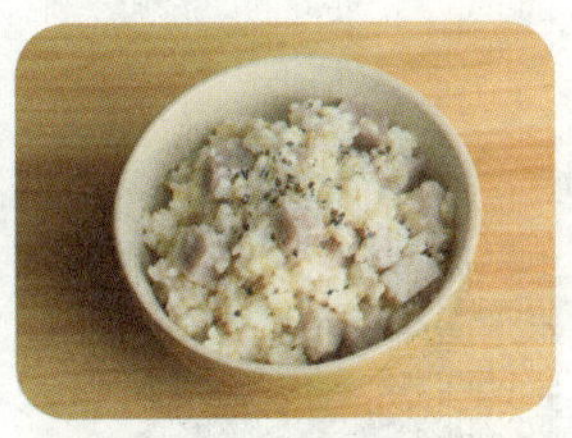

5. 将芋头糙米饭盛入碗中，表面撒适量熟黑芝麻碎即可。

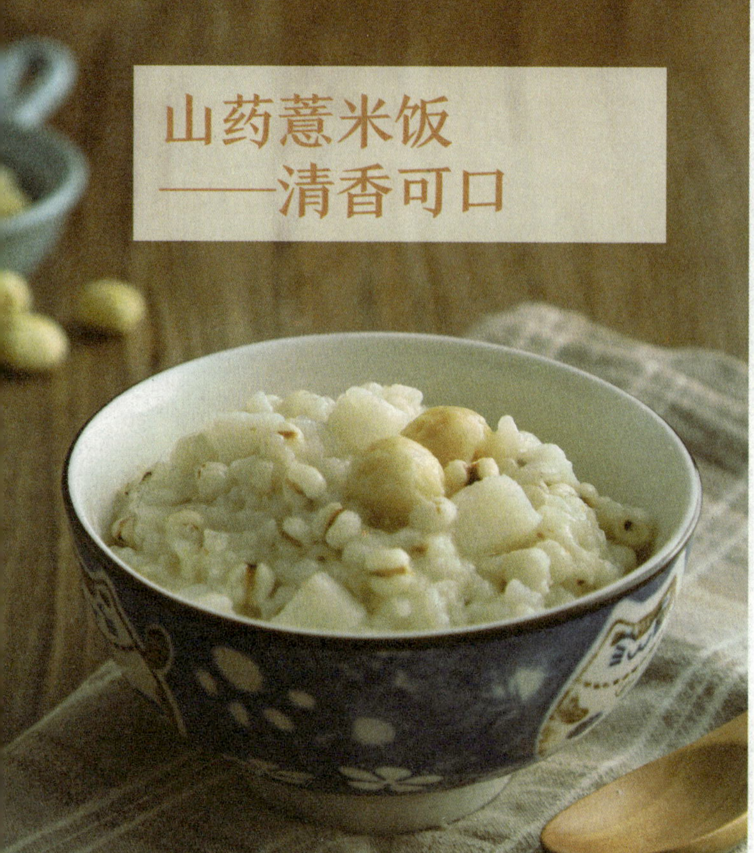

# 山药薏米饭——清香可口

## 特色

如果你不喜欢吃薏米，可能是没吃对。薏米一定要新鲜，无论是煮粥还是煮饭都有一股很雅致的香气。入口时，以为它很粗粝，可是一嚼，又软到无形。和软绵绵原汁原味的山药口感很配。

## 主料

| | |
|---|---|
| 大米 | 50克 |
| 糯米 | 50克 |
| 薏米 | 70克 |
| 莲子 | 30克 |
| 铁棍山药 | 150克 |

## 烹饪秘籍

莲子泡好以后，检查一下莲心是否都去掉了。莲心比较苦，不适合蒸入饭中。

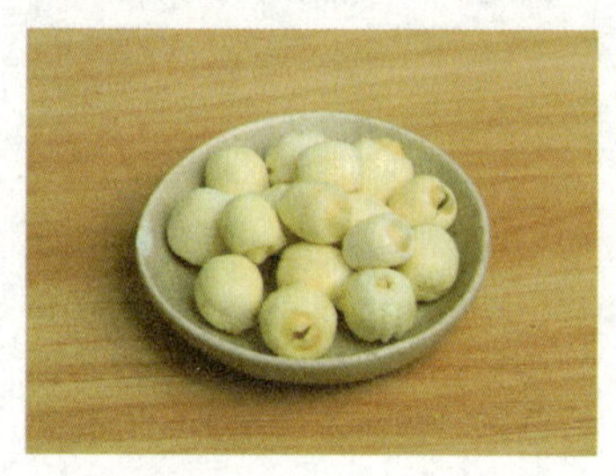

## 营养贴士

山药属于淀粉含量比较高的蔬菜，可以用来代替部分主食。并且山药对我们的肠胃非常温和，它比大部分薯类更易于被消化吸收。山药中的钾含量高，还含有维生素C和多种B族维生素。

## 做法

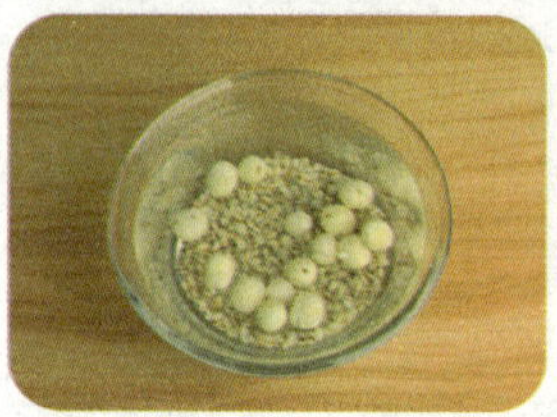

1. 薏米、莲子洗净，用清水浸泡3小时。

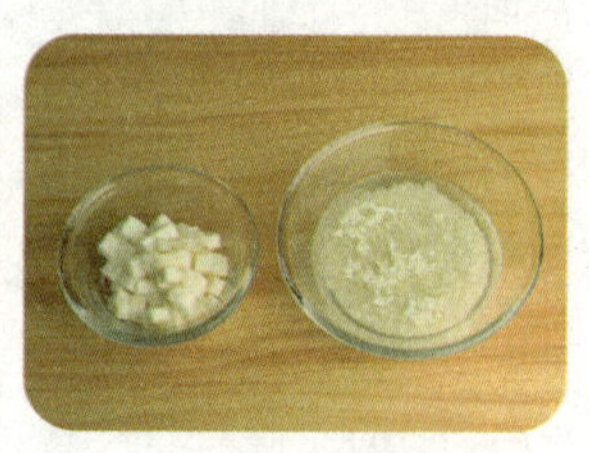

2. 大米、糯米用清水洗净。铁棍山药去皮洗净，切成小粒。

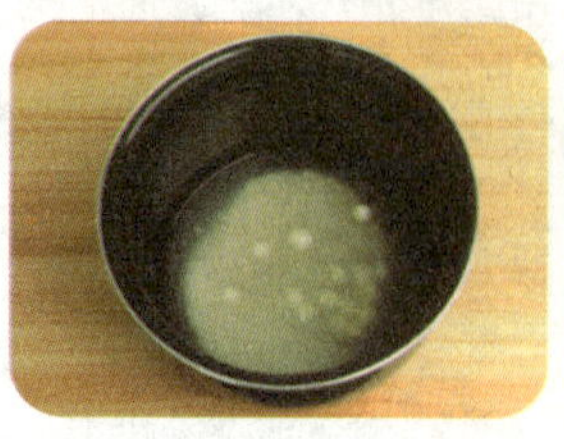

3. 将大米、糯米、薏米、莲子放入电压力锅，加入300毫升清水，选择精煮模式。

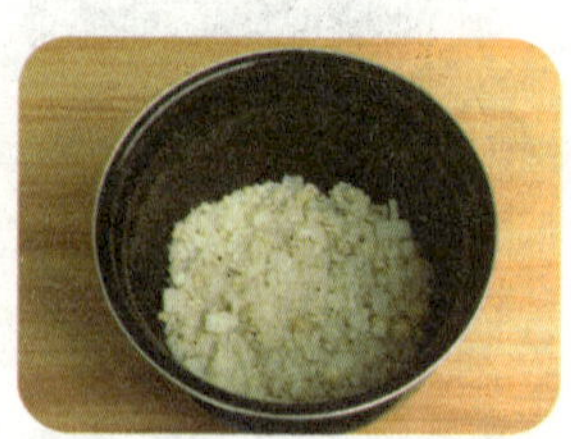

4. 薏米饭煮至一半时，放入铁棍山药粒，继续煮熟即可。

# 红薯二米饭——经久不衰

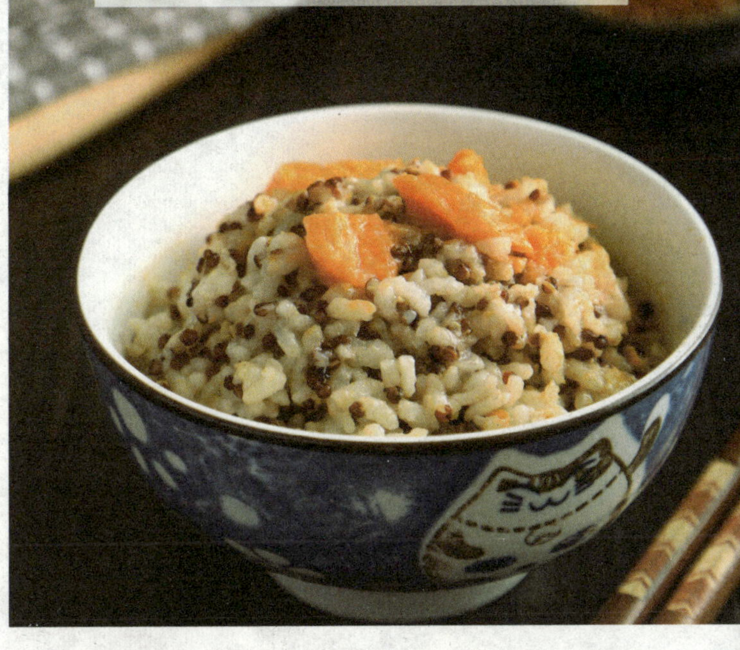

**特　色**

选红心的红薯，蒸起来软糯香甜，营养美味。少许杂粮、薯类给米饭增加了层次感。

**主　料**

| | |
|---|---|
| 大米 | 170克 |
| 红藜麦 | 30克 |
| 红心红薯 | 200克 |

**烹饪秘籍**

红藜麦用小米替换也是一样的。若希望红薯能保持形状，就在饭煮至一半的时间以后放入红薯粒同煮。

**营养贴士**

红薯配合杂粮米饭一起吃是非常好的。红薯的膳食纤维比较多，但是蛋白质含量略低，用来代替部分主食更合适。

**做　法**

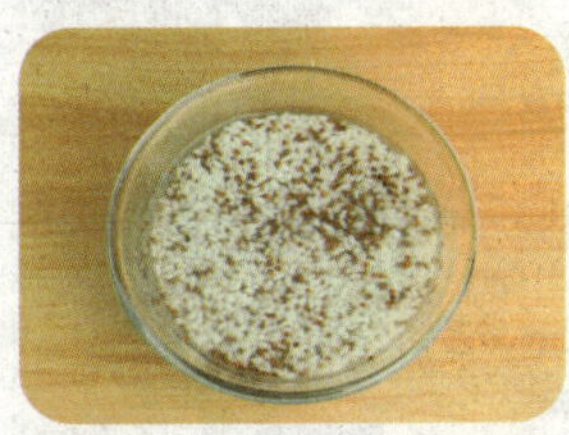

1. 大米、红藜麦洗净，用清水浸泡30分钟。

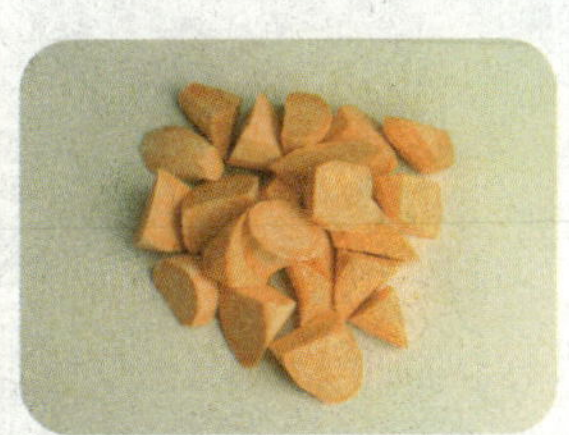

2. 红心红薯去皮洗净，切成大块。

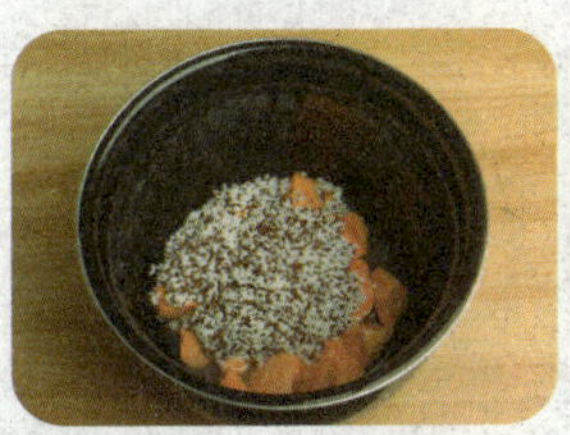

3. 将大米、红藜麦、红心红薯放入电压力锅中。

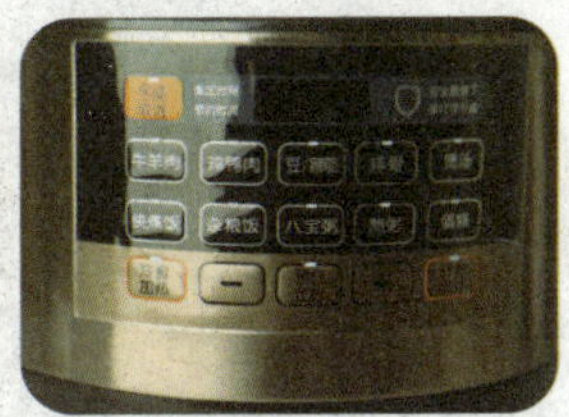

4. 加入300毫升清水，选择煮饭模式煮熟即可。

# 南瓜红豆饭
## ——兼具美貌与营养

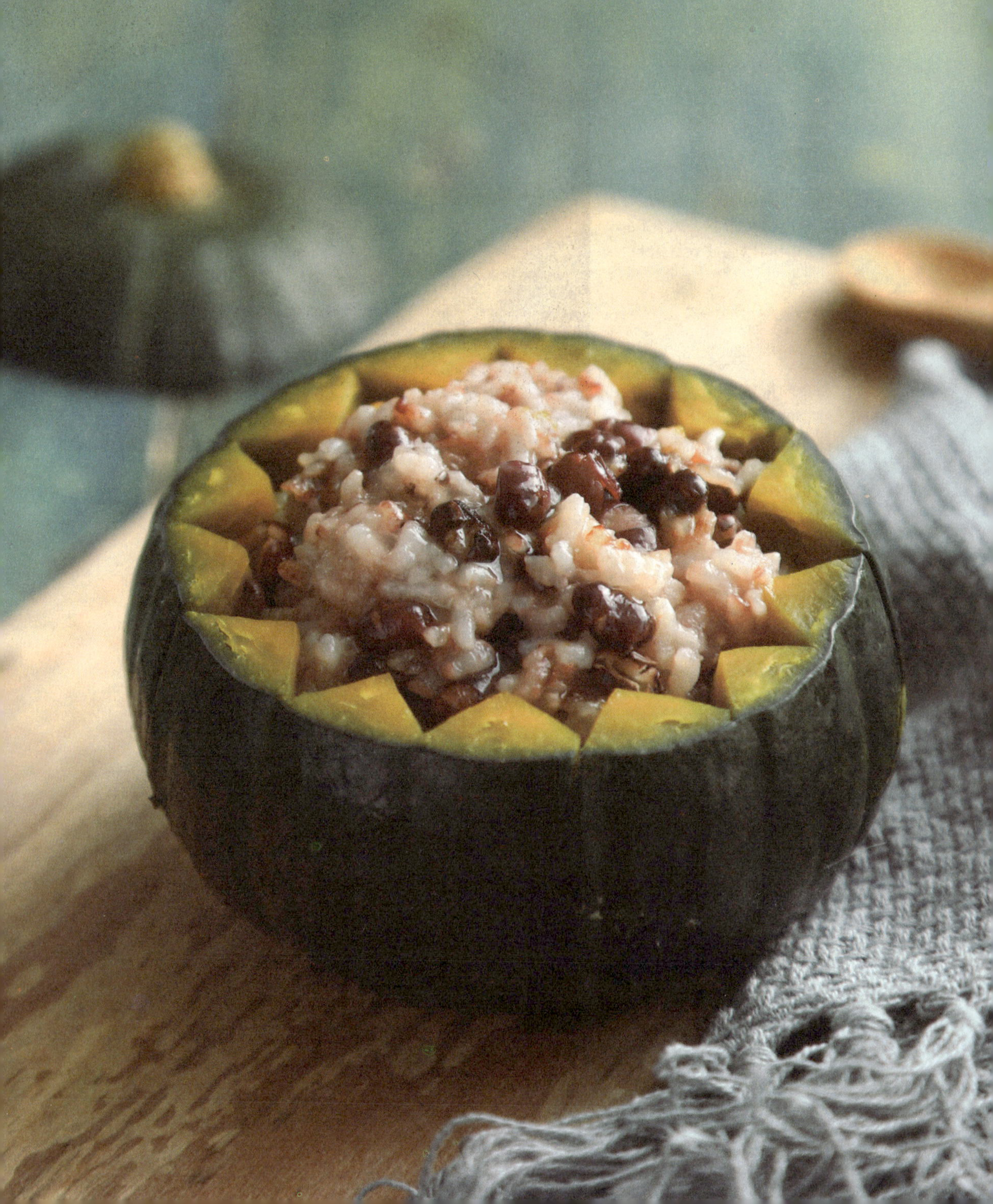

## 特色

红豆米饭在南瓜里蒸熟，喜气洋洋，好吃又好看。吃的时候，再把南瓜瓤压成泥，与红豆米饭拌在一起，米饭变得甜甜的，特别好吃。

## 烹饪秘籍

为了美观，可以将南瓜切出锯齿状的边缘，切下的南瓜蒂也可以稍晚时放入蒸锅中一同蒸熟，用作装饰。

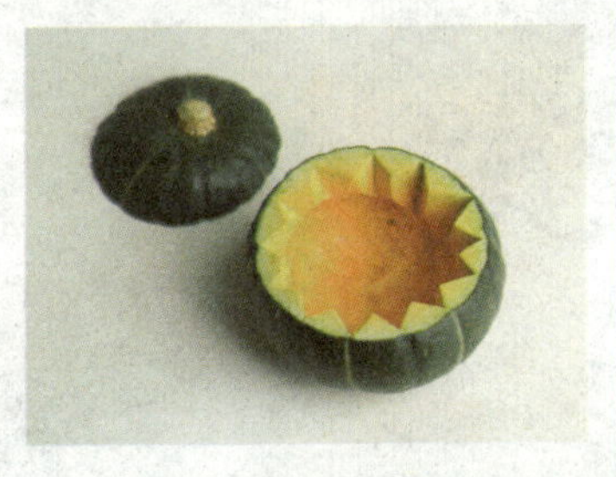

## 营养贴士

各种杂粮都能提供很好的膳食纤维。比如红豆的膳食纤维含量是7.7%，而精白大米的膳食纤维含量只有0.4%左右。

## 主料

| | |
|---|---|
| 大米 | 100克 |
| 糯米 | 50克 |
| 红豆 | 50克 |
| 贝贝南瓜 | 1个 |

## 做法

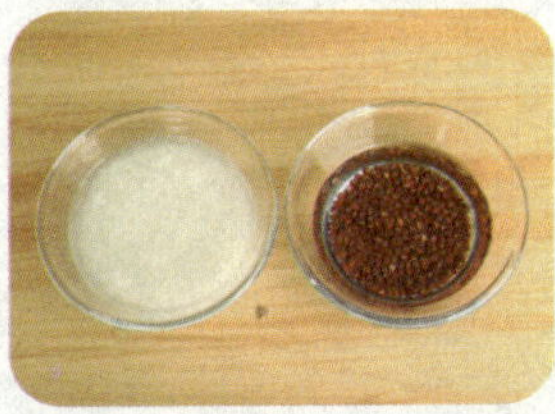

1. 大米、糯米洗净，用清水浸泡30分钟。红豆洗净，用清水浸泡8小时。

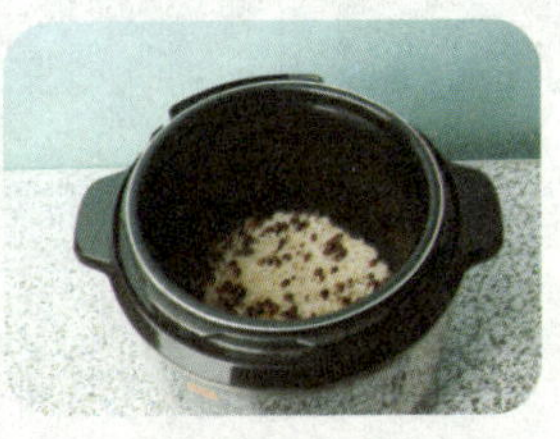

2. 将大米、糯米、红豆放入电饭锅，加300毫升清水蒸成红豆饭。

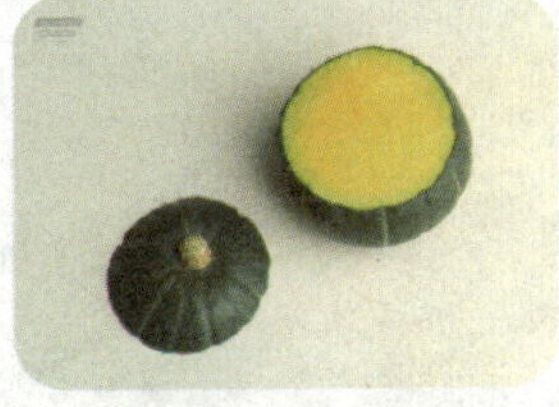

3. 贝贝南瓜洗净，在距离南瓜蒂1/3处横向切去顶部。

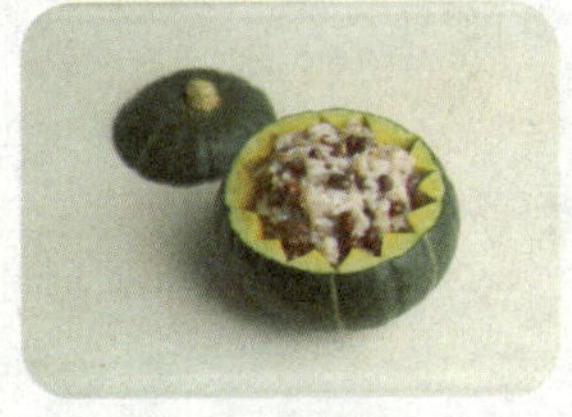

4. 掏空南瓜瓤，将红豆饭放入南瓜盅内填满。

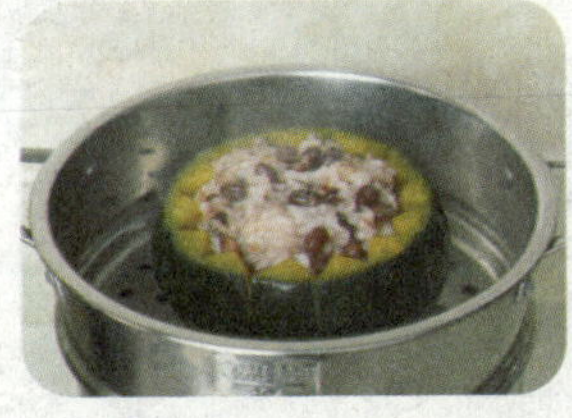

5. 蒸锅内加足量清水烧开，放入南瓜盅小火蒸20分钟即可。

# 绿豆莲子饭——清香解暑

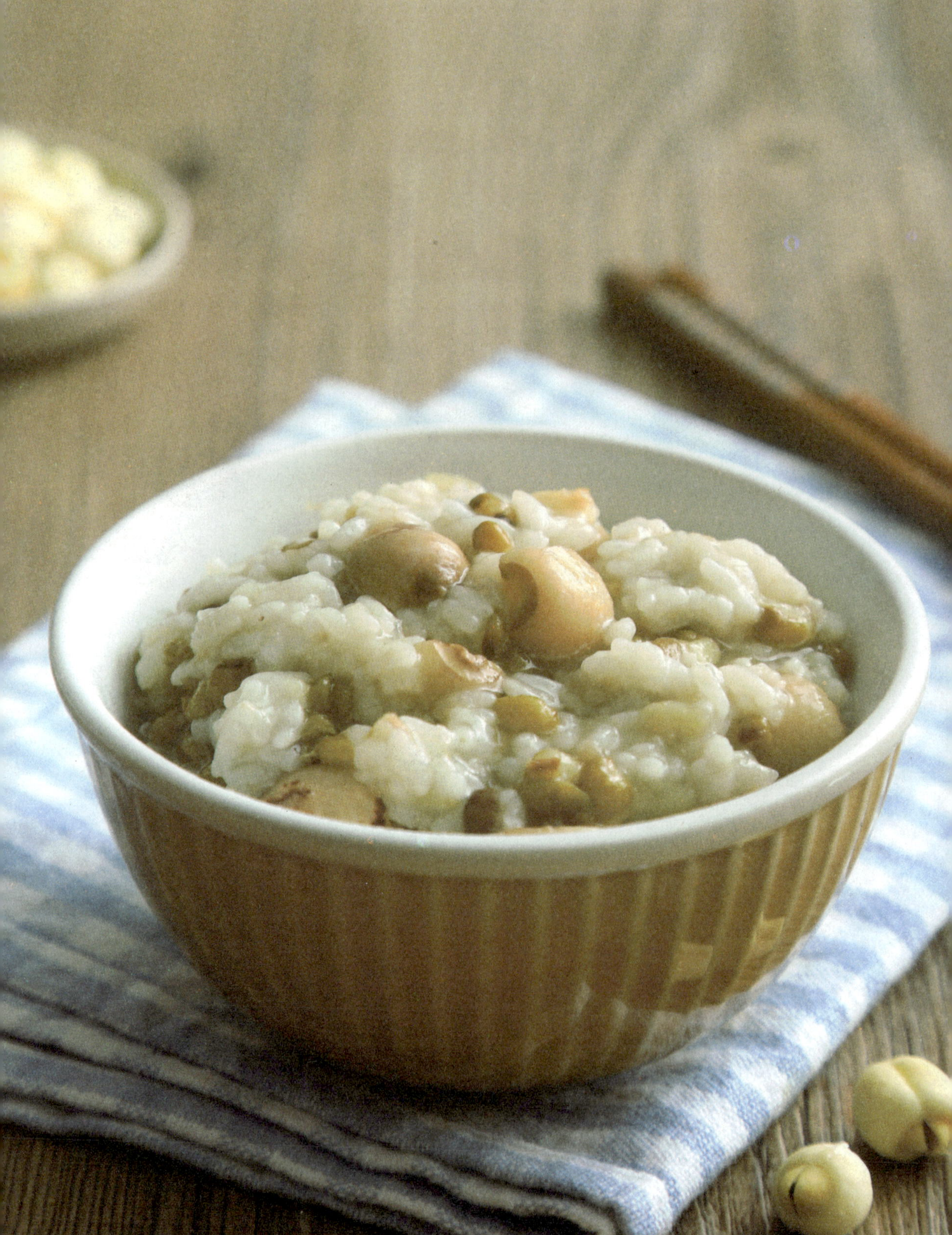

## 特　色

煮莲子就是天然的美味零食，跟米饭一起煮更是能带来清香的味道。绿豆和莲子不仅丰富了主食的类型，还改善了营养品质。

## 烹饪秘籍

用豆子煮饭时，可以提前将豆子煮熟，再与即将煮熟的大米饭混合煮，口感会更软，并且不会互相染色，颜值更高。

## 营养贴士

豆子的维生素、矿物质、蛋白质的含量都比大米高。尤其是夏季胃口不好的时候，在主食里添加豆子，同样的一碗饭可以摄入更多的营养物质。

## 主　料

| 大米 | 150克 |
| --- | --- |
| 绿豆 | 50克 |
| 莲子 | 50克 |

## 做　法

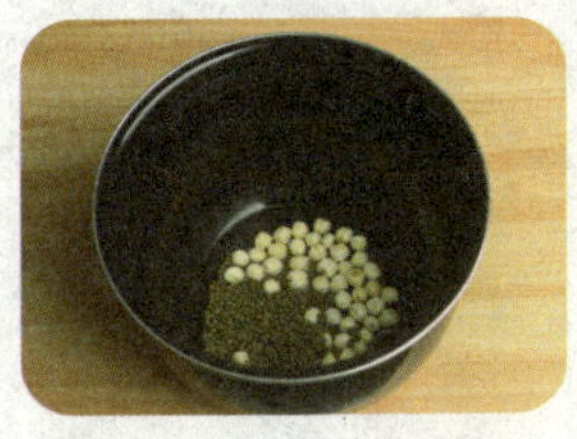

1. 绿豆、莲子洗净，放入电饭锅中。

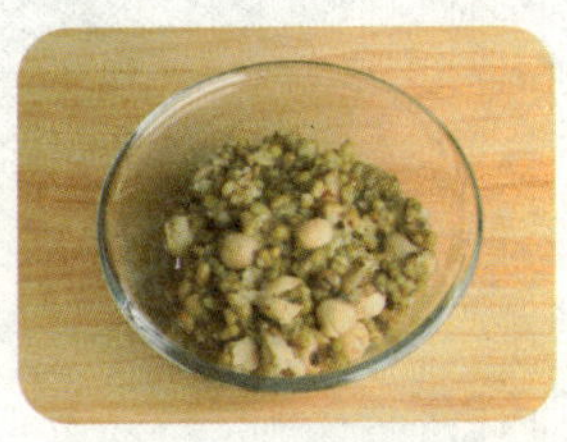

2. 锅中加入200毫升清水，选择杂粮饭模式煮熟。

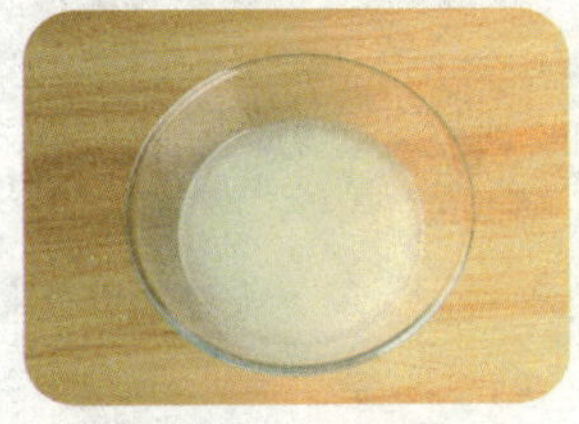

3. 大米洗净，用清水浸泡30分钟。

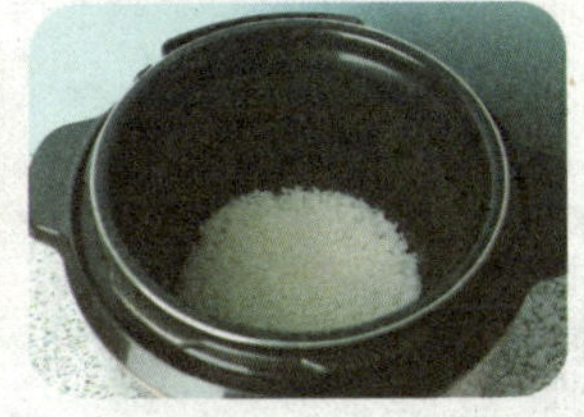

4. 将大米放入电饭锅中，加入200毫升清水，选择煮饭键煮成米饭。

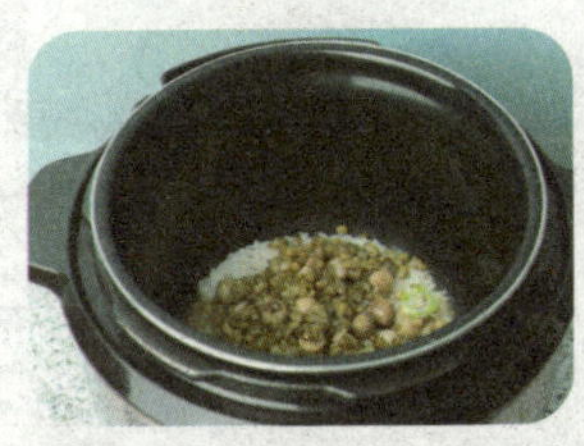

5. 米饭即将煮好时，将煮熟的绿豆和莲子放入电饭锅中同煮。

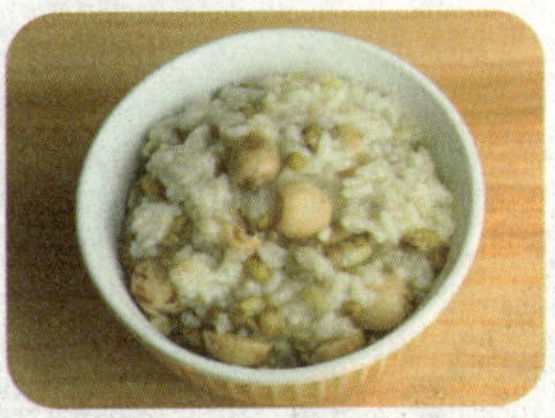

6. 煮好以后，将所有食材轻轻翻拌均匀即可。

# 芸豆红枣饭——滋味丰富

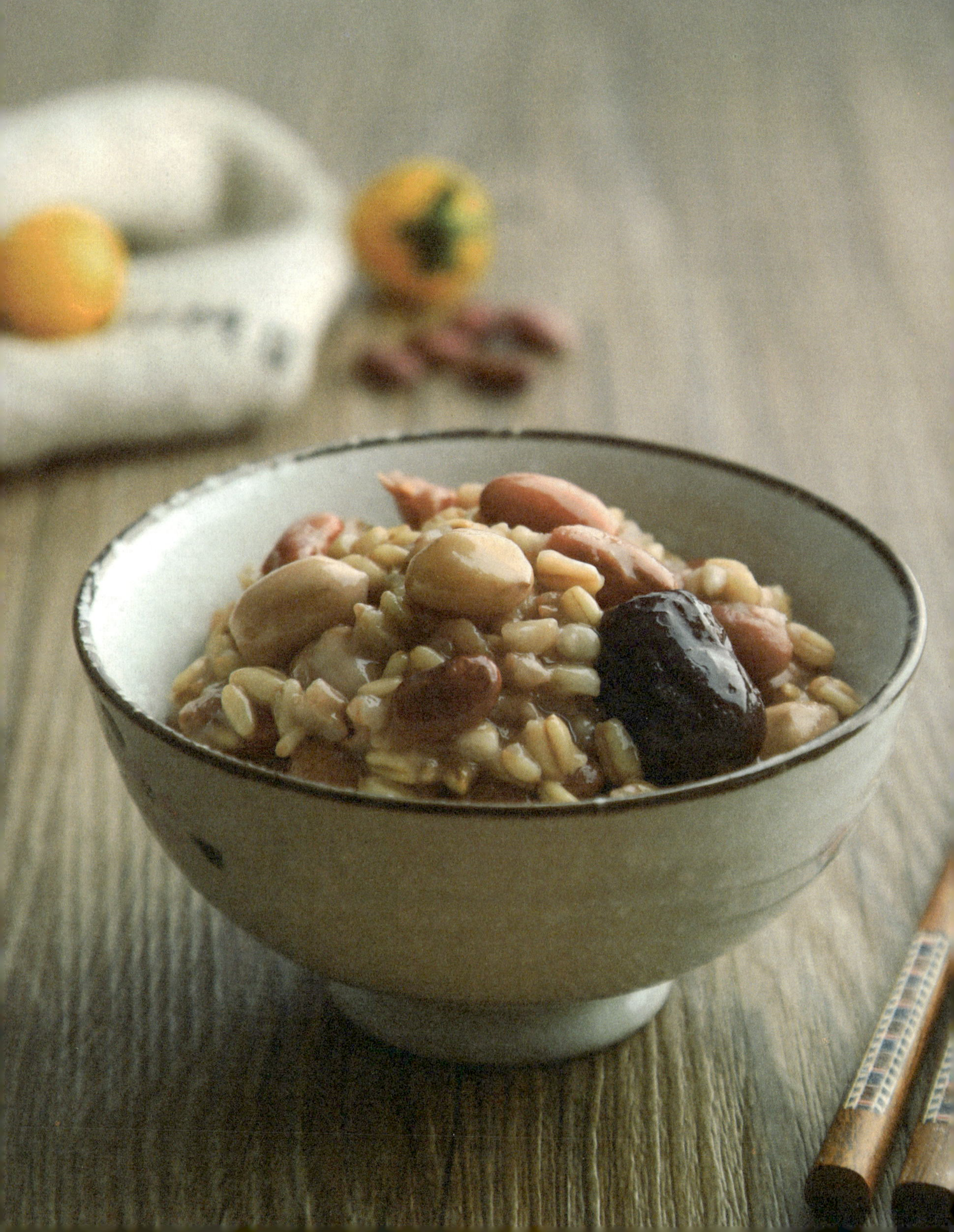

## 特色

平常总是换着花样往米饭里加各种杂粮。芸豆饭经常吃，大粒的芸豆特别有口感。芸豆煮开了花，吃起来有沙沙的感觉。

## 烹饪秘籍

可以将燕麦米和芸豆放入冰箱冷藏浸泡，煮饭时连同浸泡的水一起放入锅中。

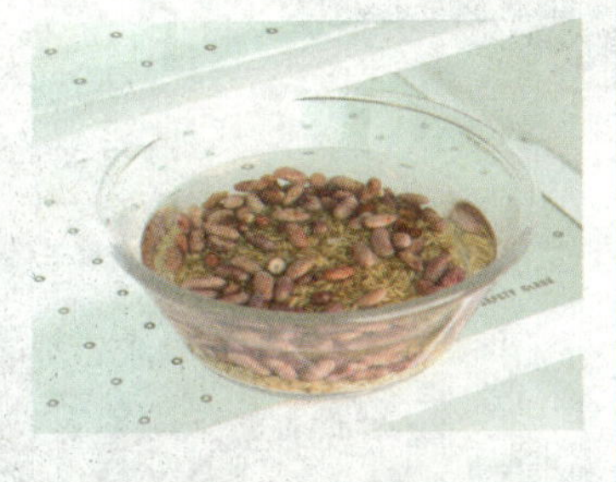

## 营养贴士

豆类是营养价值特别高的食物，蛋白质含量高，膳食纤维丰富，低脂肪。膳食中增加适量豆子，能帮助预防多种慢性病。

## 主料

| | |
|---|---|
| 燕麦米 | 100克 |
| 大米 | 50克 |
| 花芸豆 | 50克 |
| 花生 | 30克 |
| 红枣 | 30克 |

## 辅料

| | |
|---|---|
| 熟白芝麻碎 | 1茶匙 |

## 做法

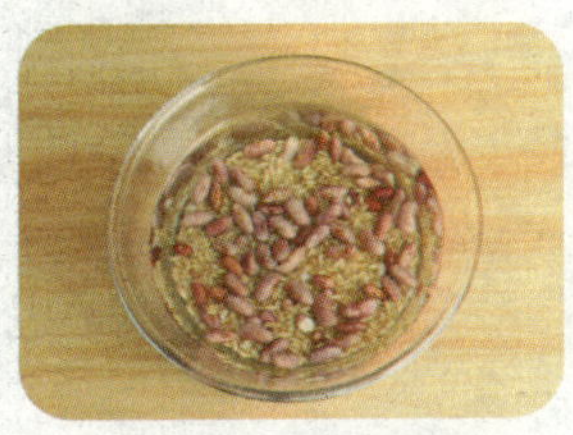

1. 燕麦米、花芸豆洗净，放入清水中浸泡8小时。

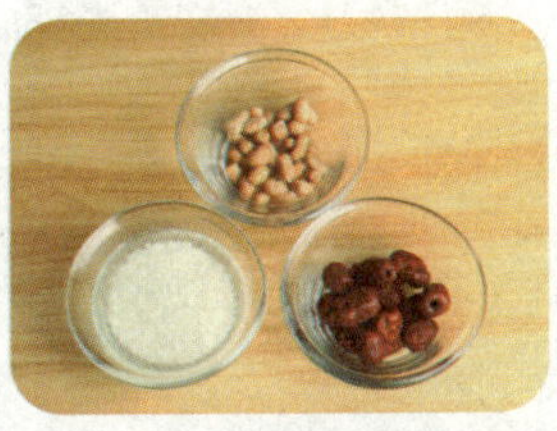

2. 大米洗净，浸泡30分钟。花生、红枣洗净。

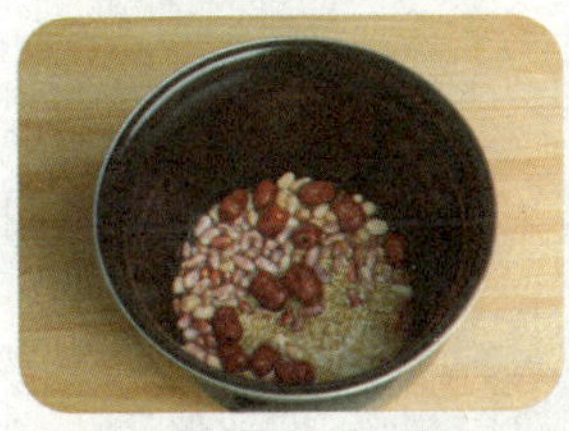

3. 将燕麦米、大米、花芸豆、花生、红枣放入电压力锅。

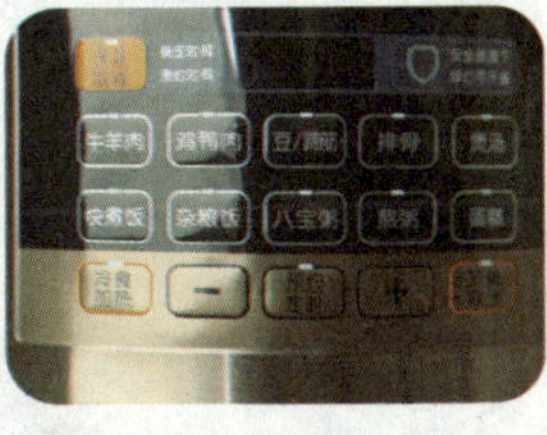


4. 加入300毫升清水，选择杂粮饭模式煮熟。

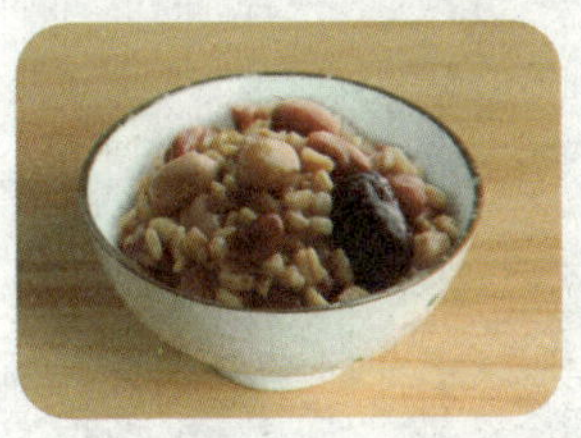

5. 将芸豆红枣饭盛入碗中，表面撒熟白芝麻碎即可。

# 紫薯刀切馒头——暄软有嚼劲

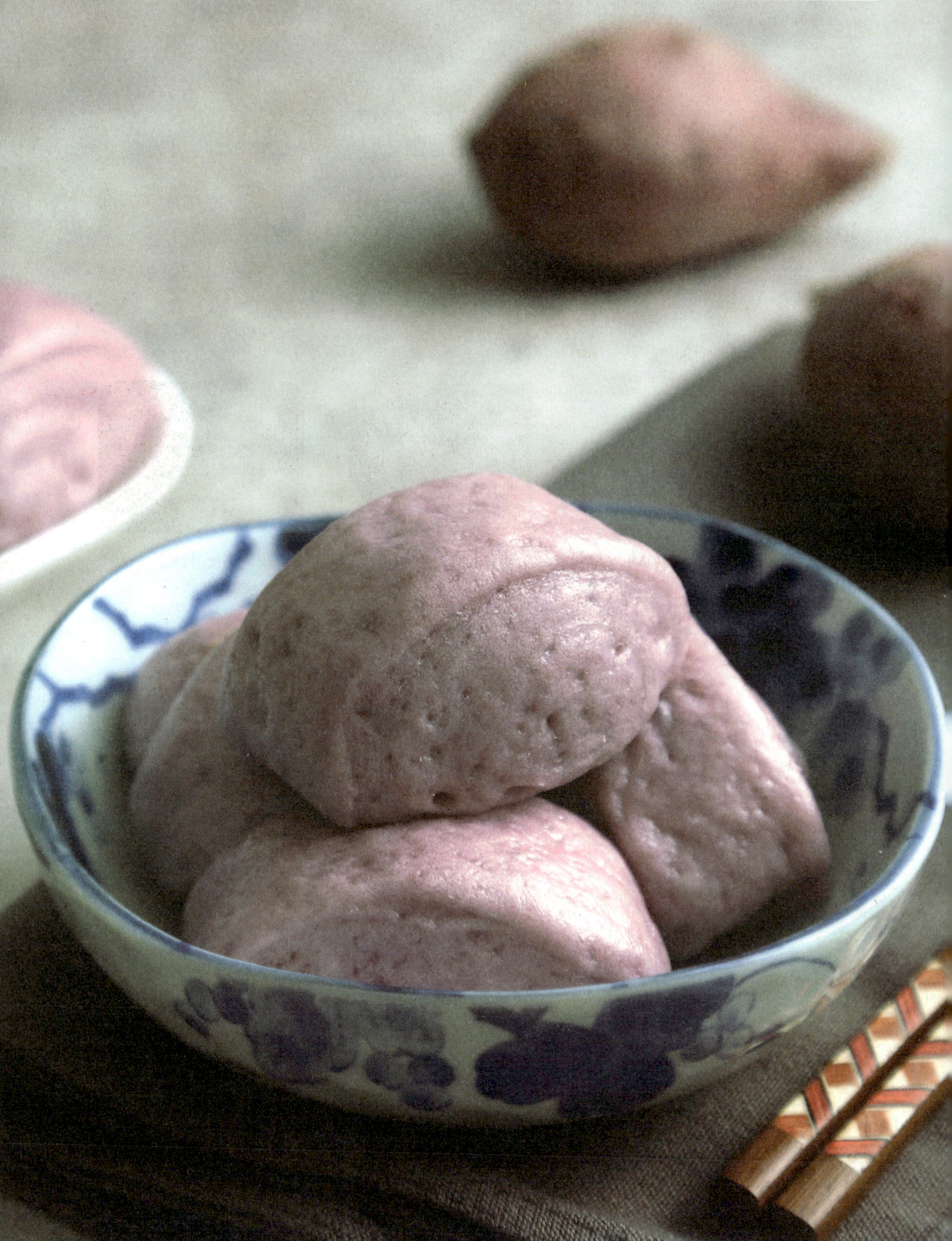

## 特　色

虽然加了粗粮，但是口感非常细腻，简单易做。发酵好的馒头蒸出来又暄腾又好吃，入口有清甜的紫薯味道。

## 烹饪秘籍

每个紫薯的含水量不同，可根据手感调节面粉的用量。刀切馒头的面团要适当硬一点。

## 主　料

| | |
|---|---|
| 紫薯 | 60克 |
| 中筋面粉 | 200克 |

## 辅　料

| | |
|---|---|
| 酵母粉 | 2克 |
| 糖 | 5克 |

## 做　法

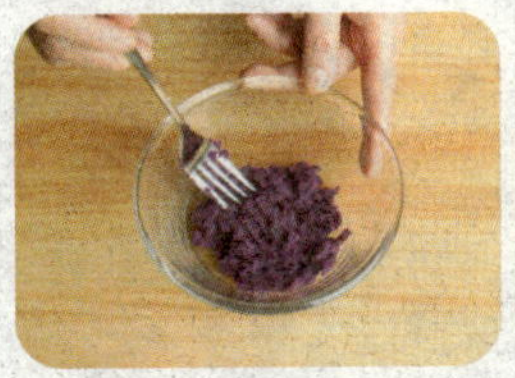

1. 紫薯洗净，放入蒸锅蒸熟，去皮晾凉，压成泥。

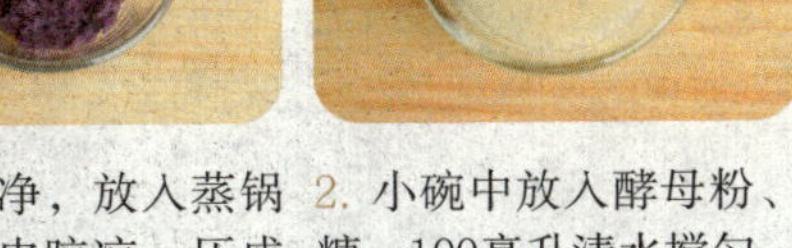

2. 小碗中放入酵母粉、糖、100毫升清水搅匀。静置1分钟。

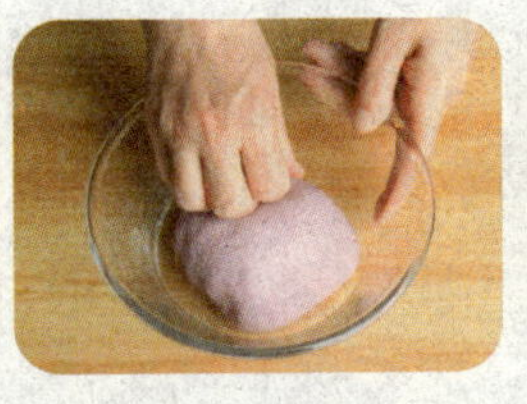

3. 盆中加入酵母水、紫薯泥、中筋面粉搅匀，揉成光滑的面团。

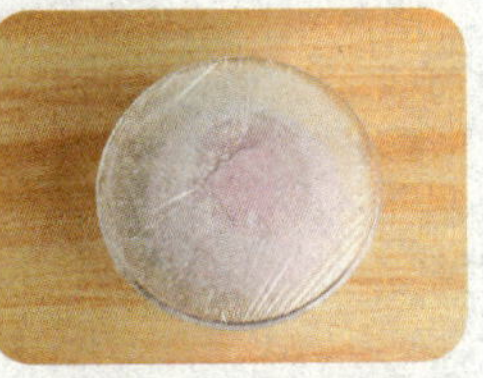

4. 将面团放回盆中，覆盖保鲜膜室温发酵至两倍大。

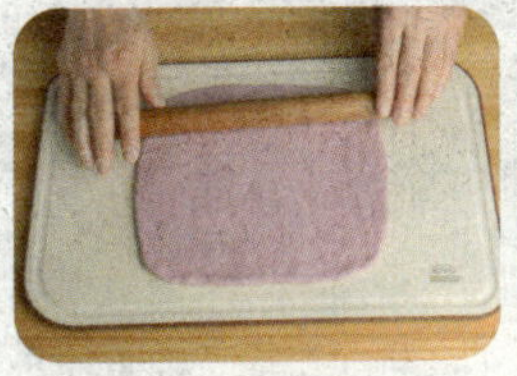

5. 取出面团排气，再次揉匀，用擀面杖擀成方形大面片。

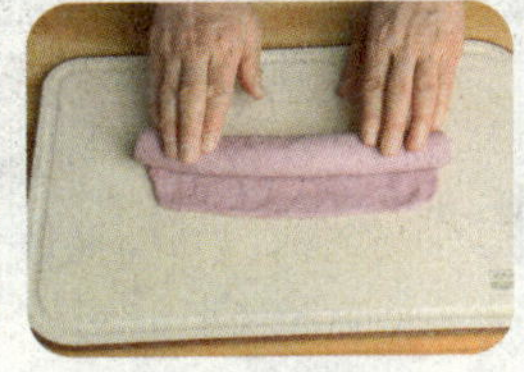

6. 将面片卷成卷，用手轻轻地将面卷揉成均匀的圆柱形。

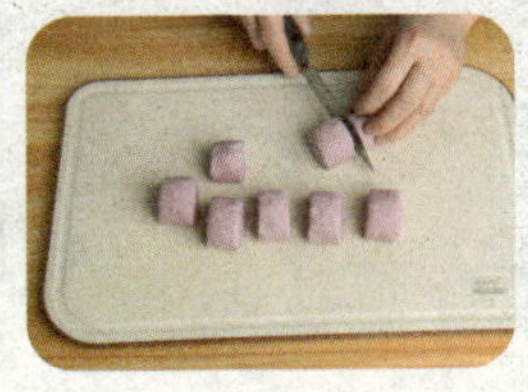

7. 面卷接口向下放置，用刀切成馒头面坯。

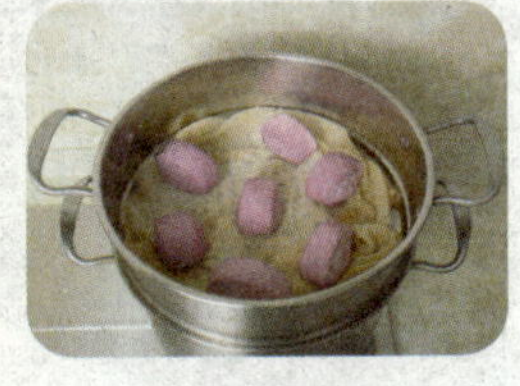

8. 蒸锅加足量清水，面坯垫小块烘焙纸后放入蒸屉内，静置发酵20分钟。

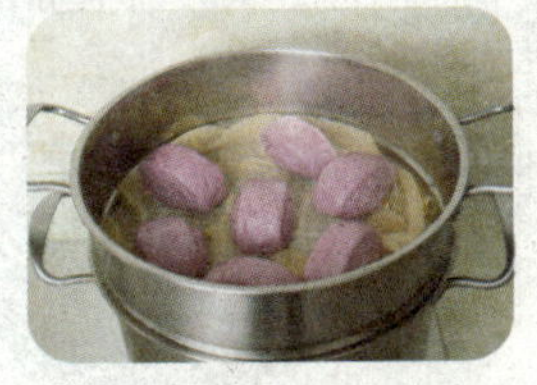

9. 大火烧开蒸锅内的水，转中火蒸15分钟，关火闷3分钟即可。

## 营养贴士

肠胃功能弱的人吃紫薯不易消化，如果搭配面粉做成紫薯馒头，就不会产生胀气感了。

# 红糖开花枣馒头
# ——香甜得恰到好处

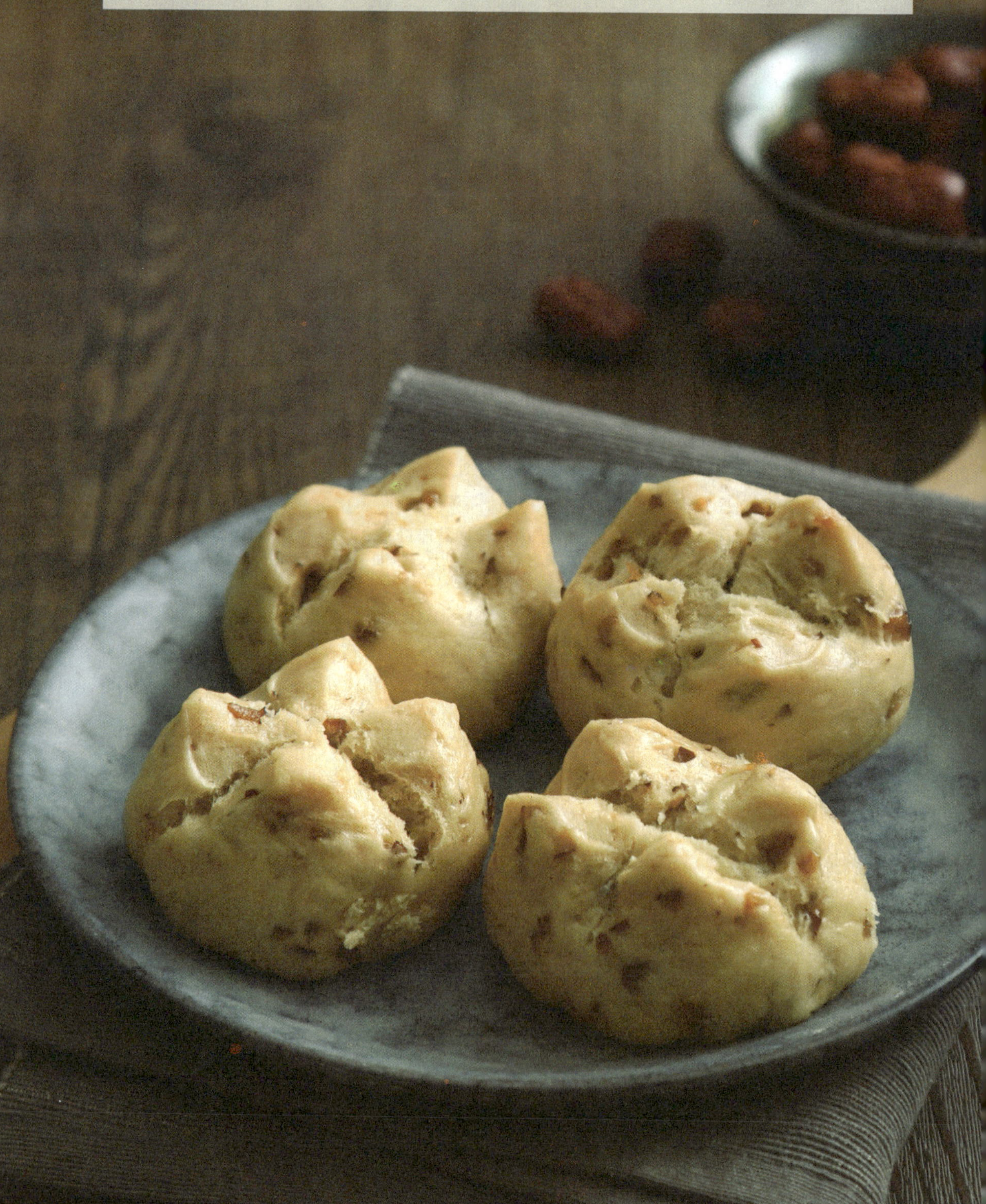

## 特色

爆开的枣馒头好香甜，每一口都有红枣，还有面粉带来的满足感。自己做的馒头就是料足。吃了好吃的大馒头，什么烦心事都忘记了。

## 主料

| | |
|---|---|
| 中筋面粉 | 150克 |
| 全麦面粉 | 50克 |
| 牛奶 | 110毫升 |
| 红糖 | 40克 |
| 红枣 | 40克 |

## 辅料

| | |
|---|---|
| 耐高糖酵母粉 | 2克 |

## 烹饪秘籍

如果把握不好揪面剂子的手法，可以先做成正常的馒头坯，再用剪刀剪成十字花刀，也能蒸出开花的形状。

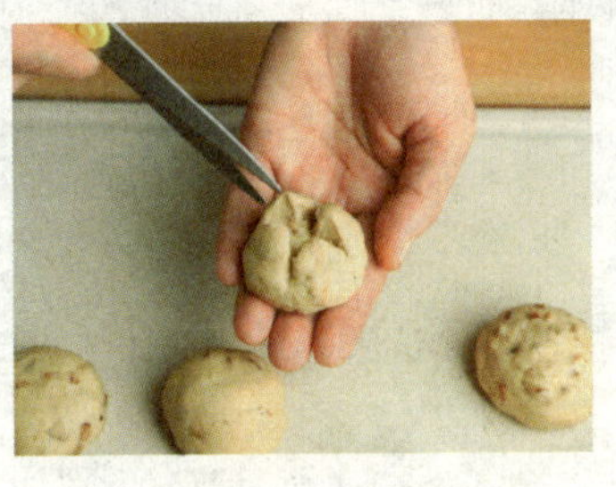

## 营养贴士

在日常饮食中经常添加全谷物食物，能使身体摄入更多的营养成分，且有助于预防肥胖。

## 做法

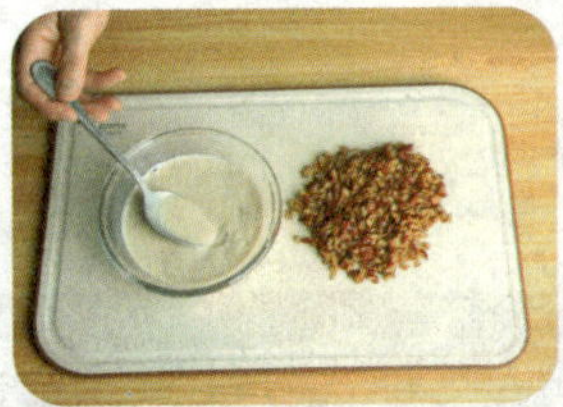

1. 红枣洗净去核，切成小粒。牛奶加热至温热，放入红糖搅拌至溶化。

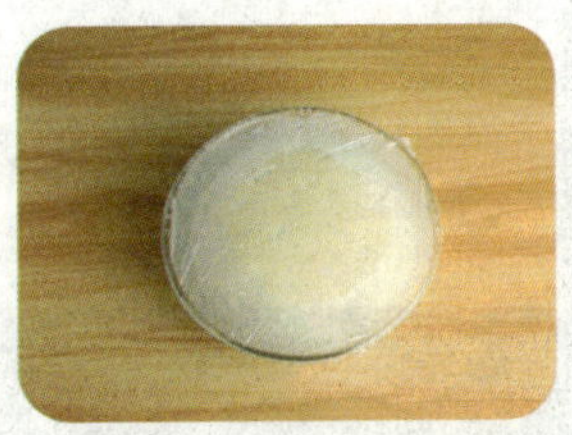

2. 将除红枣以外的所有材料混合，揉成光滑的面团。覆盖保鲜膜室温发酵至两倍大。

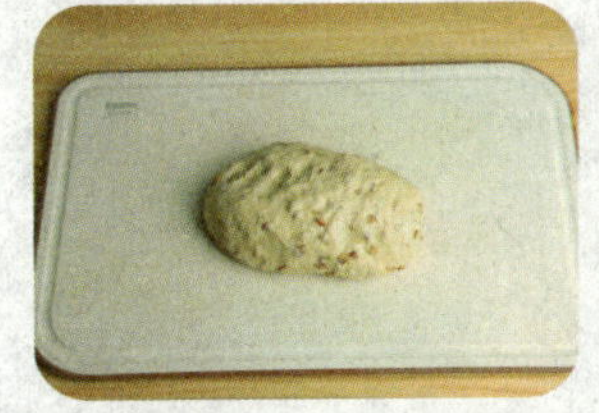

3. 取出面团排气，放入红枣粒揉匀。

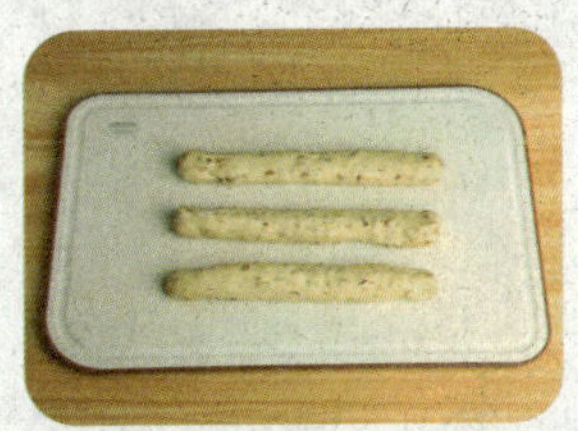

4. 将面团分成3份，每份揉成两指粗的长条。

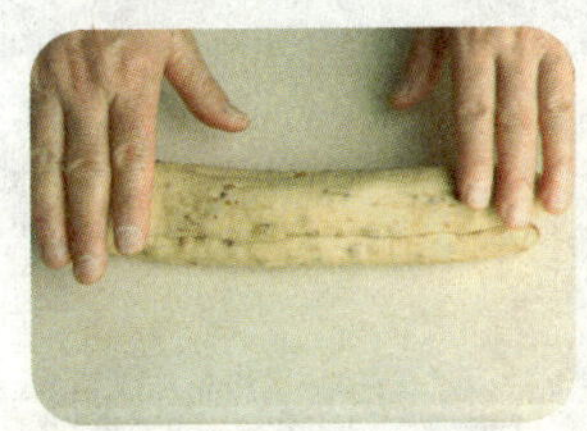

5. 将3条面坯摞成品字形，轻轻滚圆成圆柱形。

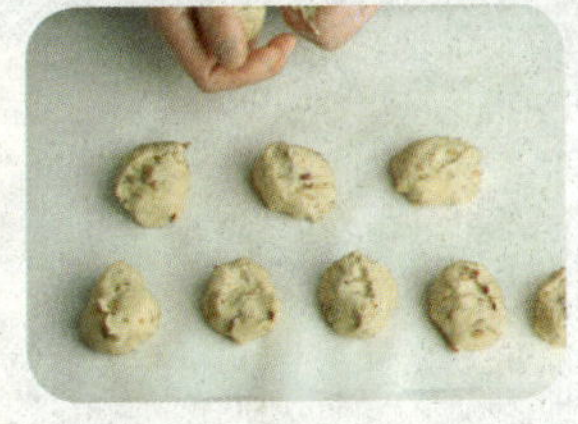

6. 用手将面柱揪成面剂子，断面向上放置，面剂子底部垫烘焙纸。

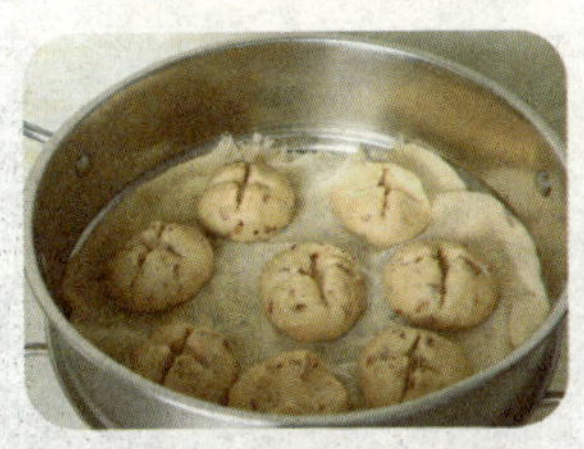

7. 蒸锅内加足量清水，将面剂子放入蒸锅，静置发酵20分钟。

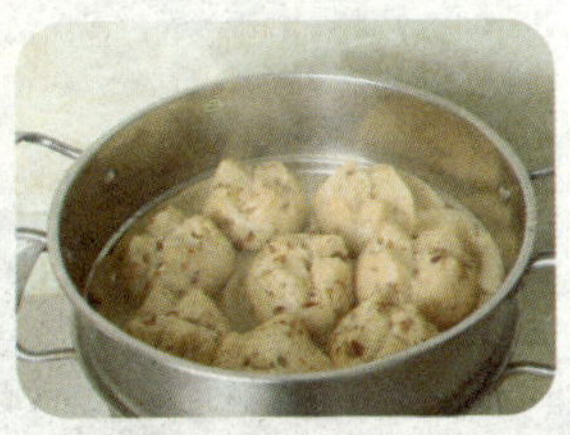

8. 大火烧开蒸锅内的水，转中火蒸18分钟，关火闷3分钟即可。

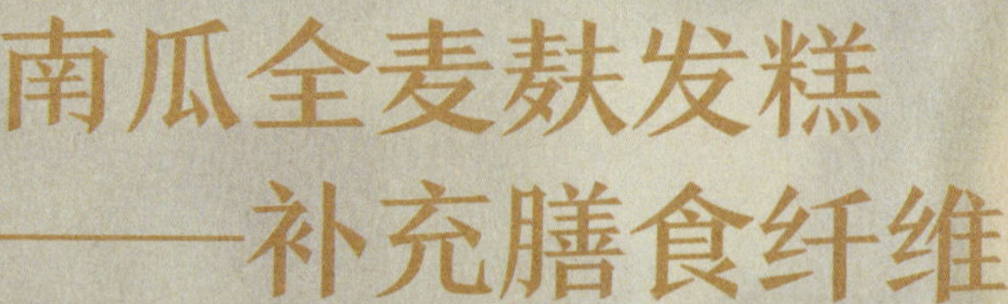

# 南瓜全麦麸发糕
## ——补充膳食纤维

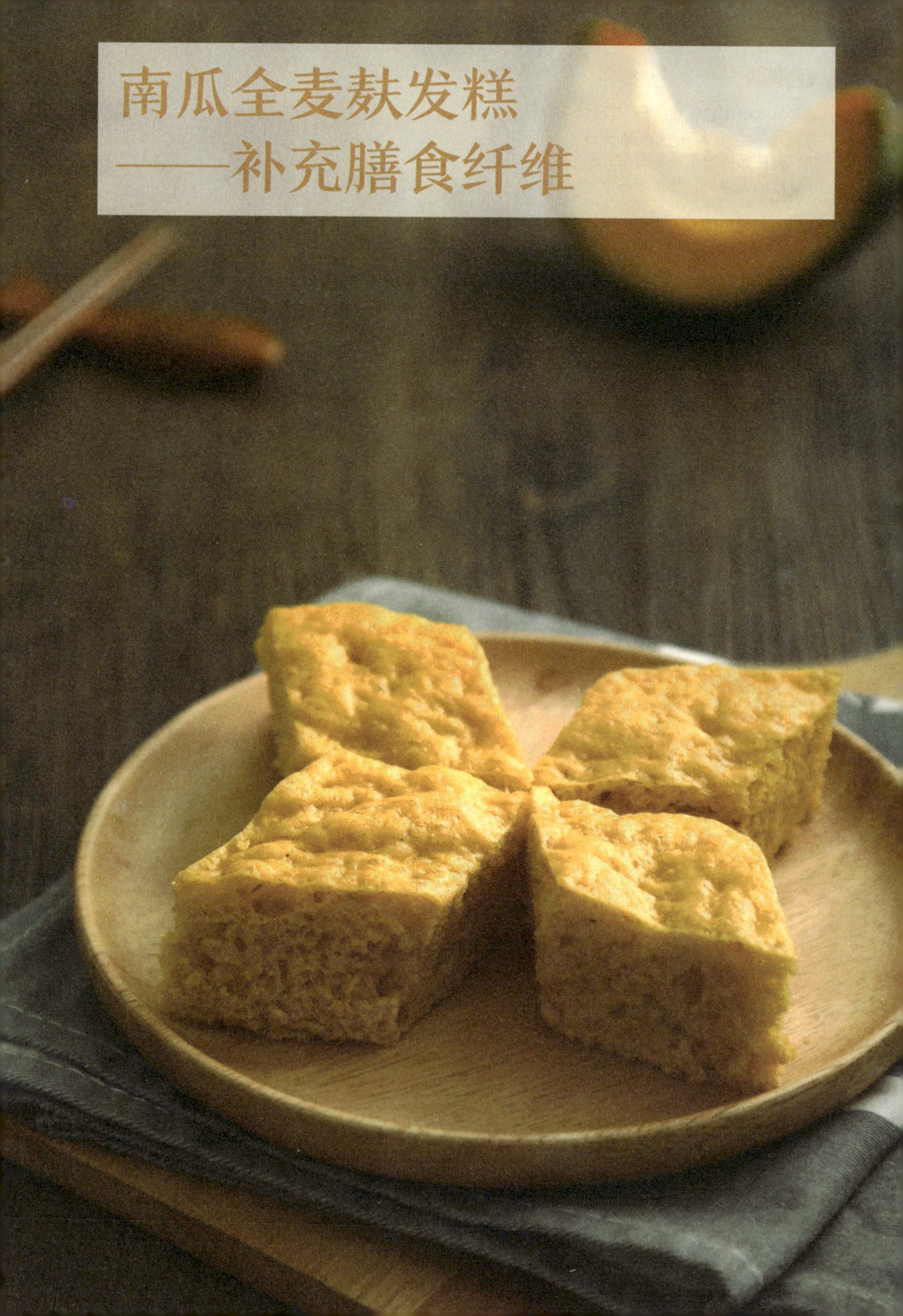

## 特色

金灿灿的南瓜发糕，幽香入口，松松软软，好吃不停口。在最爱做的南瓜发糕中加入了麦麸，让营养更全面。

## 主料

| | |
|---|---|
| 南瓜 | 400克 |
| 中筋面粉 | 200克 |
| 食用麦麸 | 40克 |

## 辅料

| | |
|---|---|
| 酵母粉 | 3克 |
| 糖 | 15克 |

## 烹饪秘籍

南瓜泥要晾至常温后再与酵母粉混合，温度太高会使酵母失去活力。

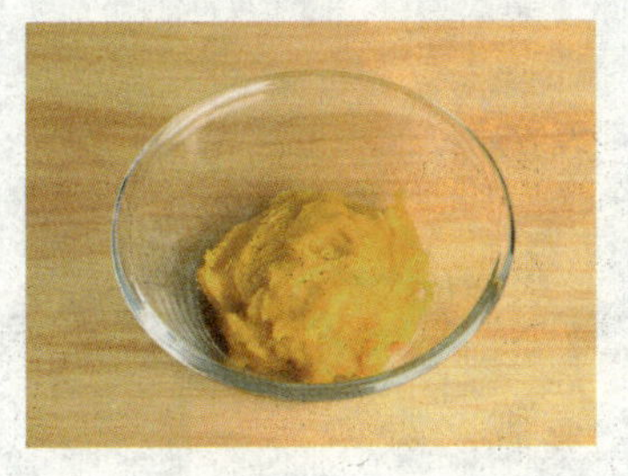

## 营养贴士

麦麸是小麦种子外层被磨掉的种皮，麦麸中含有丰富的营养素。适量添加麦麸可以补充膳食纤维、B族维生素和矿物质。

## 做法

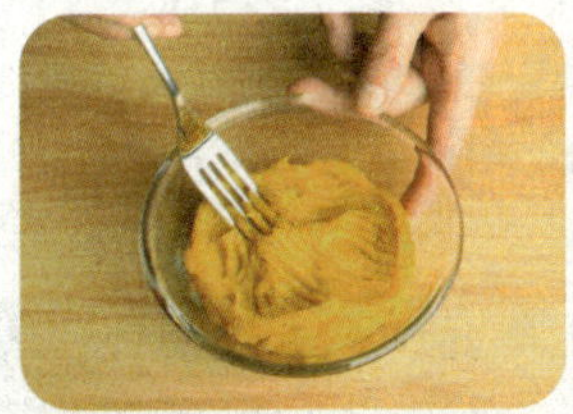

1. 南瓜洗净，去瓤切块，放入蒸锅蒸熟，压成泥。

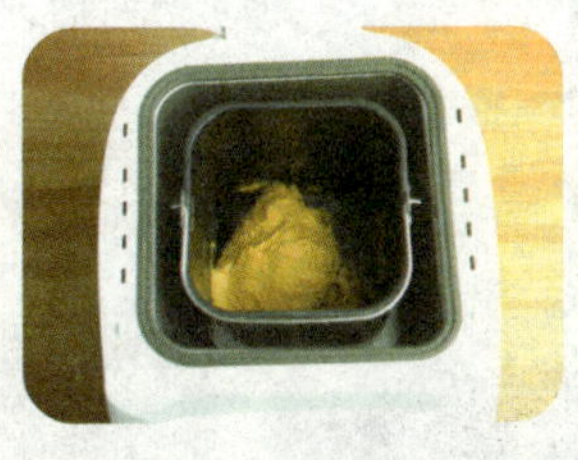

2. 将所有食材放入面包机中，选择揉面模式，揉10分钟。

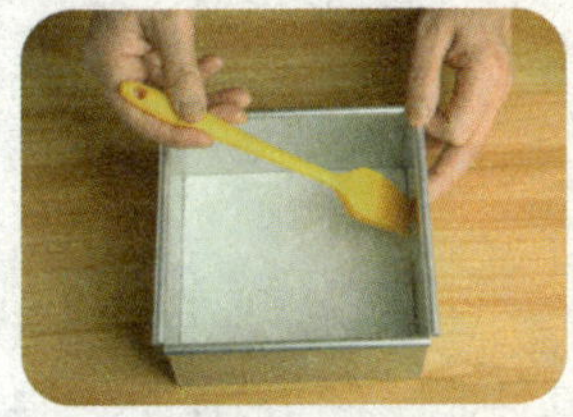

3. 6寸（边长约15厘米）蛋糕模具底部垫烘焙纸，侧壁刷适量食用油防粘。

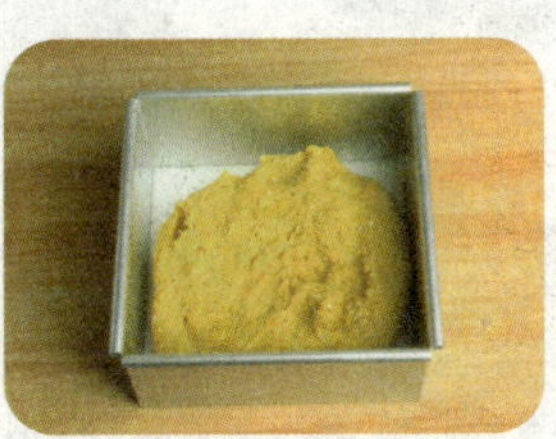

4. 将搅好的南瓜面团移入蛋糕模具内。

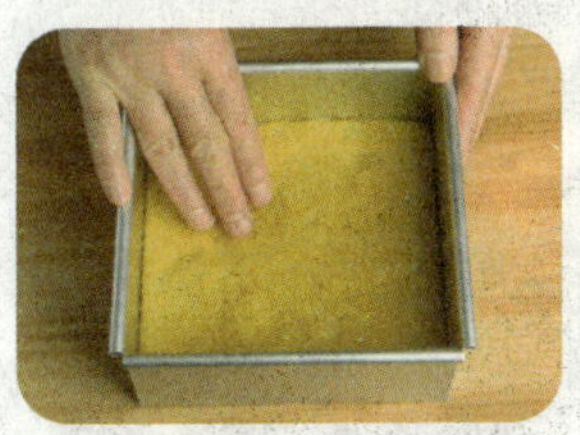

5. 手上蘸点水，用手将面团表面按压平整。

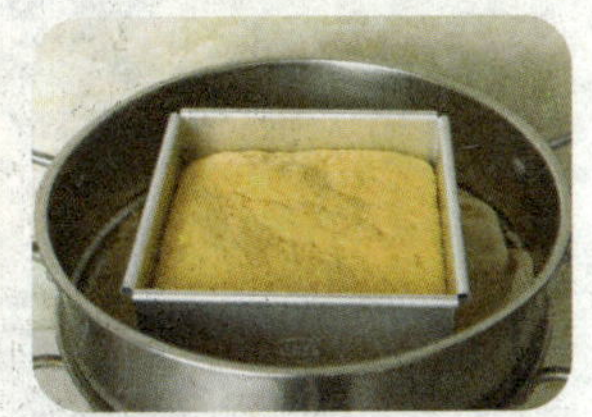

6. 蒸锅内加足量温水，将蛋糕模具放入蒸屉内，盖盖静置发酵至两倍大。

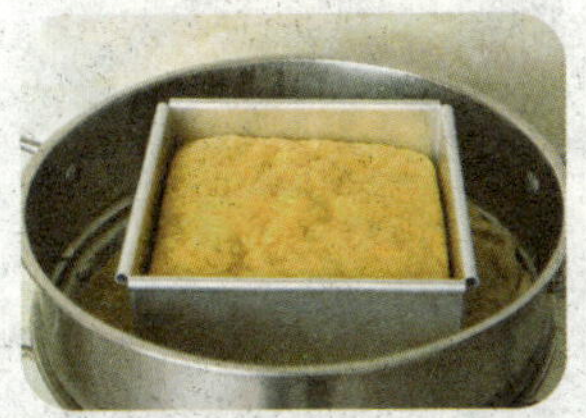

7. 大火烧开蒸锅中的水，转中火蒸30分钟，关火闷5分钟即可。

# 核桃黑米发糕
## ——黑米独有的香甜

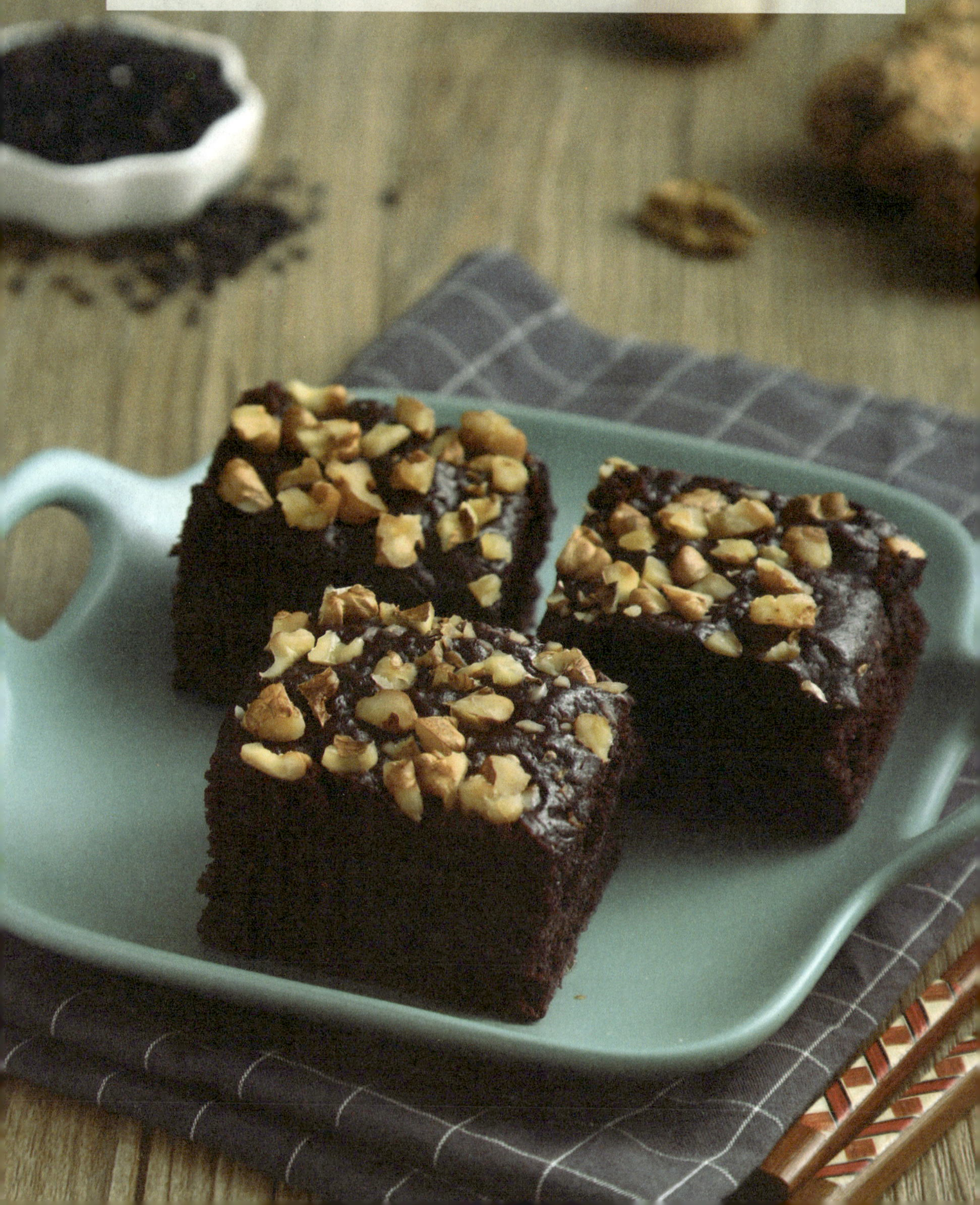

## 特色

简单又健康的美味主食。做出来简直像极了巧克力蛋糕，口感和营养都是一流的。想吃蛋糕又怕胖，就做这个吃吧。

## 主料

| 中筋面粉 | 50克 |
|---|---|
| 黑米粉 | 150克 |
| 牛奶 | 200毫升 |
| 核桃 | 30克 |

## 辅料

| 酵母粉 | 3克 |
|---|---|
| 红糖 | 20克 |

## 烹饪秘籍

买不到黑米粉时，可以将黑米放入料理机打成粉末使用。

## 营养贴士

紫米、黑米、红米、红豆、黑豆等食粮中都含有花青素，有护眼作用。

## 做法

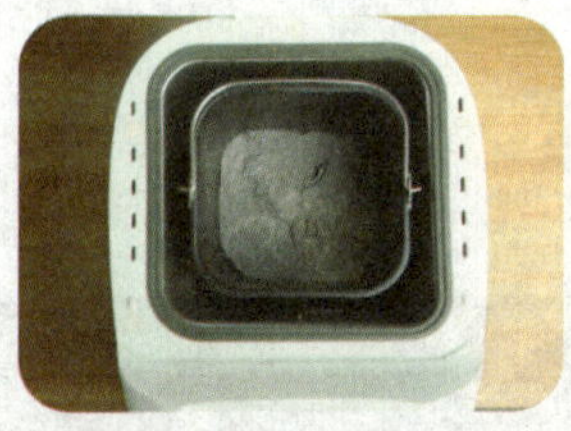

1. 将中筋面粉、黑米粉、酵母粉、红糖放入面包机中。

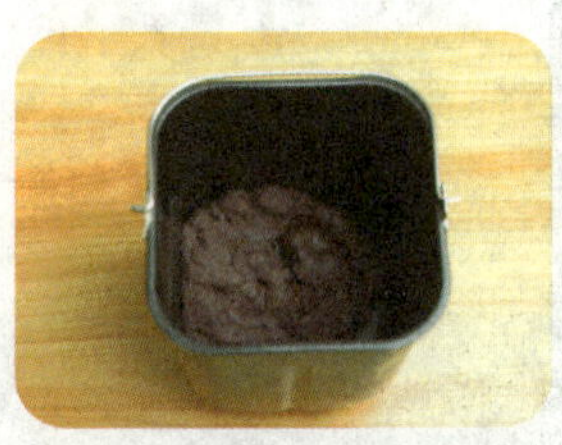

2. 加入牛奶，选择揉面模式揉10分钟。

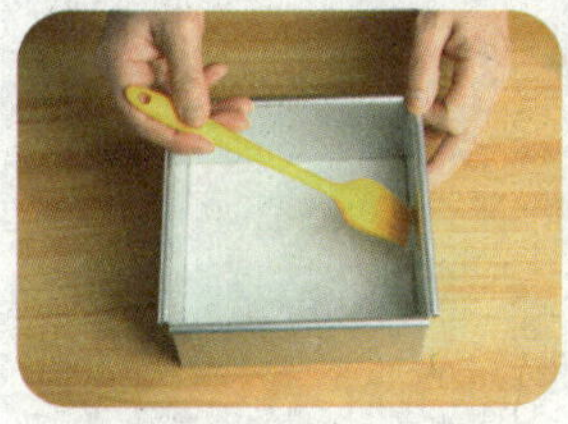

3. 6寸蛋糕模具底部垫烘焙纸，侧壁刷适量食用油防粘。

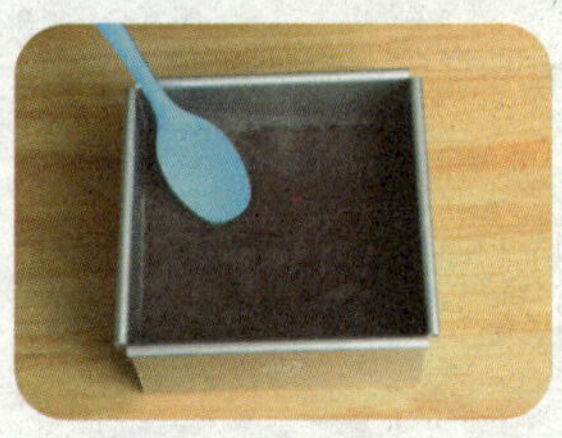

4. 将揉好的面团移入蛋糕模具内，抹平表面。

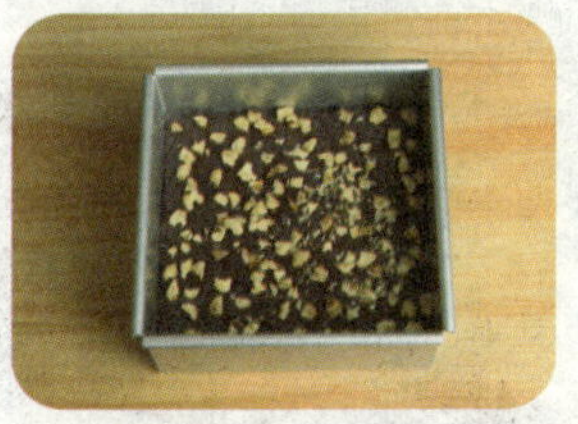

5. 核桃掰成小块，装饰在面团表面。

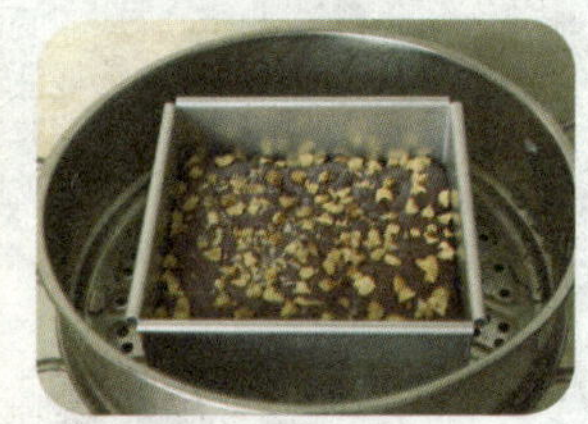

6. 蒸锅内加足量温水，将蛋糕模具放入蒸屉，盖盖静置发酵至两倍大。

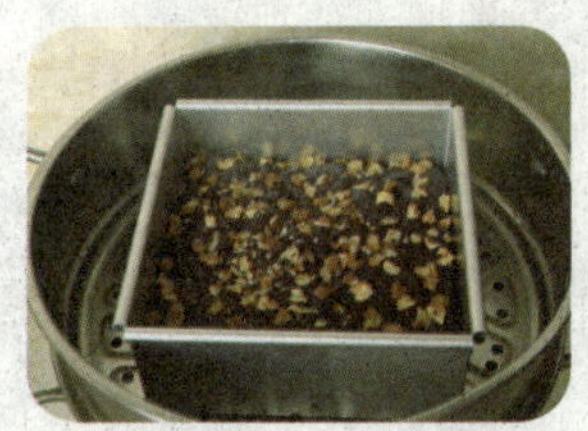

7. 大火烧开蒸锅内的水，转中火蒸30分钟，关火闷5分钟即可。

# 玉米面红枣发糕
## ——奶香十足

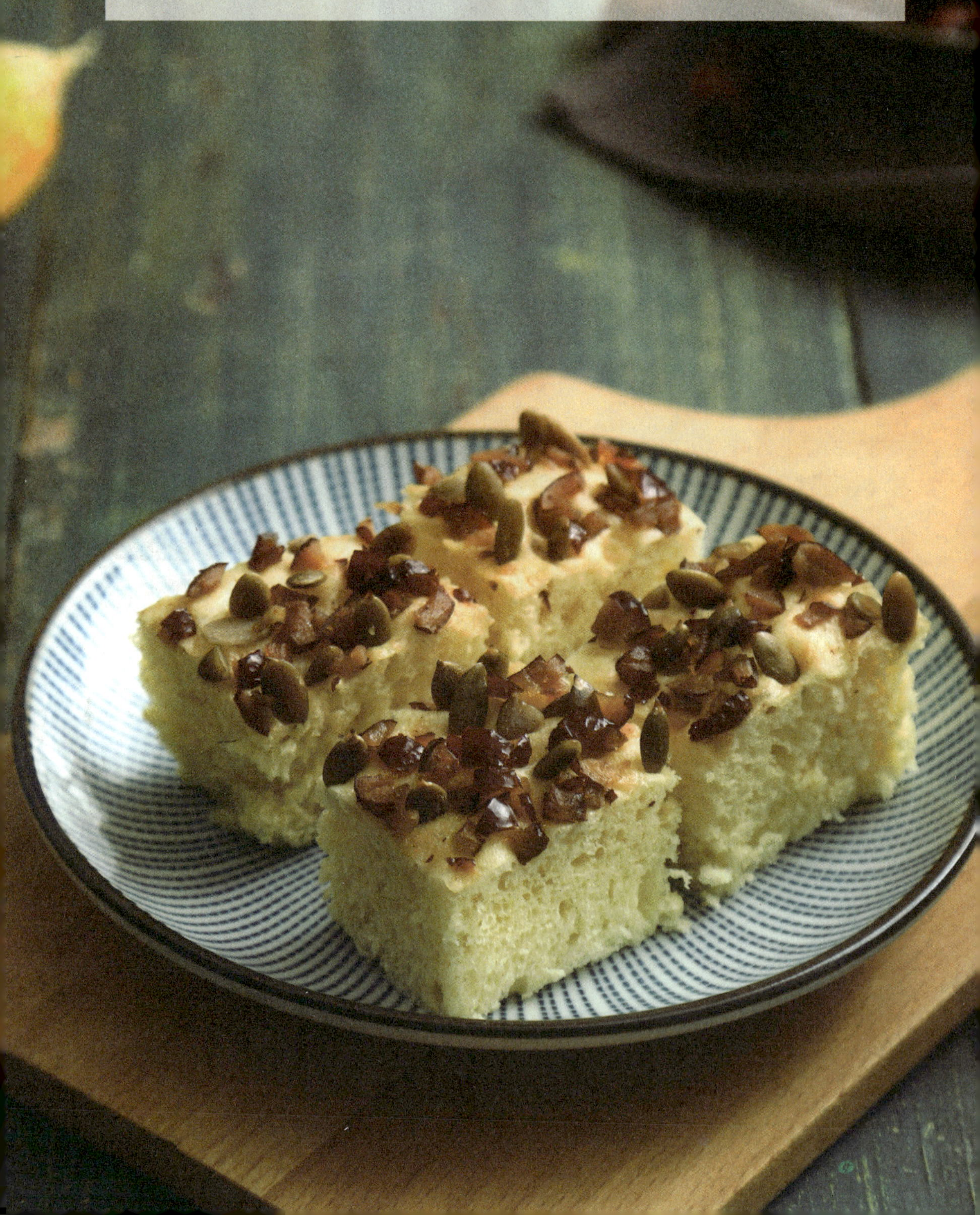

## 特色

暄软细腻，颜色金黄，坚果和红枣提供了更丰富的滋味。现在特别爱吃粗粮，经常期待着各种不同的搭配，制作出最喜欢的口感。

## 主料

| | |
|---|---|
| 中筋面粉 | 210克 |
| 细玉米面 | 40克 |
| 鸡蛋 | 1个 |
| 牛奶 | 140毫升 |
| 红枣 | 30克 |
| 南瓜子 | 20克 |

## 辅料

| | |
|---|---|
| 酵母粉 | 3克 |
| 色拉油 | 15克 |
| 糖 | 20克 |

## 烹饪秘籍

装饰上红枣碎、南瓜子时，稍微向下按压一下，粘得更牢固。

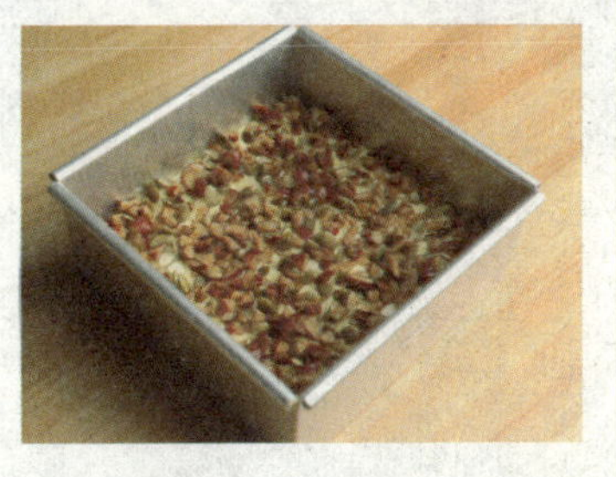

## 营养贴士

健康食物的搭配应该是丰富多彩的，通常不同颜色的食物含有的营养成分也有很大不同。

## 做法

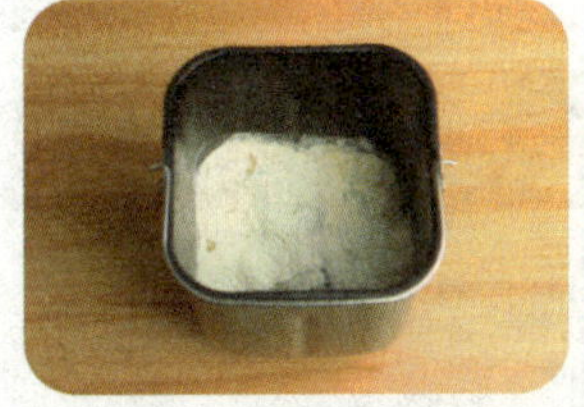

1. 将中筋面粉、细玉米面、酵母粉、色拉油、糖放入面包机。

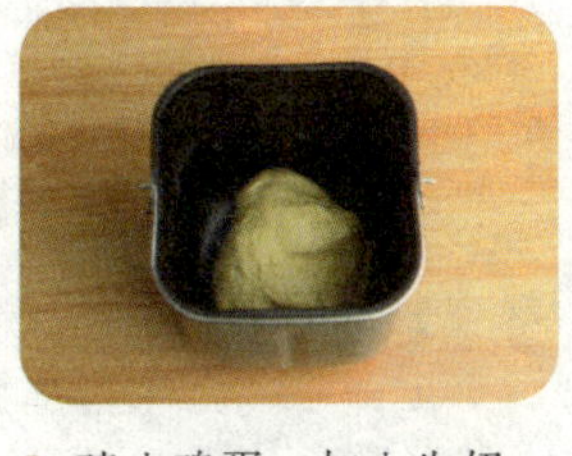

2. 磕入鸡蛋，加入牛奶，选择揉面程序揉10分钟。

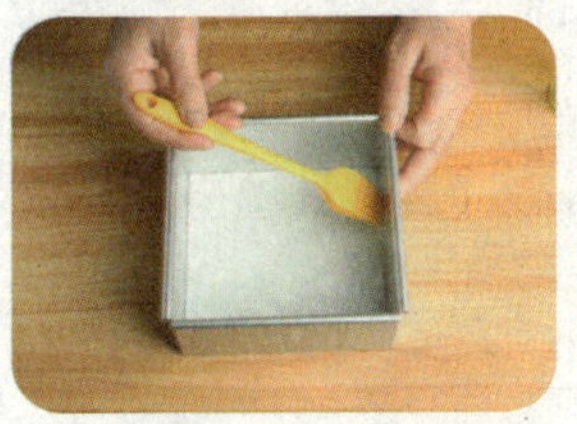

3. 6寸蛋糕模具底部垫烘焙纸，侧壁刷适量食用油防粘。

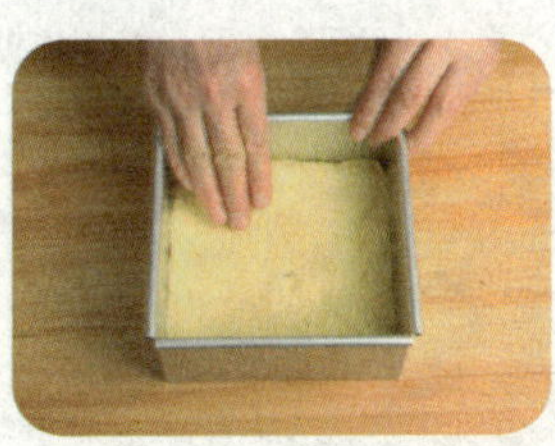

4. 将面团移入蛋糕模具内，手蘸水将面团表面整平。

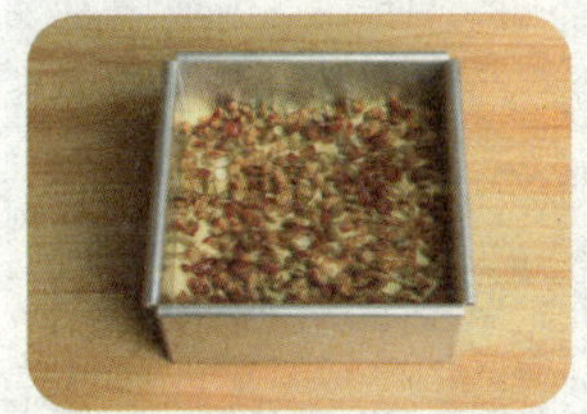

5. 红枣洗净，去核，切碎。将红枣碎、南瓜子一起装饰在面团表面。

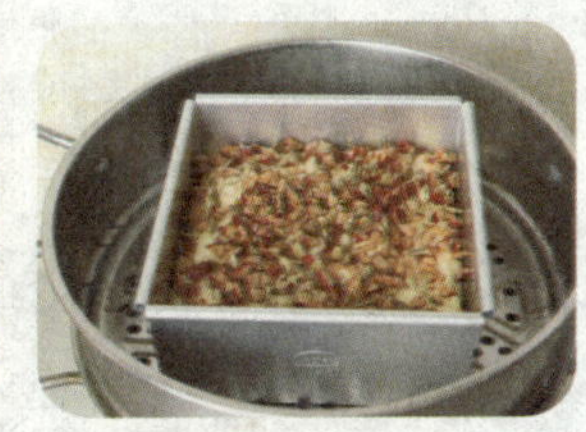

6. 蒸锅内加足量温水，将蛋糕模具放入蒸屉，盖盖静置发酵至两倍大。

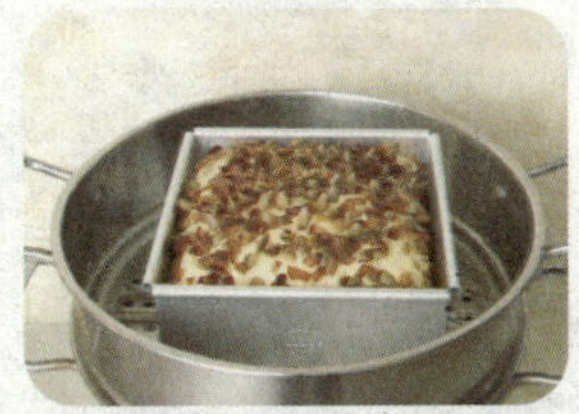

7. 大火烧开蒸锅内的水，转中火蒸30分钟，关火闷5分钟即可。

# 黑豆渣窝窝头
## ——全营养不浪费

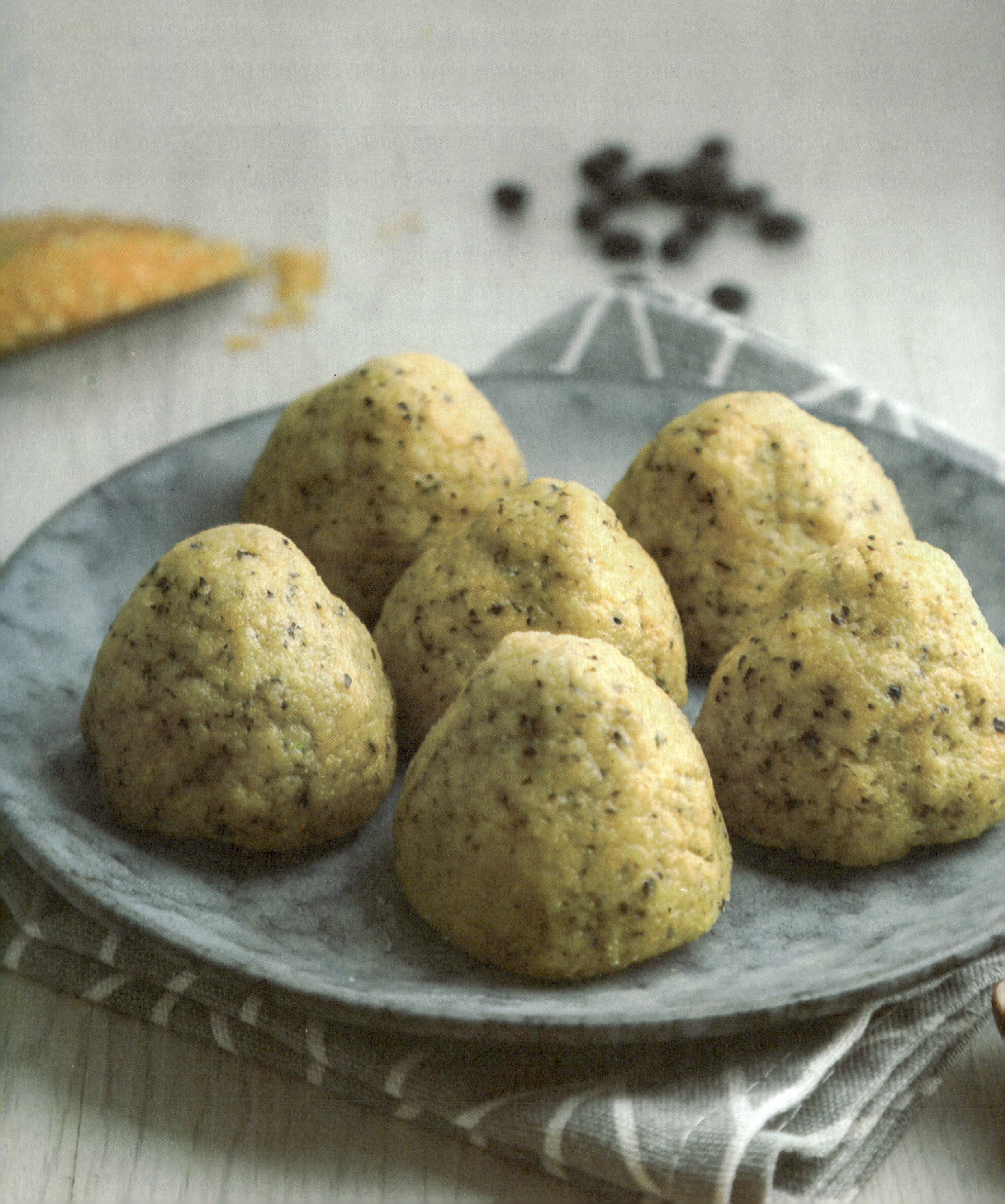

## 特色

淡淡的甜味，完全不会掩盖豆渣和玉米面的香味。没什么理由要浪费食物，加了豆渣的健康窝窝头，可以常吃。

## 主料

| | |
|---|---|
| 黑豆渣 | 100克 |
| 玉米面 | 200克 |
| 中筋面粉 | 100克 |

## 辅料

| | |
|---|---|
| 酵母粉 | 4克 |
| 糖 | 30克 |

## 烹饪秘籍

酵母水分次加入面粉中，成团即可，可根据手感调节酵母水的用量。

## 营养贴士

做豆浆剩余的豆渣中含有丰富的膳食纤维、低聚糖和矿物质。将豆渣与玉米面一起做窝头，不但口感更松软，还能提高窝头的营养价值。

## 做法

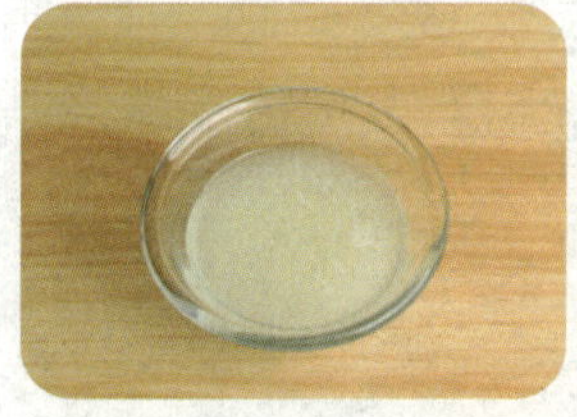

1. 小碗中加入酵母粉，用100毫升温水化开。

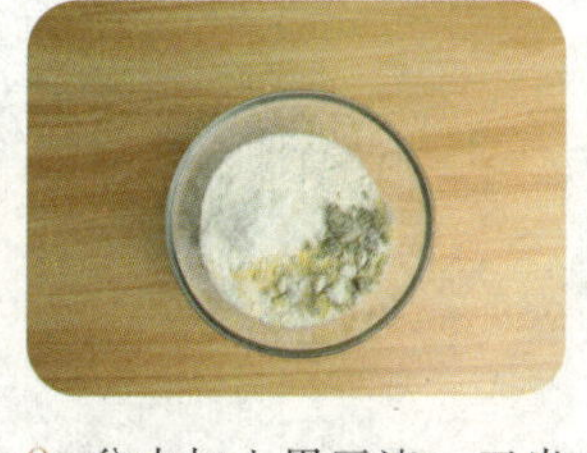

2. 盆中加入黑豆渣、玉米面、中筋面粉、糖。

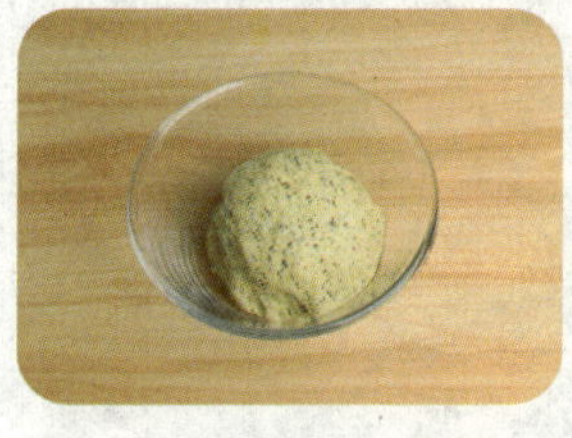

3. 加入酵母水，搅匀，揉成不粘手的面团。

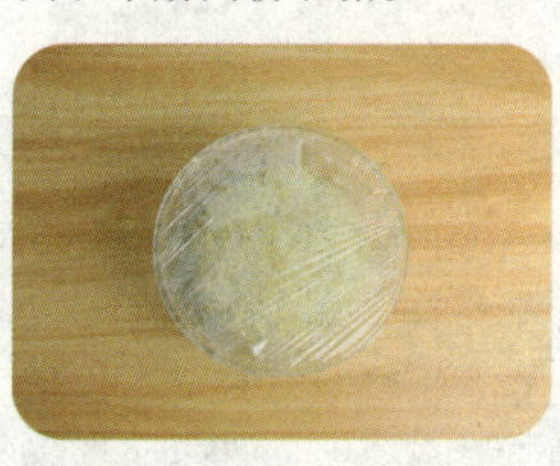

4. 盆上覆盖保鲜膜，室温发酵1小时。

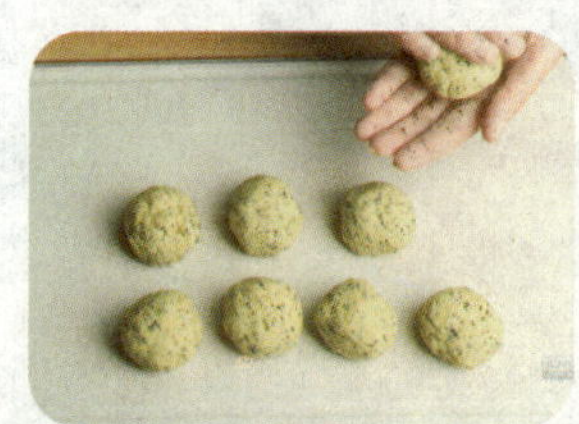

5. 将面团分成50克一个的小剂子，揉圆。

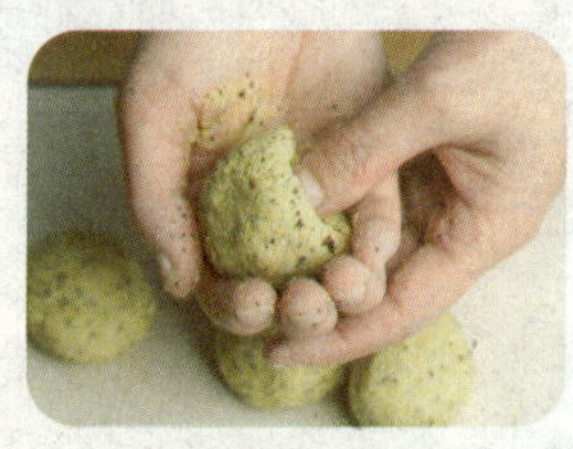

6. 将面剂放在手中，用拇指整形成中空的窝头形状。

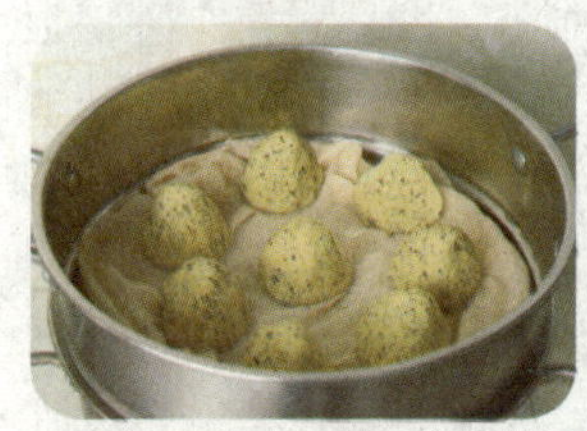

7. 蒸锅中加足量清水，将窝头放入蒸屉，静置发酵30分钟。

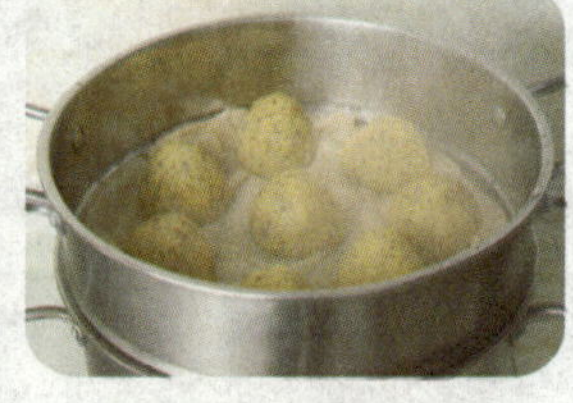

8. 大火烧开蒸锅内的水，转中火蒸18分钟即可。

# 玉米面饼子——金黄酥香

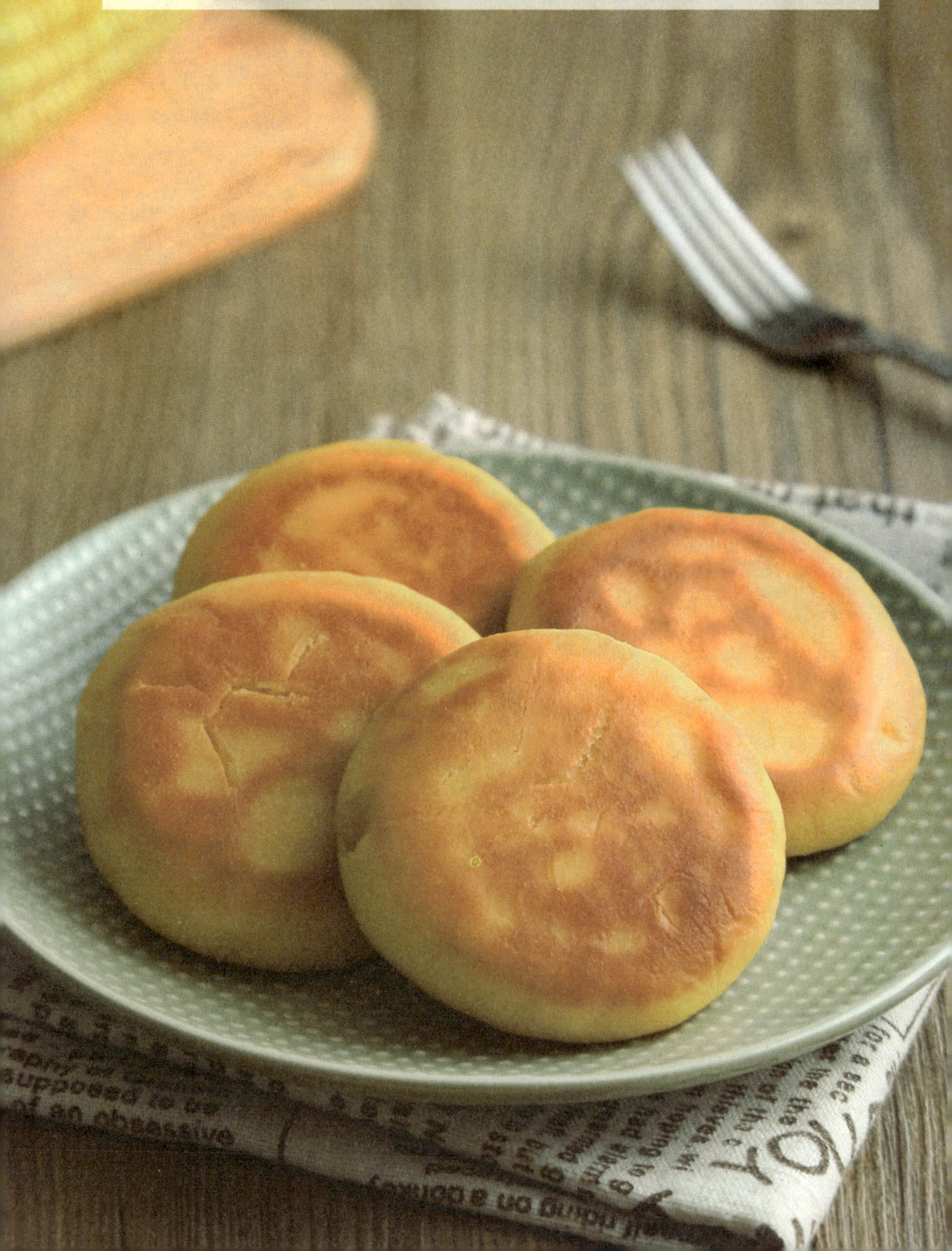

## 特色

这种玉米面饼子味道香甜，因为发酵过，所以饼子内部空气多，口感也更暄软。煎出一层焦黄的脆壳，满口都是玉米香。

## 烹饪秘籍

做好的生玉米面饼坯放在抹了油的盛器中或者烘焙纸上，都可以起到防粘的效果。

## 营养贴士

我们日常吃的玉米面有些是种皮、种胚被去掉后磨的粉，不能算是全谷物了，不过这样的玉米面也还是含有不少膳食纤维和矿物质的。

## 主料

| | |
|---|---|
| 细玉米面 | 100克 |
| 中筋面粉 | 100克 |

## 辅料

| | |
|---|---|
| 酵母粉 | 3克 |
| 花生油 | 25毫升 |
| 糖 | 15克 |

## 做法

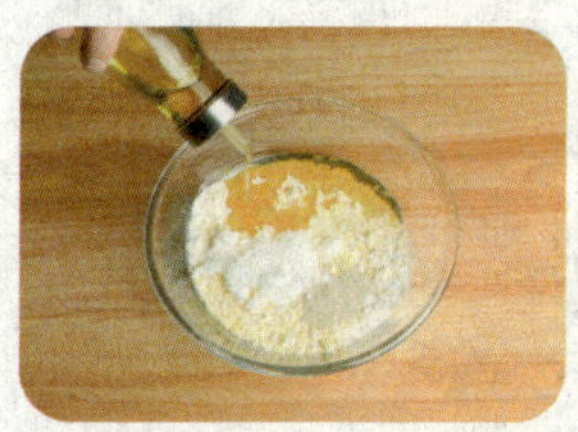

1. 将细玉米面、中筋面粉、酵母粉、15毫升花生油、糖放入盆中。

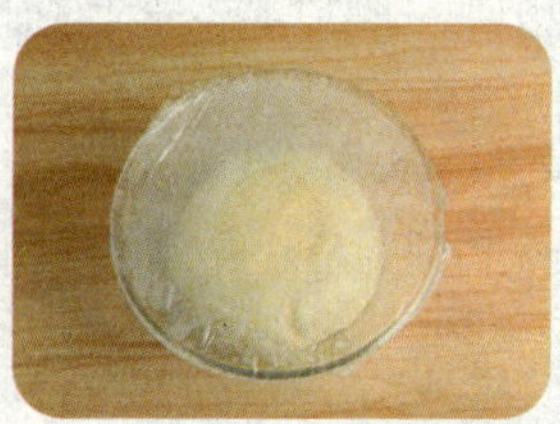

2. 加入150毫升清水揉成光滑的面团，覆盖保鲜膜，静置发酵至1.5倍大。

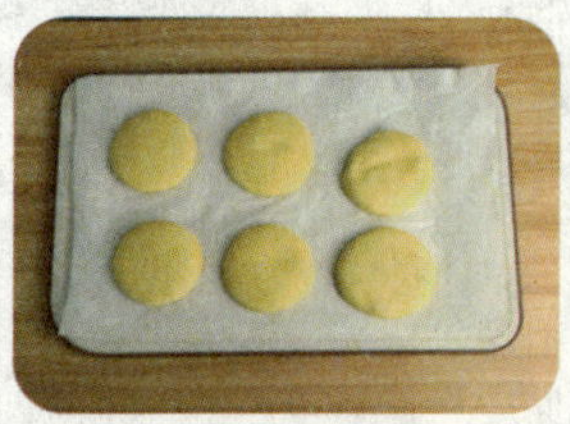

3. 取出面团排气，分割成6份，每份揉圆压成圆饼状。静置发酵15分钟。

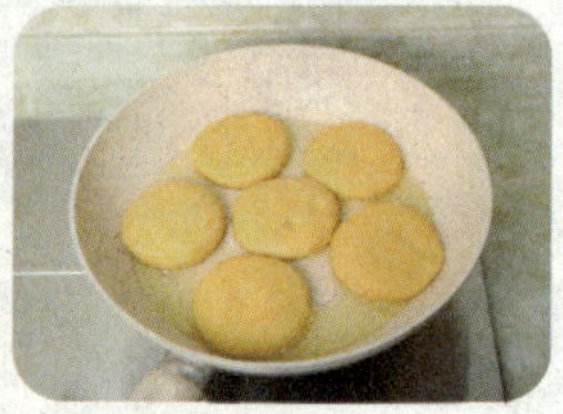

4. 平底不粘锅中加入剩余花生油烧热，转小火，放入玉米面饼坯。

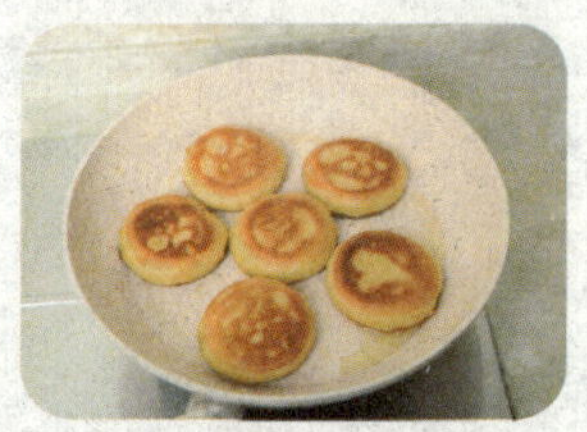

5. 一面煎至焦黄后翻面，盖盖煎至两面焦黄即可。

# 荞麦面葱油饼——满屋飘香

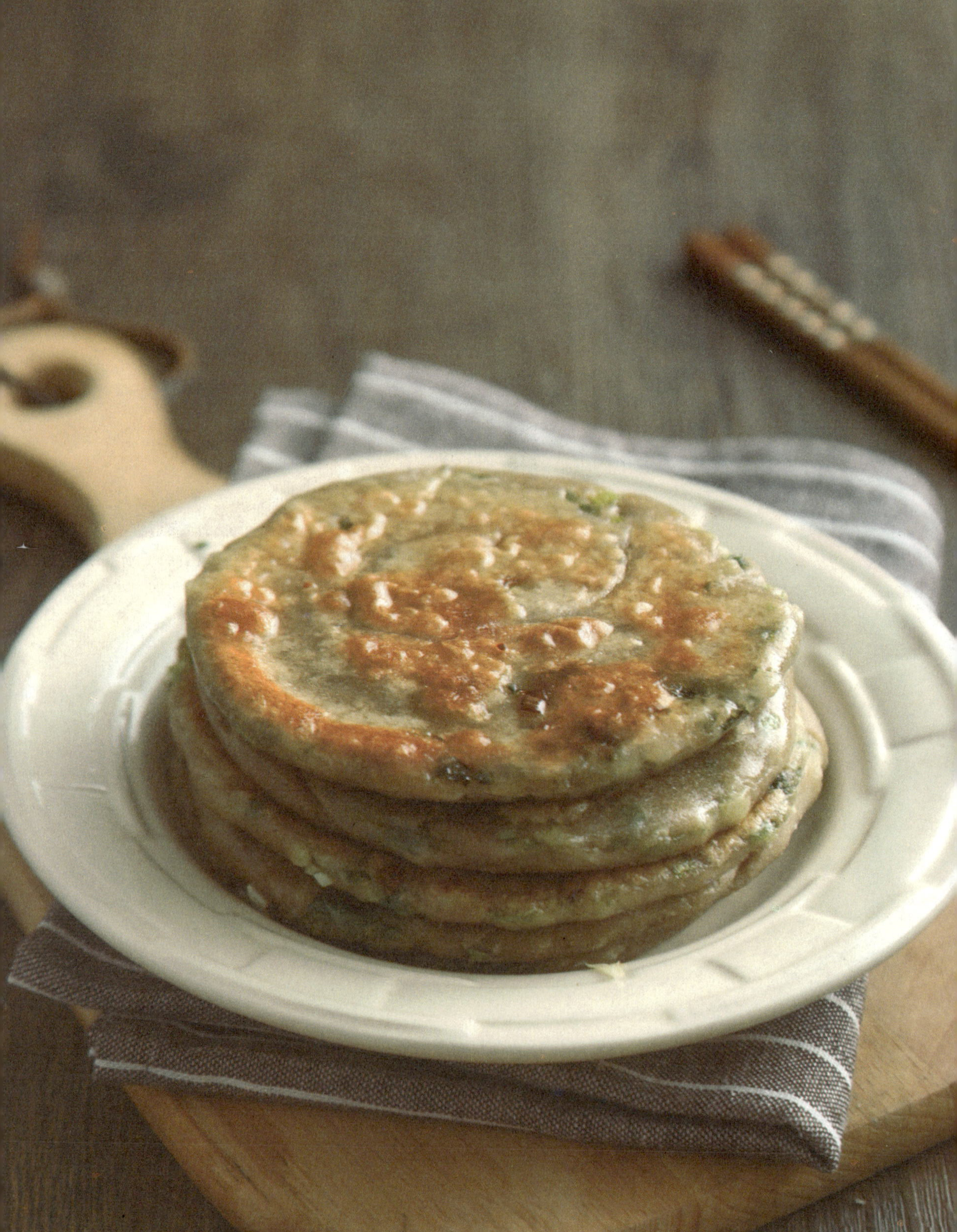

## 特 色

其实飘出来的香味都是葱香。加点荞麦面粉完全不会掩盖葱油饼的美味，只会让你在享受美味的同时吃得更健康。

## 营养贴士

在日常饮食中适量加入杂粮，循序渐进地添加，对于消化能力弱的人来说会比较好接受。

## 主 料

| 中筋面粉 | 200克 |
| --- | --- |
| 荞麦面粉 | 50克 |
| 小葱 | 50克 |

## 辅 料

| 花生油 | 1茶匙 |
| --- | --- |
| 海盐 | 1茶匙 |
| 色拉油 | 30克 |

## 做 法

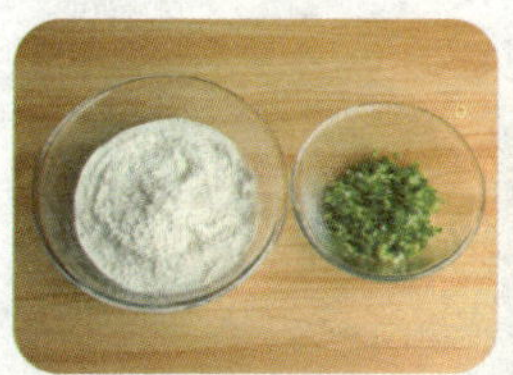

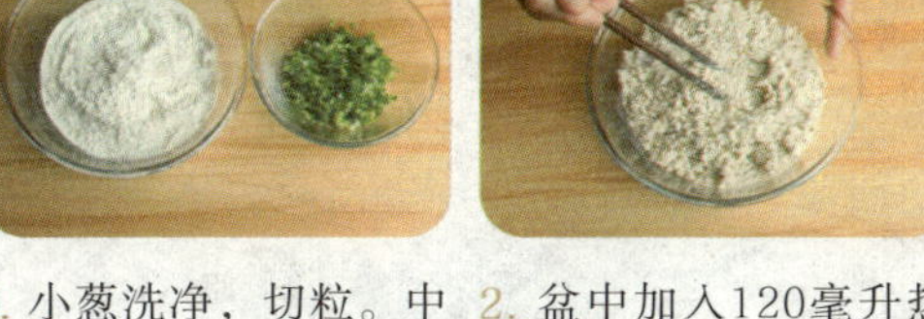

1. 小葱洗净，切粒。中筋面粉、荞麦面粉放入盆中拌匀。

2. 盆中加入120毫升热水，边加水边搅拌成雪花状。

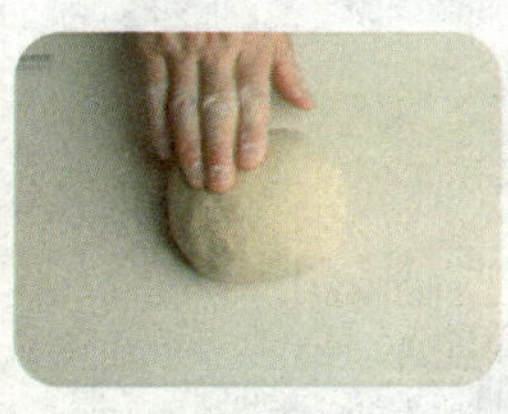

3. 再加入50毫升冷水，揉成光滑的面团。

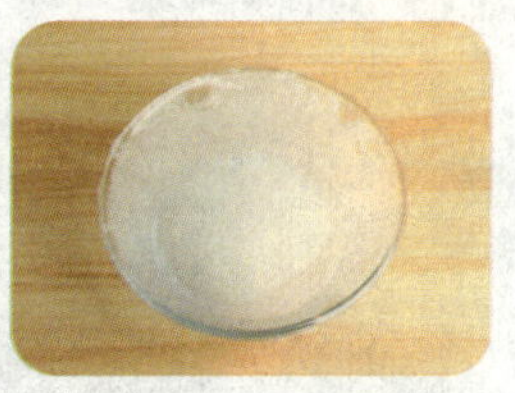

4. 面团覆盖保鲜膜，静置醒发30分钟。

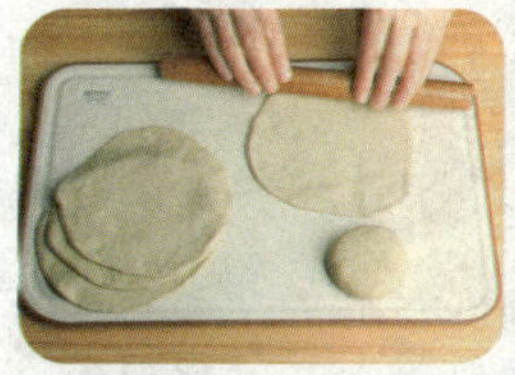

5. 将面团分成5份，每份擀成2毫米厚的大圆面片。

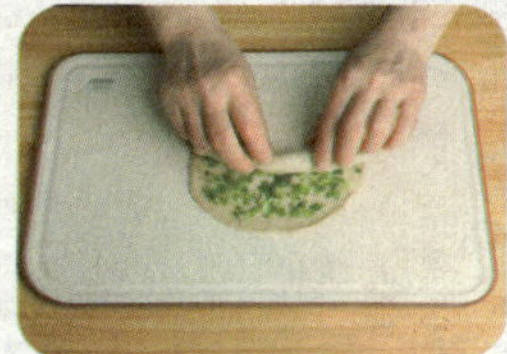

6. 在面片上抹色拉油，撒海盐、小葱粒。

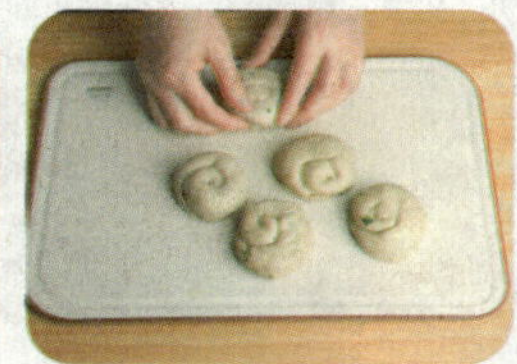

7. 将面片卷成卷，盘成圆形，收口压在下面。

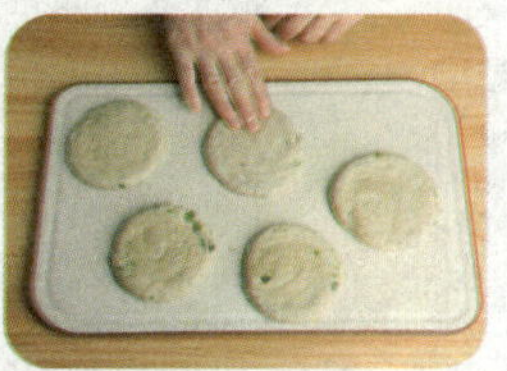

8. 用手压扁，擀成6毫米厚的圆饼坯。

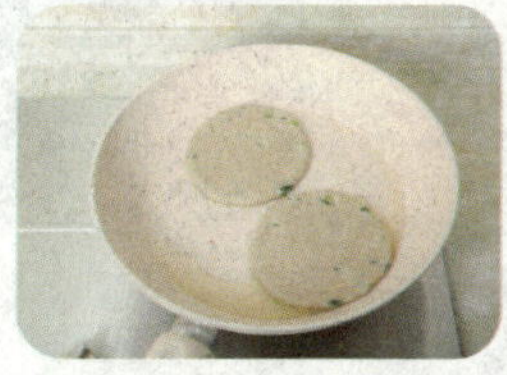

9. 平底不粘锅内刷一层花生油，放入葱油饼坯。

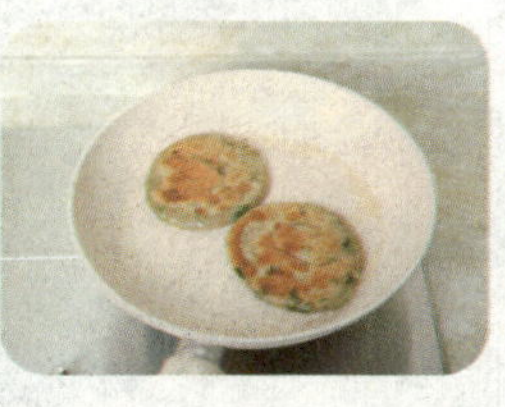

10. 中火将葱油饼坯两面煎至金黄色即可。

## 烹饪秘籍

热水的温度在85℃左右，可以全部用热水和面。面团的软硬度是比饺子面软一点的程度。

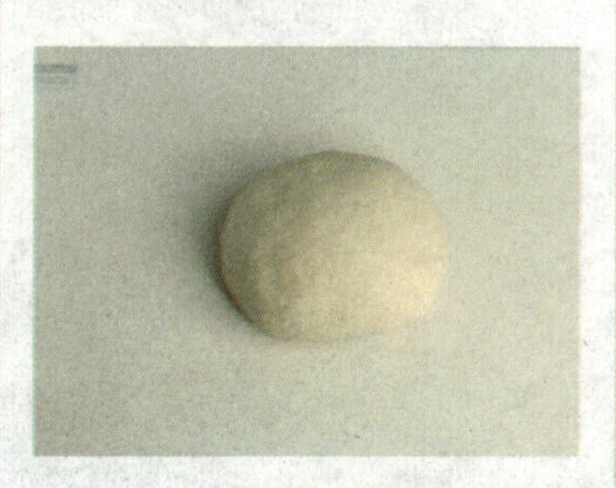

# 菠菜南瓜乳酪糕
## ——暄腾柔软，蛋香十足

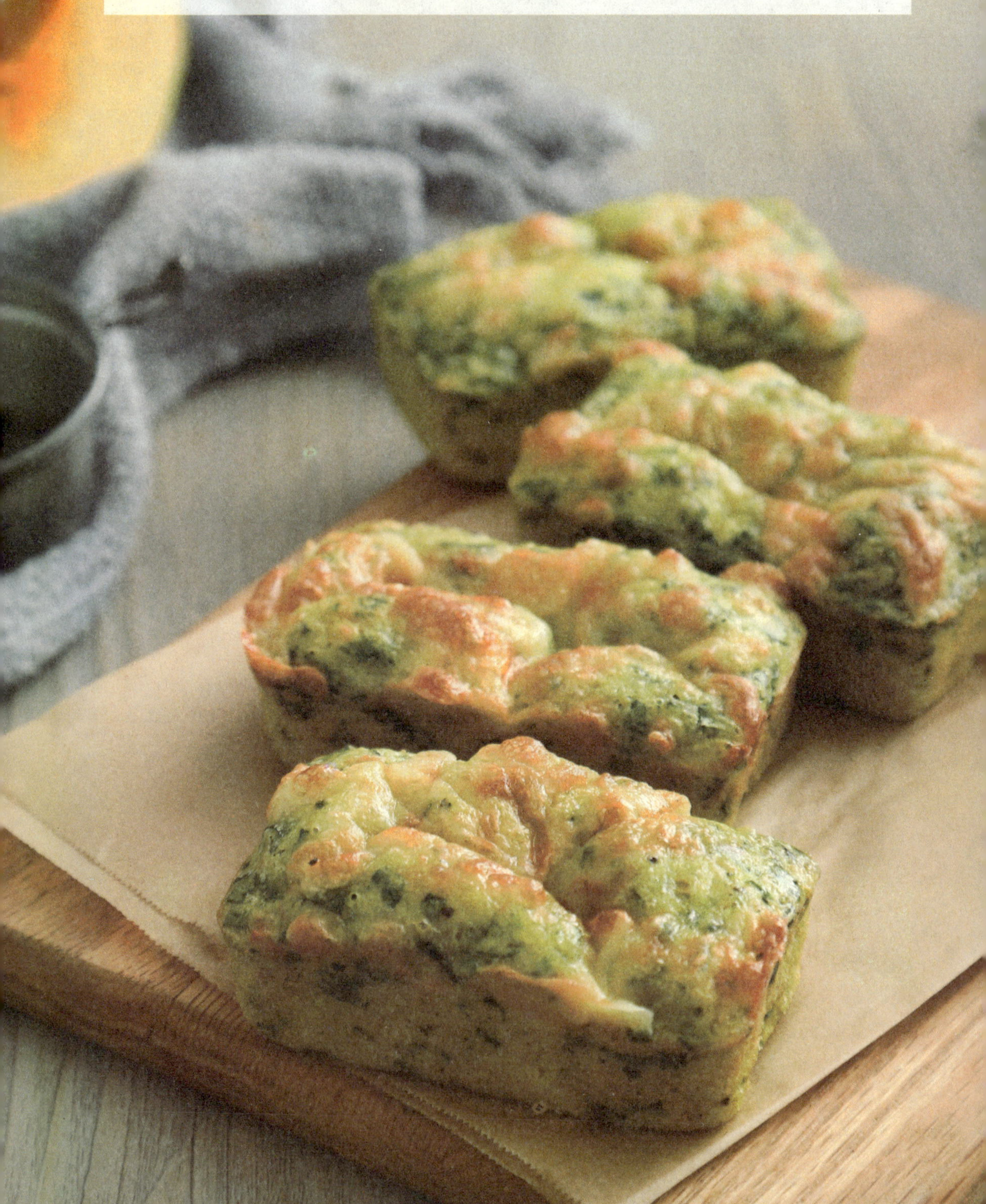

## 特色

在湿润的面糊基底中加入南瓜和菠菜，还有各种咸鲜滋味的调料，令糕体柔软，口感咸鲜适度。

## 主料

| | |
|---|---|
| 中筋面粉 | 70克 |
| 牛奶 | 120毫升 |
| 鸡蛋 | 1个 |
| 菠菜叶 | 30克 |
| 南瓜 | 30克 |
| 马苏里拉奶酪碎 | 40克 |

## 辅料

| | |
|---|---|
| 黄油 | 15克 |
| 黑胡椒碎 | 1/2茶匙 |
| 孜然碎 | 1/2茶匙 |
| 盐 | 1克 |
| 泡打粉 | 5克 |

## 烹饪秘籍

乳酪糕的烘烤时间根据模具的大小有所不同，最后几分钟注意观察糕点表面，烤到金黄色就可以了。

## 营养贴士

想吃小点心的时候，可以试试加些粗粮、蔬果进去，不但口感丰富，还能降低油、糖的添加比例。

## 做法

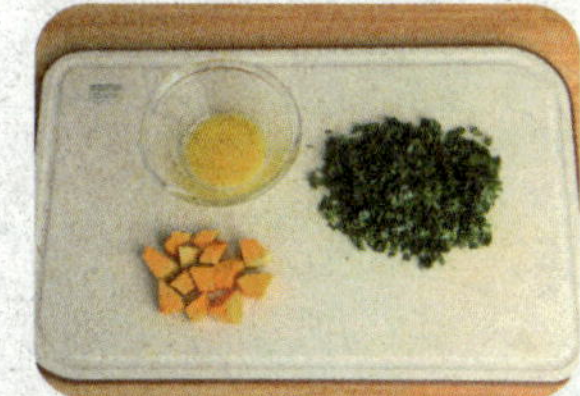

1. 菠菜叶洗净切碎。南瓜洗净，去皮去瓤，切小块。黄油隔水熔化。

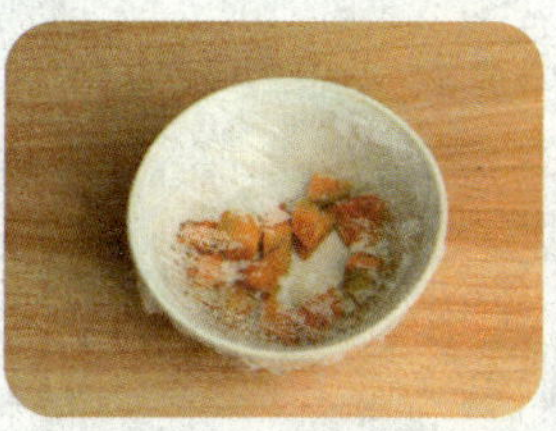

2. 南瓜放入可微波容器内，覆盖保鲜膜，微波高火加热30秒钟。

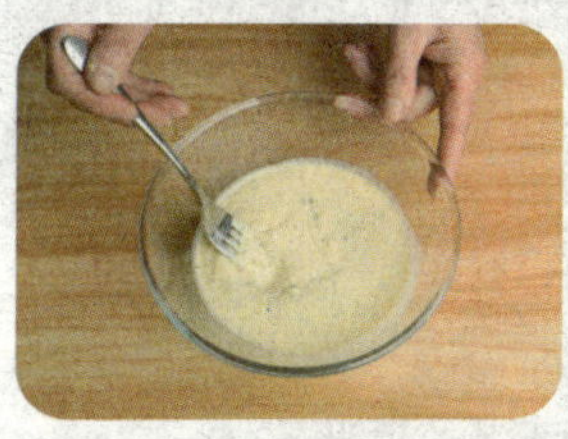

3. 盆中放入中筋面粉、牛奶、鸡蛋、黄油、黑胡椒碎、孜然碎、盐、泡打粉搅匀。

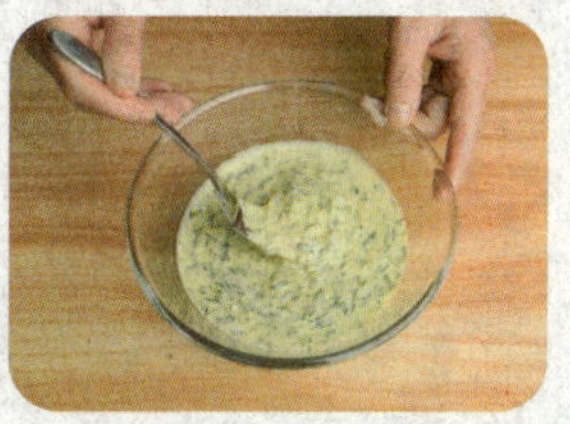

4. 在面糊中放入菠菜碎、南瓜块翻拌均匀。

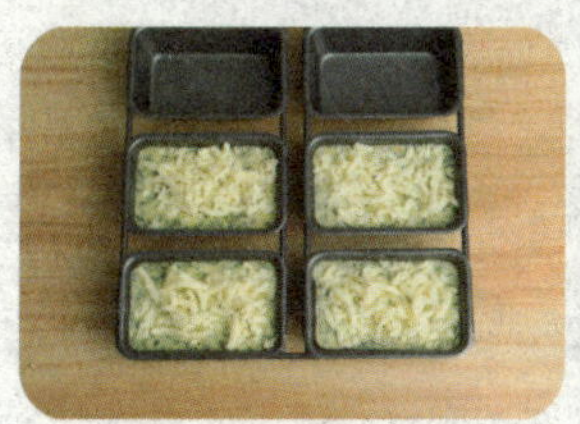

5. 将面糊分盛入迷你磅蛋糕模具内，表面撒上马苏里拉奶酪碎。

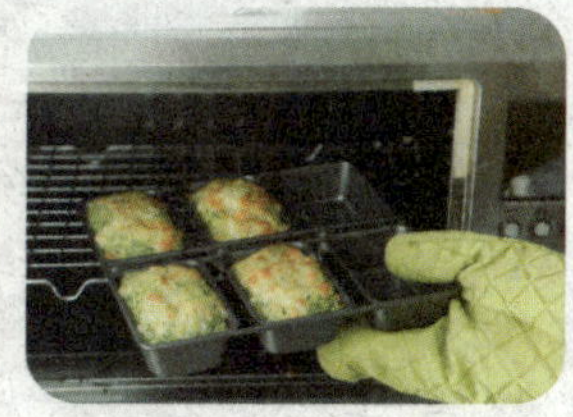

6. 烤箱预热至200℃，将菠菜南瓜乳酪糕放入烤箱烤15分钟。

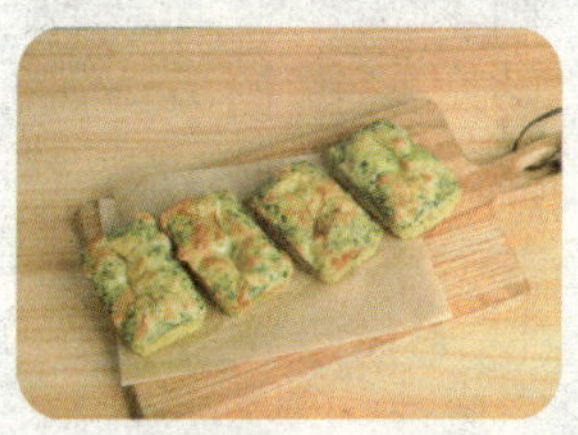

7. 取出菠菜南瓜乳酪糕，倒扣脱模即可。

# 第二章

# 饭菜合一

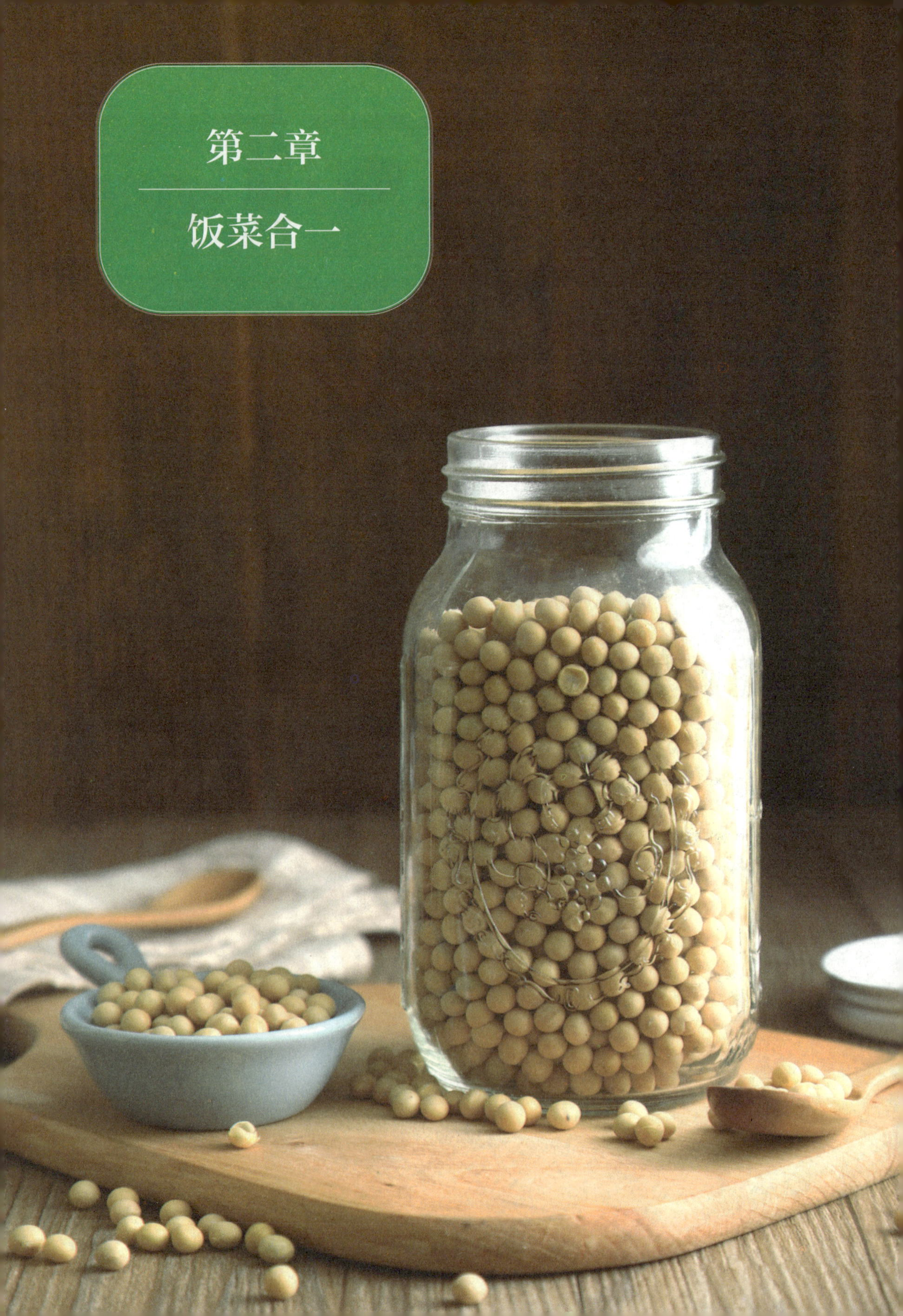

# 杂粮煎饼卷
## ——美味卷起来就可以

**特　色**

吃山东的杂粮煎饼时你要慢慢品味，越嚼越香。里面有各种杂粮面粉，配比又合适，各种口味吃起来都非常香，而且是出了名的健康啊。

**主　料**

| | |
|---|---|
| 山东杂粮煎饼 | 1张 |
| 午餐肉 | 30克 |
| 大葱 | 30克 |
| 生菜 | 40克 |

**辅　料**

| | |
|---|---|
| 黄豆酱 | 1/2茶匙 |
| 辣椒油 | 1/2茶匙 |

**烹饪秘籍**

大葱的葱白脆甜，绿色葱心比较辛辣，去掉后口感会更好。

**营养贴士**

粗粮营养丰富，又富含膳食纤维，能够促进肠道蠕动。人的肠胃有时不需要过多白米、白面的“精心呵护”，吃点粗粮更健康。

**做　法**

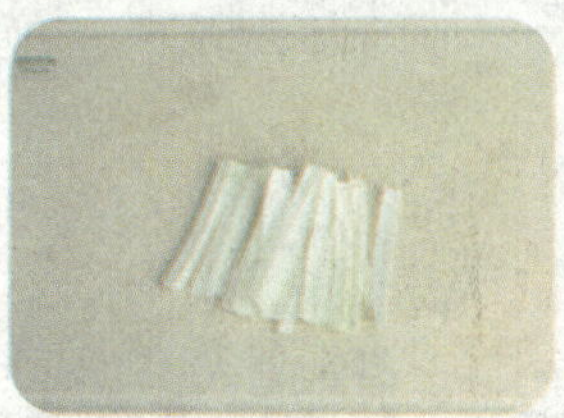

1. 大葱洗净，剥去外皮，去掉绿色的葱心，切段。

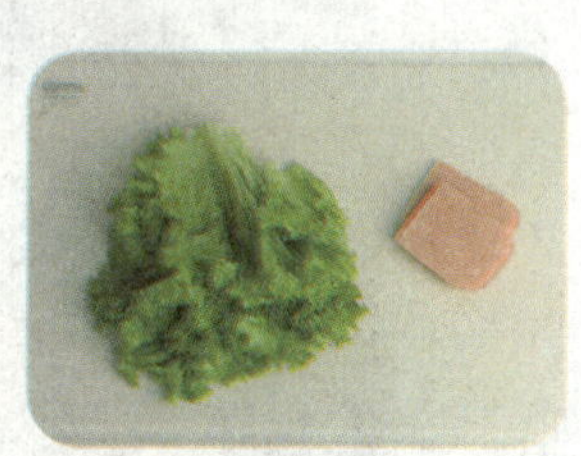

2. 午餐肉切厚片。生菜洗净，控干水分。

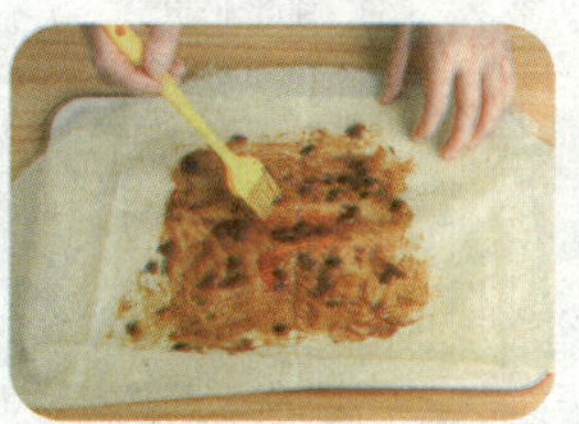

3. 山东杂粮煎饼对折铺平，中间抹黄豆酱，淋辣椒油。

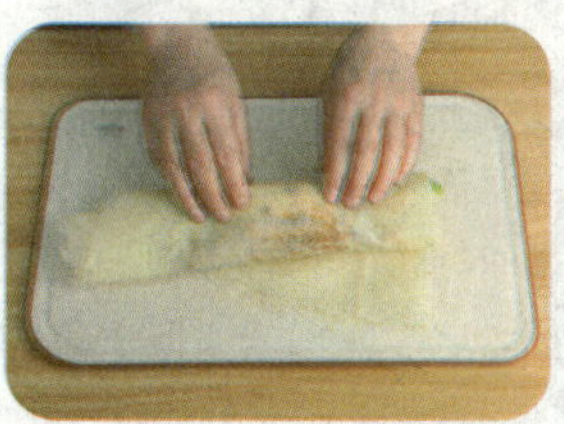

4. 依次摆上大葱、午餐肉、生菜，卷成卷。

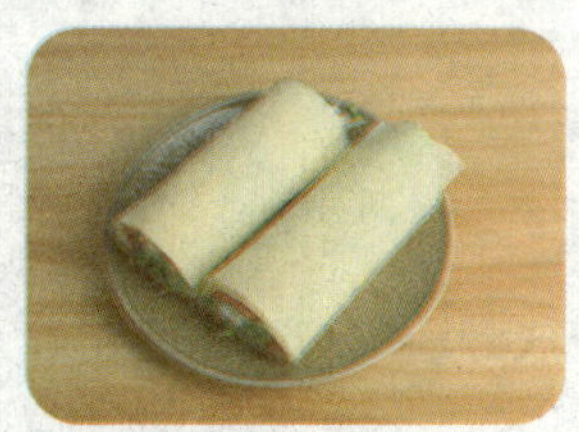

5. 将卷好的煎饼卷从中间切开，装盘即可。

# 油菜黑豆燕麦饭
# ——口感丰富

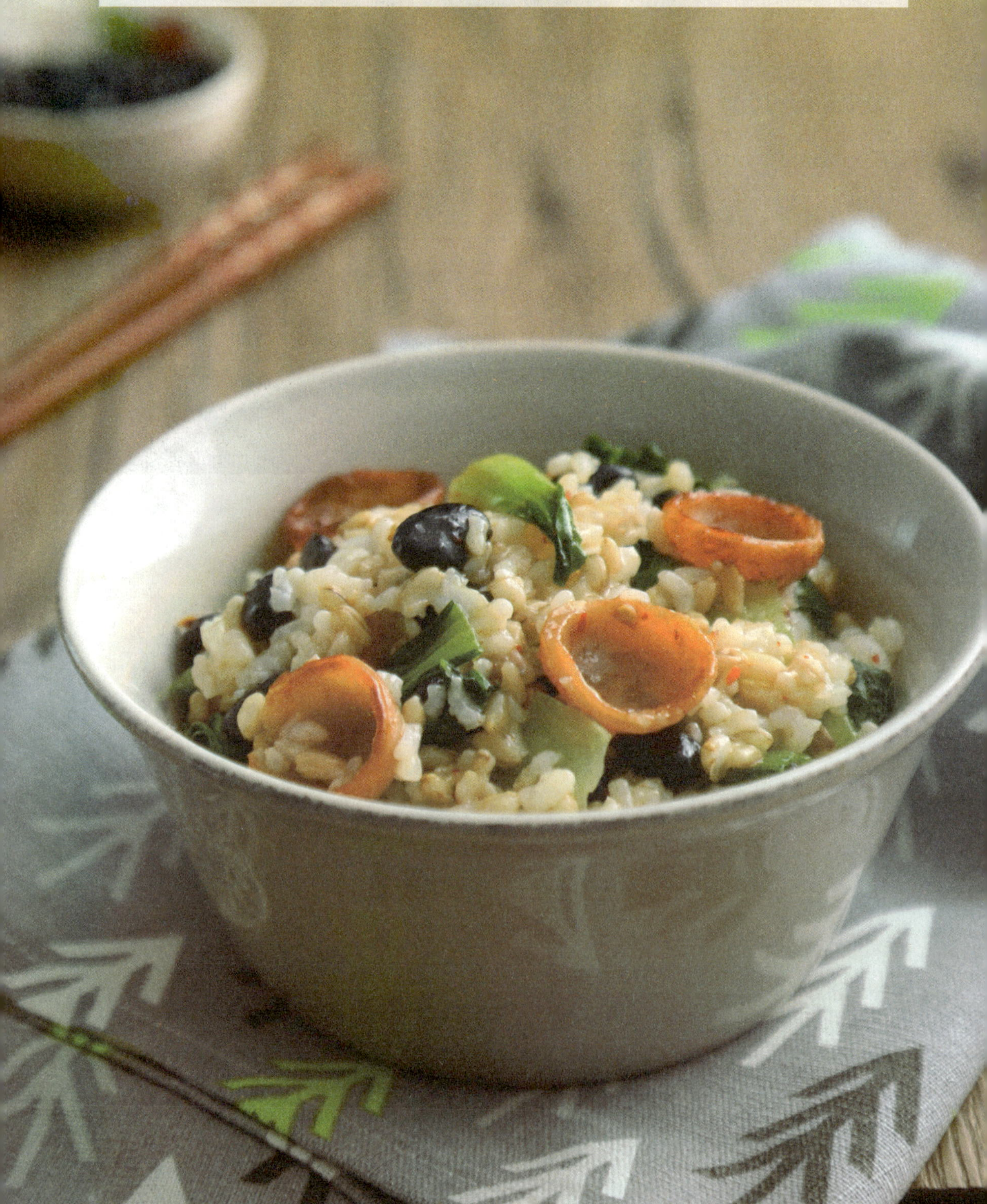

## 特色

燕麦制品有种淡淡的清香，简单易做，非常有嚼劲。燕麦饭里面加了各种食材，立刻变身豪华版。

## 烹饪秘籍

燕麦饭是可以与大米同煮的燕麦制品，易熟免淘洗。也可以用充分泡软的燕麦米替代燕麦饭。

## 营养贴士

燕麦制品有很多种，购买燕麦制品的时候看看配料表。如果想买纯燕麦，就要找配料表中只有燕麦成分的产品。

## 主料

| | |
|---|---|
| 大米 | 90克 |
| 燕麦饭 | 30克 |
| 小油菜 | 100克 |
| 黑豆（罐头） | 40克 |
| 白肠 | 50克 |

## 辅料

| | |
|---|---|
| 花生油 | 1汤匙 |
| 盐 | 1/2茶匙 |
| 孜然粉 | 1/2茶匙 |
| 辣椒粉 | 1/2茶匙 |

## 做法

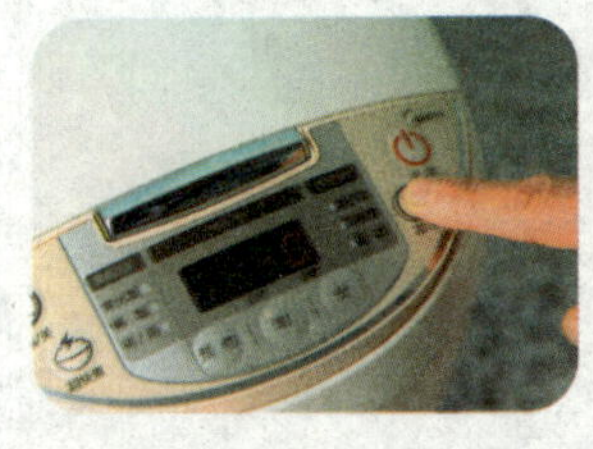

1. 大米洗净，放入电饭锅。加入燕麦饭、180毫升清水，选择煮饭模式。

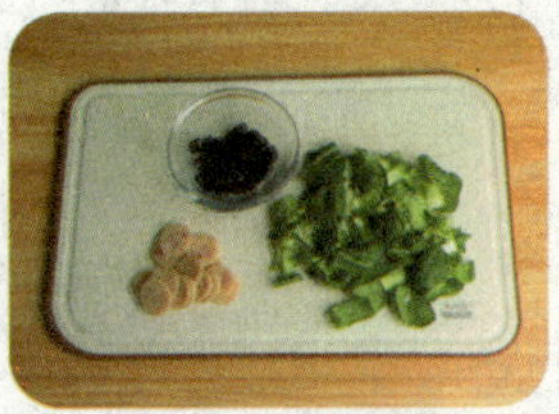

2. 小油菜洗净切小段。黑豆沥干水分。白肠切片。

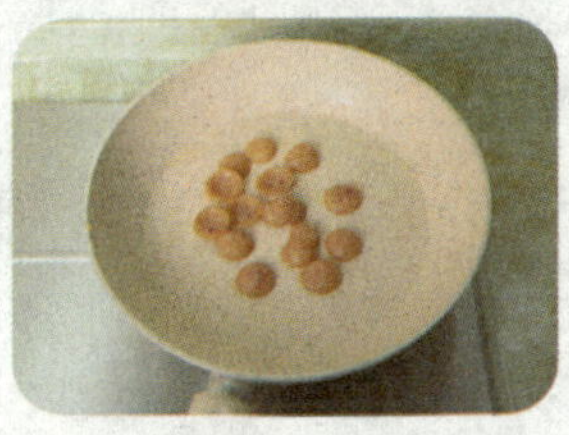

3. 不粘锅烧热，放入白肠片小火煎至焦黄。

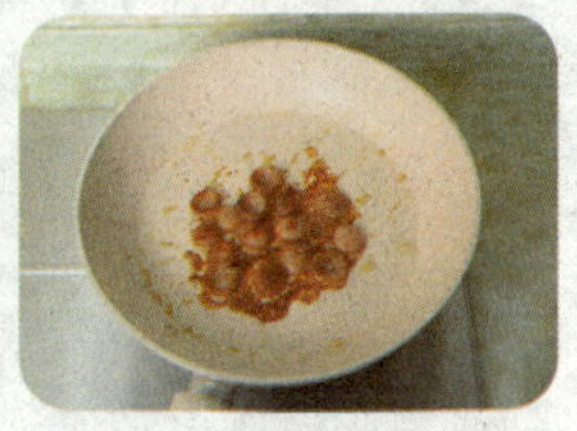

4. 加入孜然粉、辣椒粉炒匀，盛出备用。

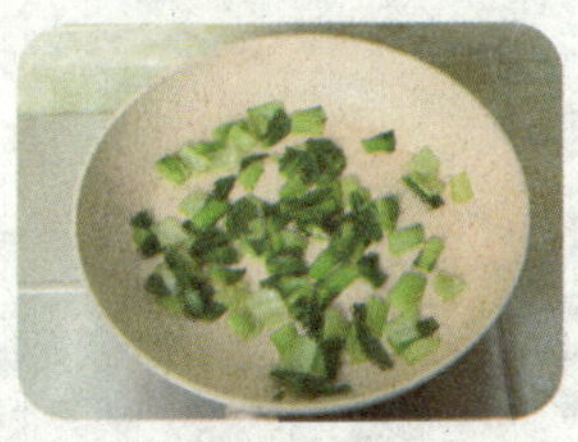

5. 炒锅中加入花生油烧热，放入小油菜炒变色，盛出备用。

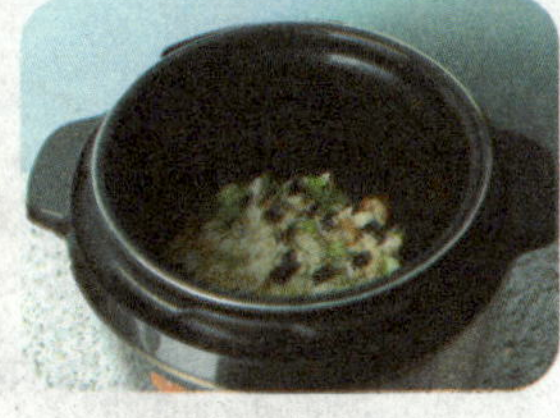

6. 将炒好的小油菜、白肠以及黑豆放入电饭锅中，加盐，与煮好的饭翻拌均匀即可。

# 南瓜培根糙米饭
## ——浓郁飘香

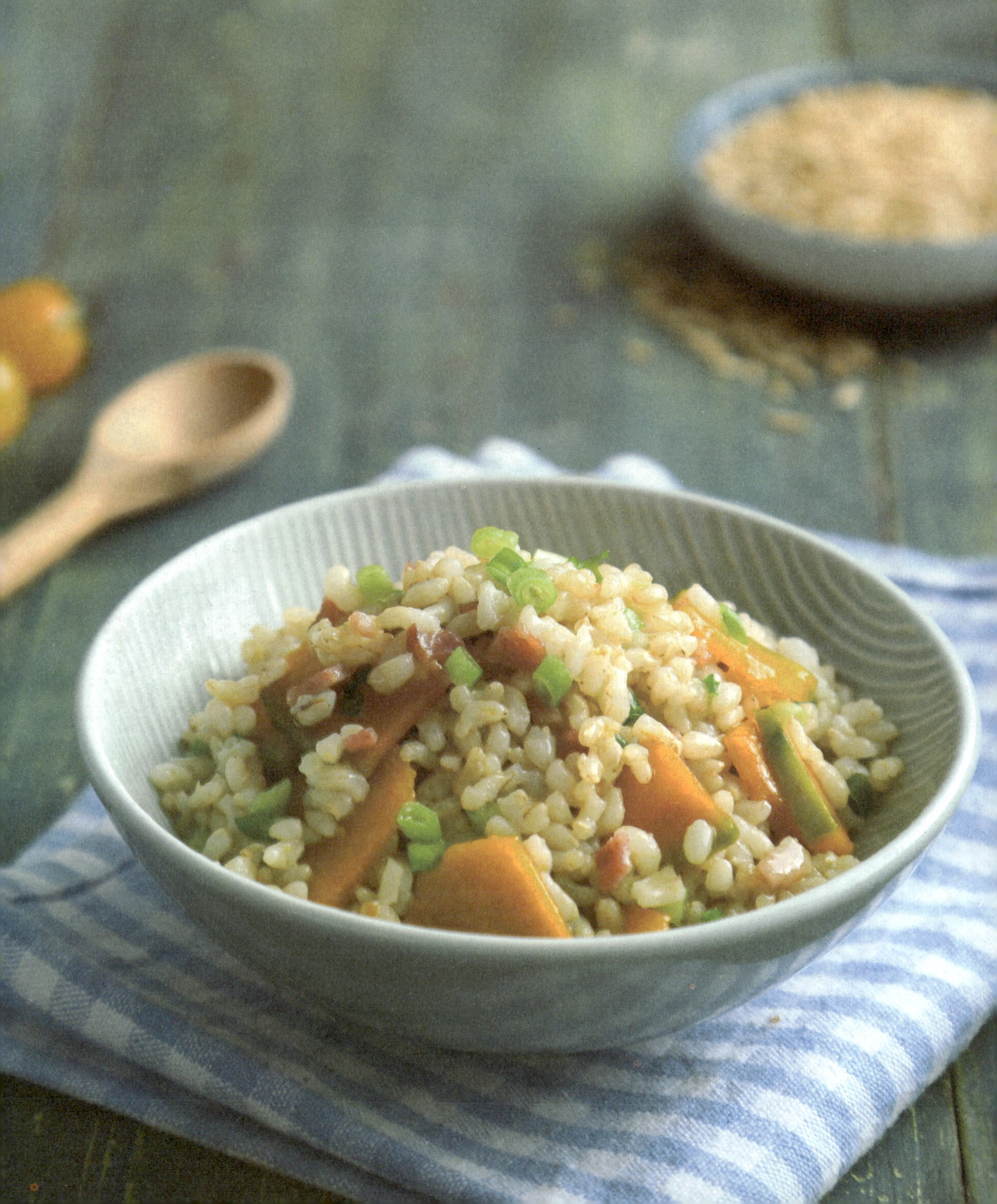

## 特色

南瓜软糯，再加上培根的肉香，软的、弹牙的、香的混在一起，细细品味这碗口感独特的糙米饭吧。

## 烹饪秘籍

购买干面的板栗南瓜比较不容易炒碎。焖煮的时间根据南瓜块的大小调整。

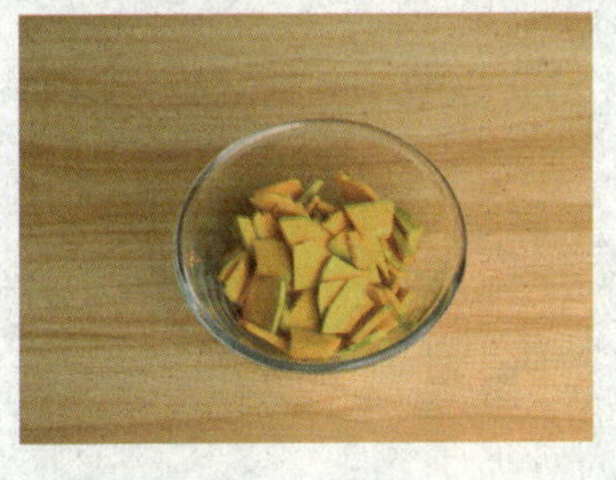

## 营养贴士

糙米中的各种微量元素非常丰富，完全可以用糙米代替白米煮饭。为了兼顾口感，用一半糙米一半白米也能使主食变得更有营养。

## 主料

| | |
|---|---|
| 糙米 | 100克 |
| 板栗南瓜 | 150克 |
| 培根 | 30克 |

## 辅料

| | |
|---|---|
| 花生油 | 1茶匙 |
| 生抽 | 1茶匙 |
| 小葱 | 20克 |

## 做法

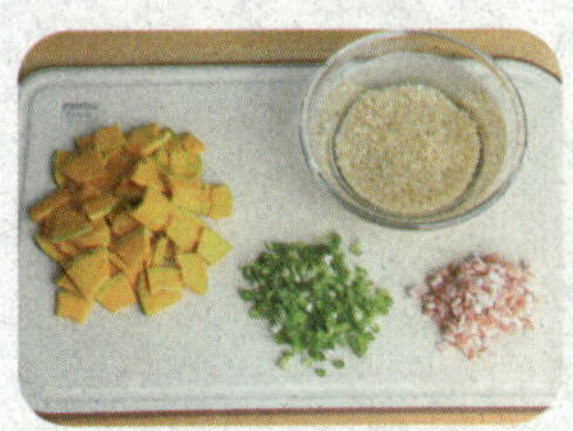

1. 糙米洗净，用清水浸泡3小时。板栗南瓜洗净去瓤，切小块。培根切粒。小葱洗净切粒。

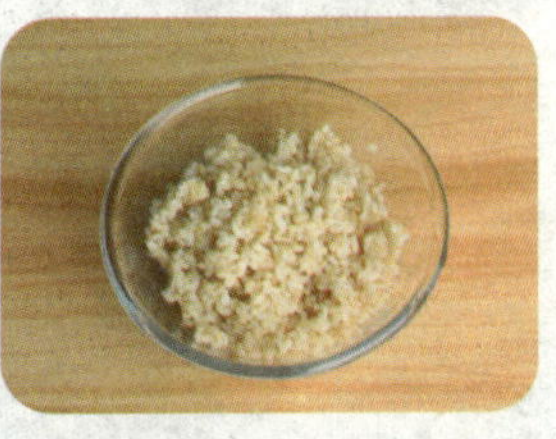

2. 将糙米放入电压力锅中，加200毫升清水煮成糙米饭。

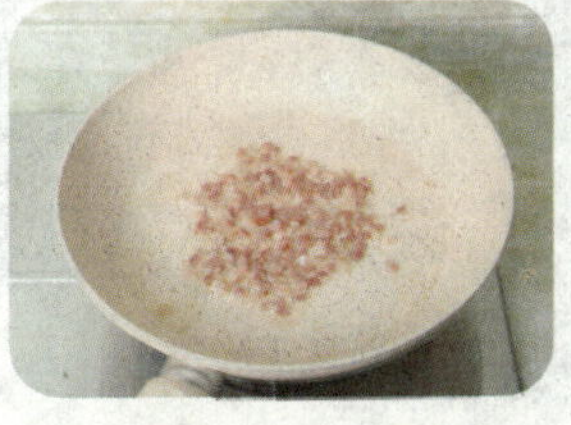

3. 不粘锅中加入花生油烧热，放入培根小火煎至焦脆，盛出备用。

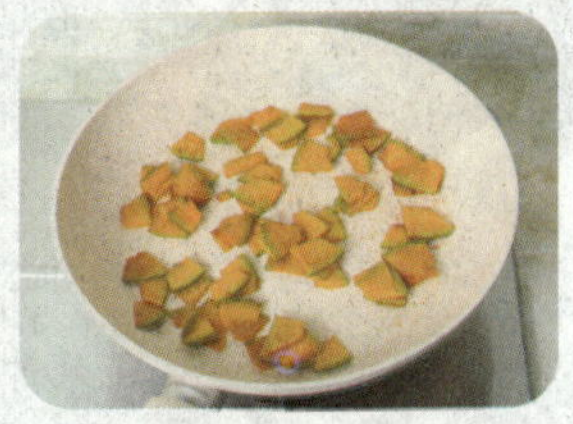

4. 原锅放入板栗南瓜块炒香，加入生抽炒匀。

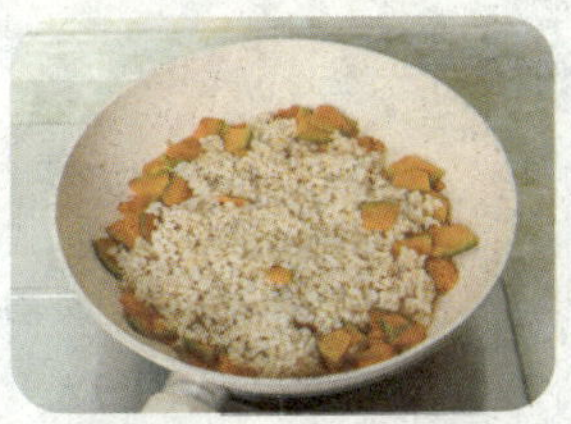

5. 将糙米饭铺在板栗南瓜上，盖盖小火焖煮3分钟。

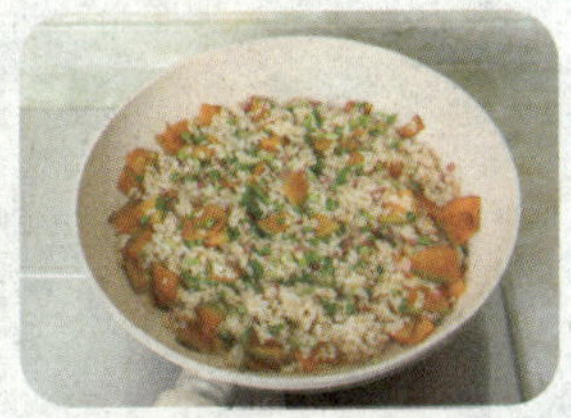

6. 加入培根粒、小葱粒，将锅内食材翻拌均匀即可。

# 韭菜鸡蛋小米饭
# ——养胃又美味的粗粮饭

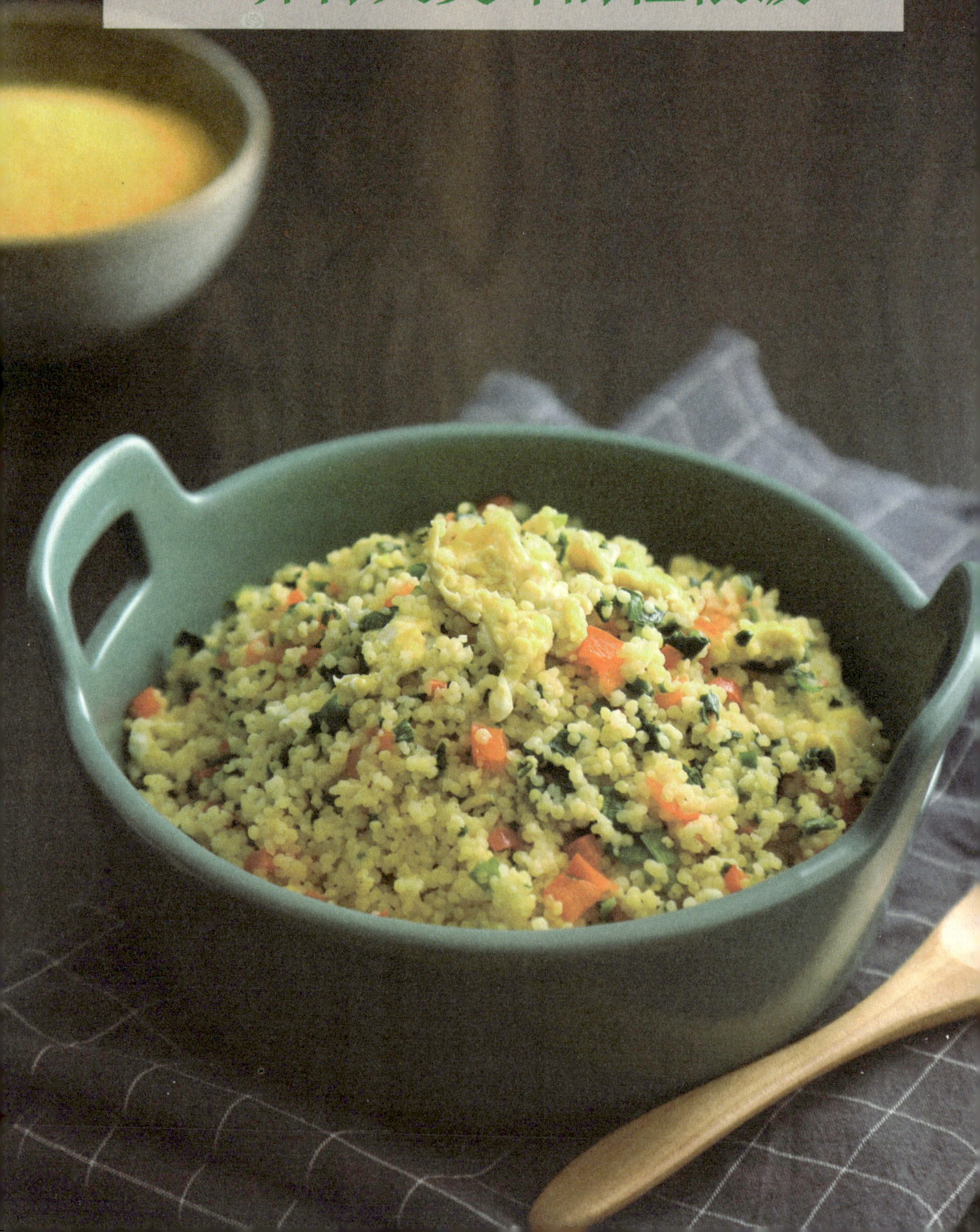

## 特色

这是金灿灿的小米饭的另类吃法。在山西，小米是可以炒着吃的哦。韭菜和鸡蛋炒得鲜香软嫩，混合上炒好的小米饭，就变成了餐桌上人人喜爱的佳肴。

## 烹饪秘籍

小米浸泡后，捞出控干水分再放入蒸锅蒸熟，蒸制的小米饭，米粒更干松。

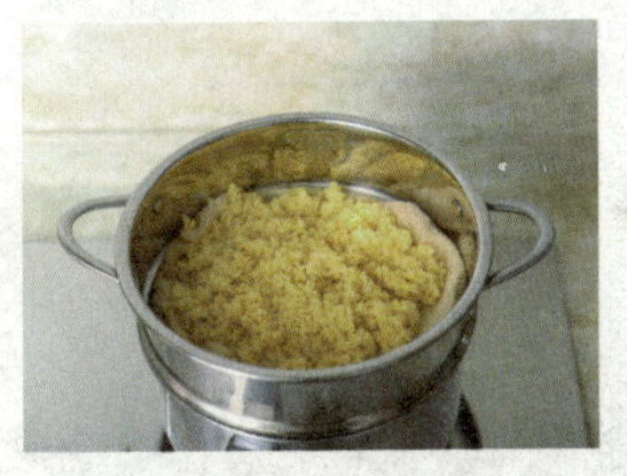

## 营养贴士

小米中的钾、镁、铁、维生素$B_1$的含量比大米要高几倍，但是蛋白质含量低，这一点可以通过增加肉蛋奶来补充。

## 主料

| 主料 |  |
|---|---|
| 小米 | 150克 |
| 韭菜 | 100克 |
| 鸡蛋 | 1个 |
| 红彩椒 | 50克 |

## 辅料

| 辅料 |  |
|---|---|
| 花生油 | 1汤匙 |
| 盐 | 1/2茶匙 |

## 做法

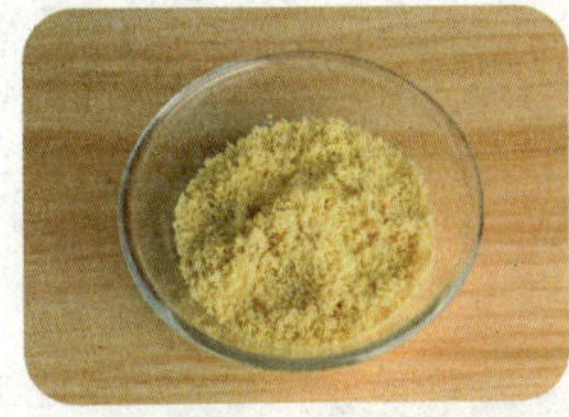

1. 小米洗净，用清水浸泡3小时。捞出小米，控干水分。

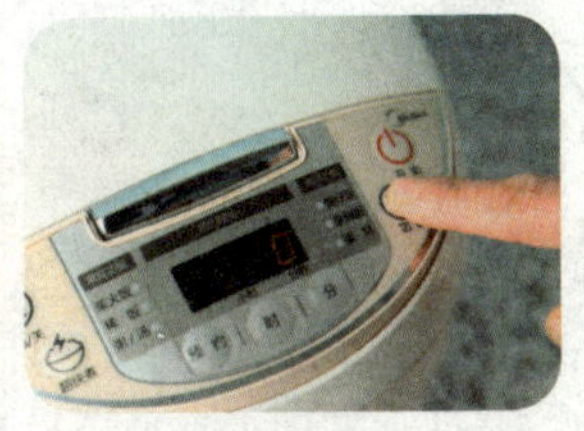

2. 将小米放入电饭锅，加入200毫升清水，选择煮饭模式。

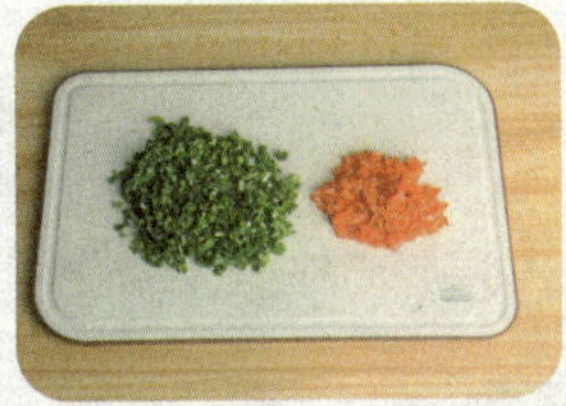

3. 韭菜洗净切末。红彩椒洗净切粒。

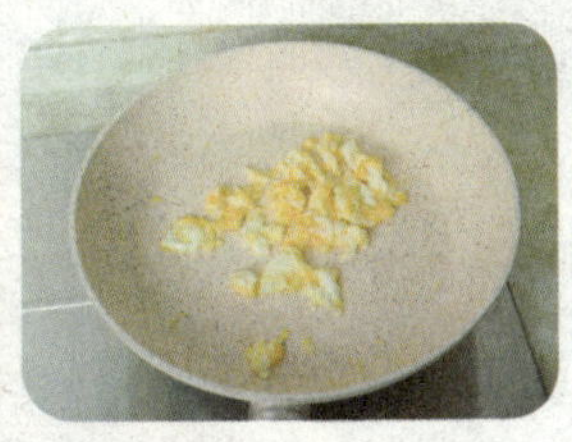

4. 不粘锅中加入花生油烧热，磕入鸡蛋，快速搅散。

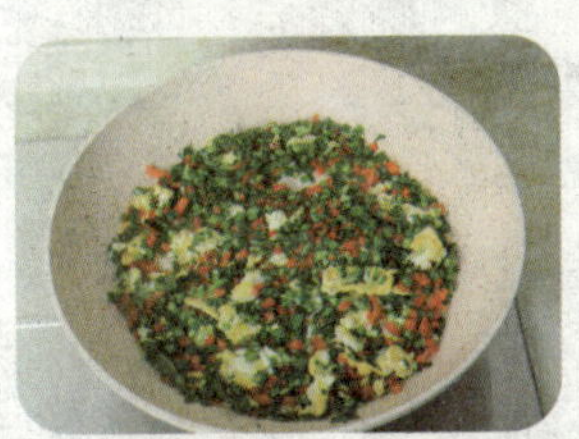

5. 放入韭菜末、红彩椒粒炒软，加盐调味，盛出备用。

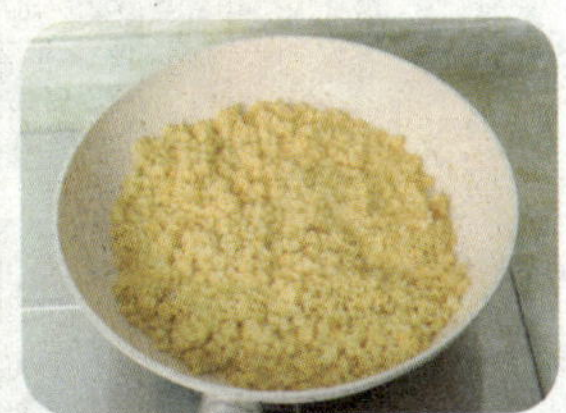

6. 原锅加入煮好的小米饭，不断炒至米粒干松。

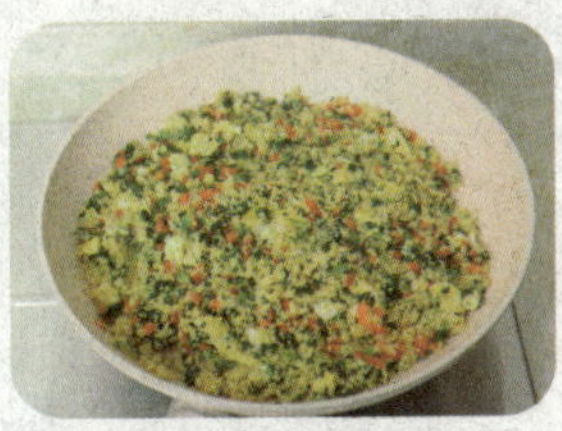

7. 将炒好的韭菜鸡蛋红彩椒加入锅中，与小米饭一起炒匀即可。

# 胡萝卜青豆烩二米饭
# ——好吃得出乎意料

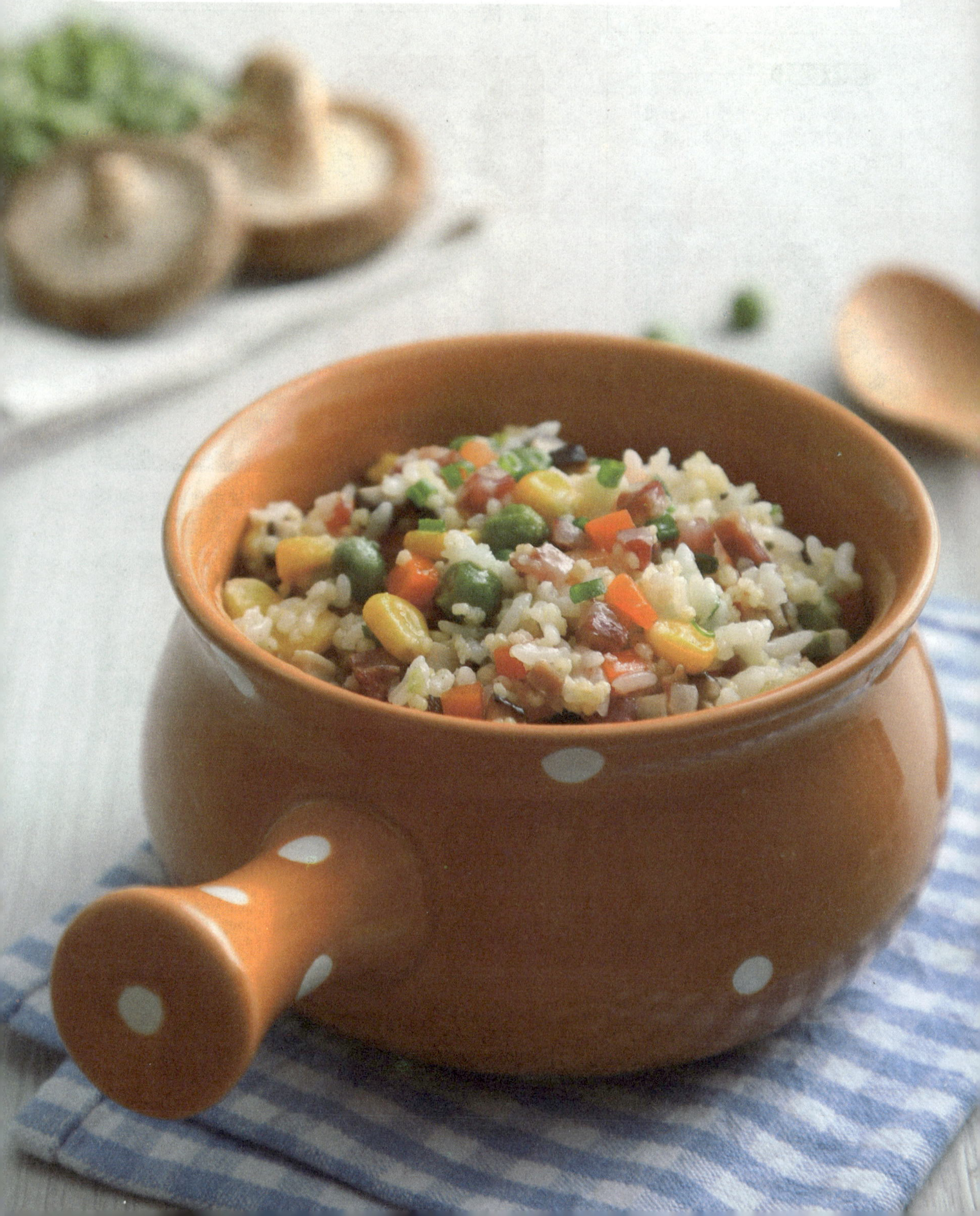

## 特色

烩饭简直是最美的食物，比粥饱腹，比炒饭滋润，比白饭营养全面，简单易做还香喷喷的。

## 烹饪秘籍

烩饭里加入的蔬菜可以有很多选择，可以用冰箱里现成的食材来制作。腊肠已经有咸味了，盐只要少许加一点就可以。

## 营养贴士

小米易熟，软烂可口，营养也丰富。将小米和大米一起煮饭，口感比纯杂粮饭好得多，连小朋友都能爱上这种吃杂粮的方式。

## 主料

| | |
|---|---|
| 二米饭 | 200克 |
| 腊肠 | 50克 |
| 青豆 | 30克 |
| 胡萝卜 | 30克 |
| 玉米粒 | 30克 |
| 香菇 | 30克 |

## 辅料

| | |
|---|---|
| 菜籽油 | 1汤匙 |
| 盐 | 少许 |
| 生抽 | 1茶匙 |
| 小葱 | 20克 |

## 做法

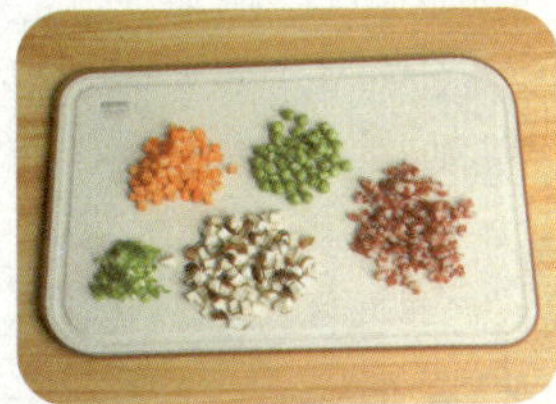

1. 腊肠切粒。胡萝卜洗净去皮切粒。青豆洗净。香菇洗净切粒。小葱洗净切粒。

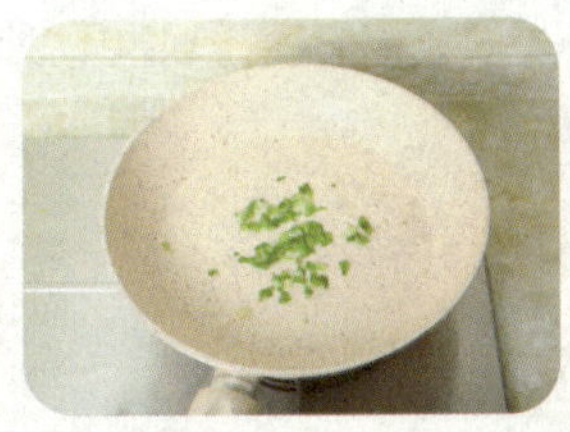

2. 炒锅中加菜籽油烧热，放入少许小葱爆香。

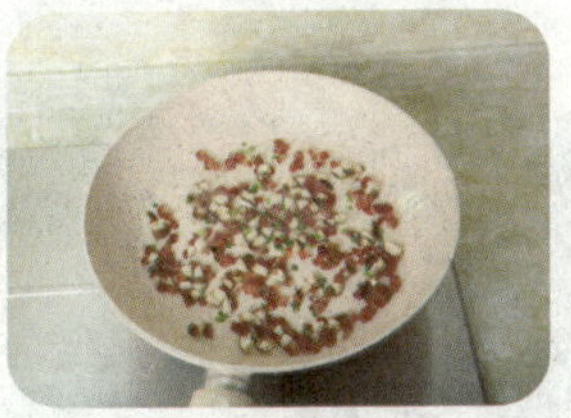

3. 加入腊肠小火炒至透明，加香菇炒出香味。

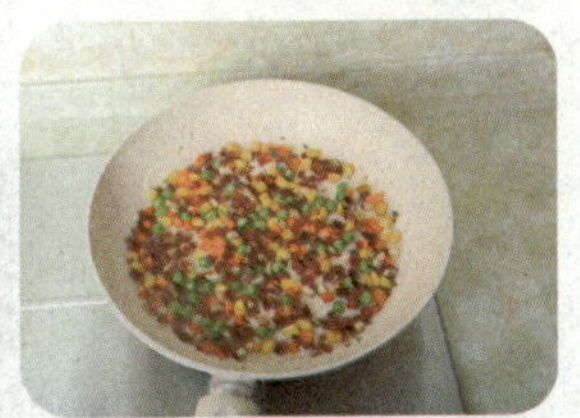

4. 依次加入胡萝卜、青豆、玉米粒翻炒片刻，加生抽、盐调味。

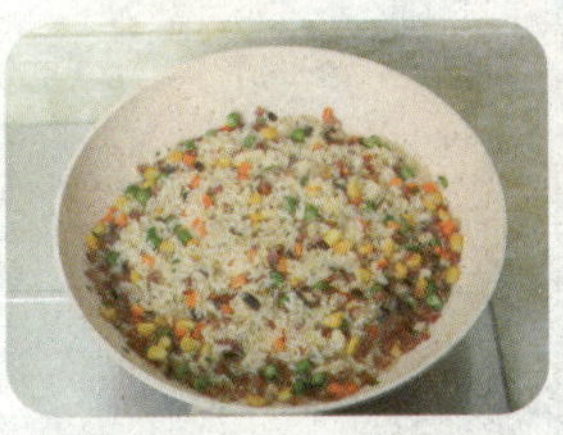

5. 加入200毫升清水烧开，放入二米饭翻拌均匀，盖盖焖煮2分钟。

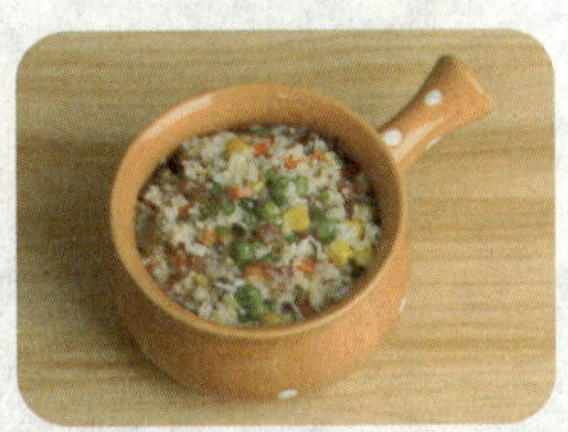

6. 将烩饭盛入碗中，表面装饰上小葱粒即可。

# 什锦海鲜烩糙米饭
# ——浓浓的海鲜味

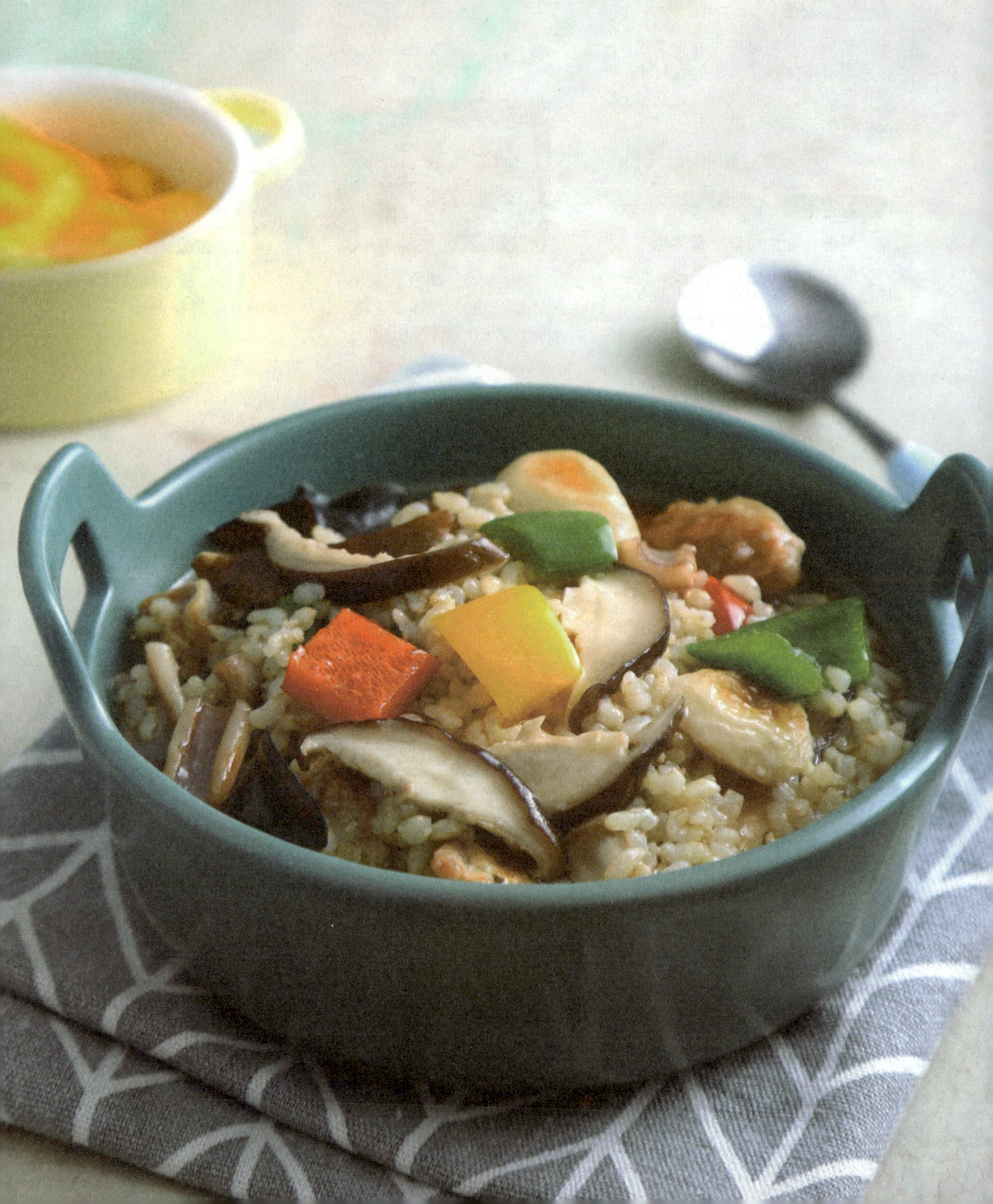

## 特色

料这么足的海鲜烩饭也只有在家做啦。说难不难，说易也不易，只要备齐丰富的食材就可以开始做了。这浓郁的烩饭每一口都能促进食欲。

## 主料

| 主料 |  |
|---|---|
| 糙米饭 | 200克 |
| 虾仁 | 50克 |
| 鱿鱼 | 50克 |
| 鱼丸 | 30克 |
| 鸡腿肉 | 50克 |
| 红彩椒 | 30克 |
| 黄彩椒 | 30克 |
| 青椒 | 30克 |
| 香菇 | 30克 |
| 水发木耳 | 30克 |

## 辅料

| 辅料 |  |
|---|---|
| 菜籽油 | 3汤匙 |
| 盐 | 1/2茶匙 |
| 糖 | 1/2茶匙 |
| 生抽 | 1茶匙 |
| 胡椒粉 | 1/2茶匙 |
| 鸡粉 | 1/2茶匙 |
| 蛋清 | 10克 |
| 淀粉 | 2茶匙 |

## 做法

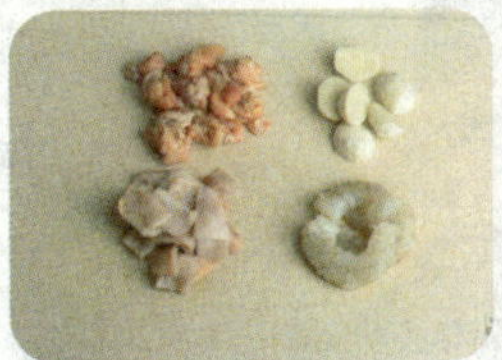

1. 虾仁挑去虾线。鱿鱼切块。鱼丸切块。鸡腿肉切小块。

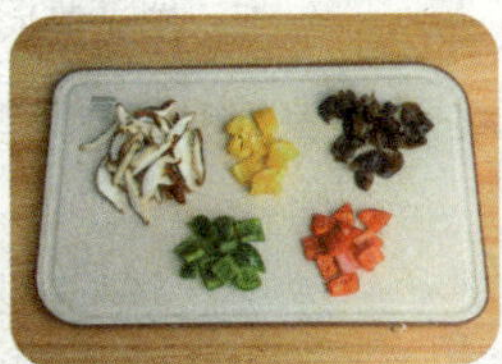

2. 红彩椒、黄彩椒、青椒洗净，切成小块。香菇切薄片。水发木耳撕成小朵。

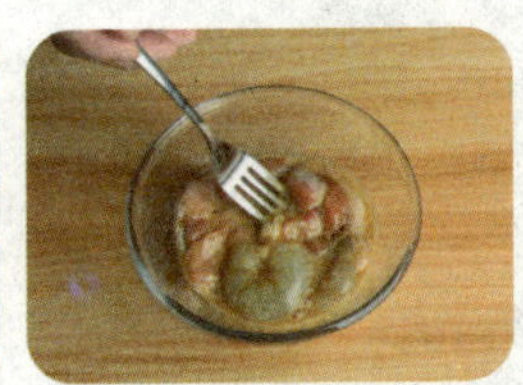

3. 将鸡腿肉、虾仁放入碗中，加入少许盐、胡椒粉、蛋清、淀粉抓匀。

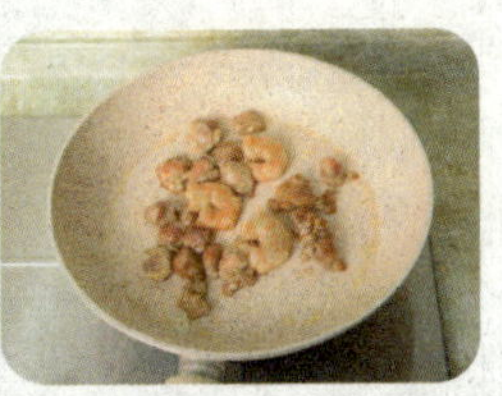

4. 炒锅中加菜籽油烧热，放入鸡腿肉、虾仁炒至变色，盛出备用。

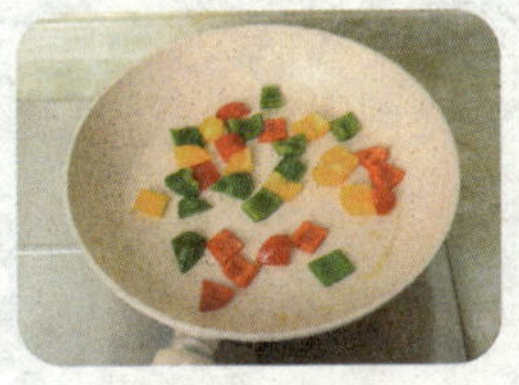

5. 原锅放入红彩椒、黄彩椒、青椒，快速翻炒至断生，盛出备用。

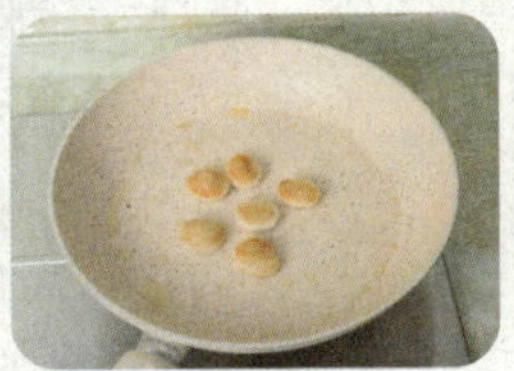

6. 原锅留少许余油，放入鱼丸煎至焦香。

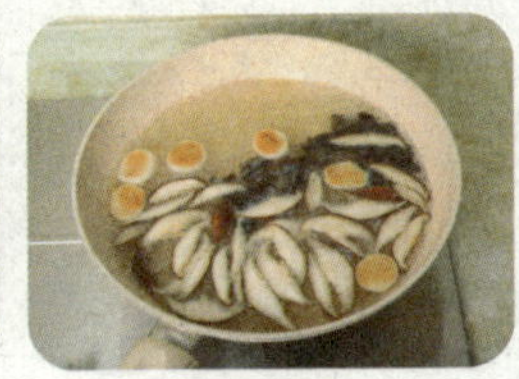

7. 加入400毫升清水、香菇、木耳煮滚。

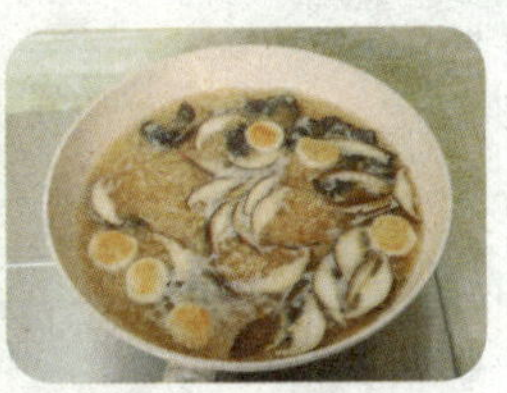

8. 加入糙米饭打散，加鸡粉、生抽、盐、糖调味。

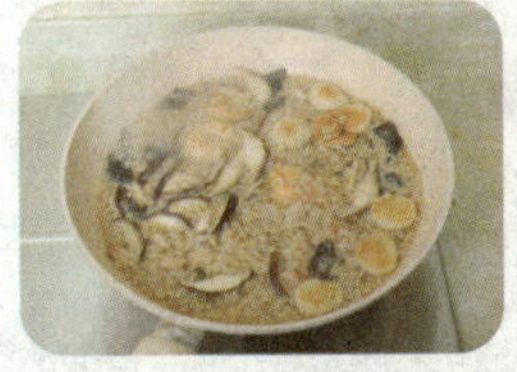

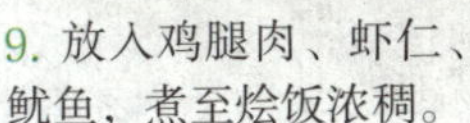

9. 放入鸡腿肉、虾仁、鱿鱼，煮至烩饭浓稠。

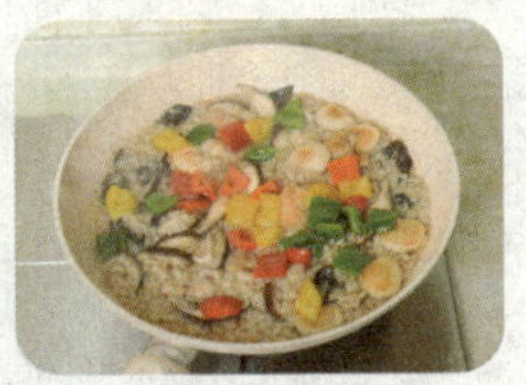

10. 出锅前加红彩椒、黄彩椒、青椒拌匀，略煮1分钟即可。

### 烹饪秘籍

炒过的食材盛出后可以放入滤网中，过滤掉多余的油脂，再放入烩饭中炖煮。

### 营养贴士

一餐中至少要有主食、蔬菜、优质蛋白，主食中要有五谷杂粮。这些要求在一份海鲜烩饭中都能满足。其实健康的饮食搭配，只要日常稍微费点心就可以做到。

# 肉酱芝士焗糙米饭
## ——只要有肉酱就可以

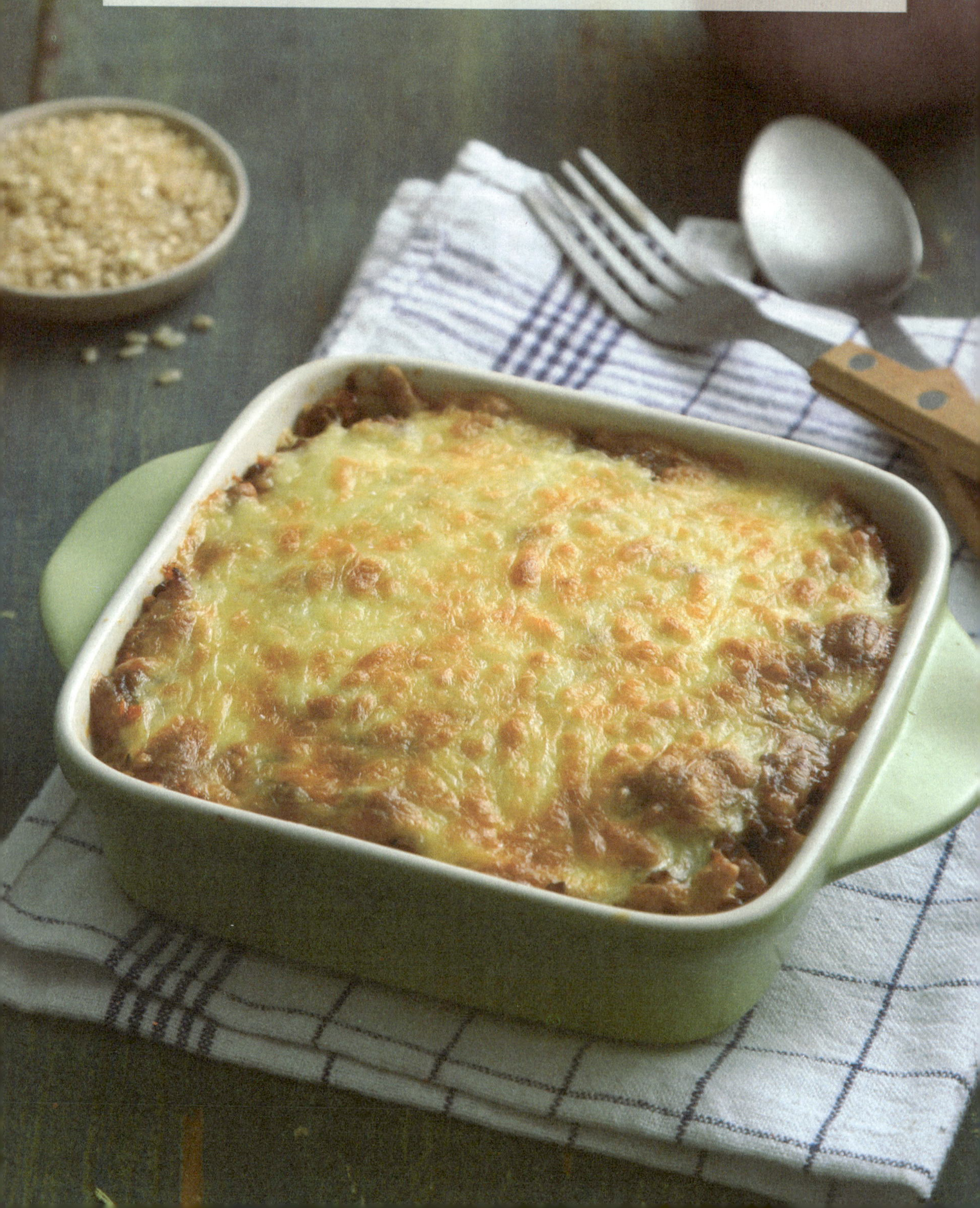

## 特色

单调的糙米饭突然华丽变身，香香的焗饭上铺满芝士，烤到熔化，这一勺下去太满足了。焗饭其实很简单，越做越熟练，随时都可以尽享美食。

## 主料

| 主料 |  |
|---|---|
| 糙米饭 | 250克 |
| 牛肉末 | 100克 |
| 洋葱 | 30克 |
| 胡萝卜 | 30克 |
| 西芹 | 30克 |
| 原味番茄泥 | 100克 |
| 牛肉高汤 | 100毫升 |
| 马苏里拉奶酪碎 | 50克 |
| 淡奶油 | 50毫升 |

## 辅料

| 辅料 |  |
|---|---|
| 橄榄油 | 1汤匙 |
| 黄油 | 5克 |
| 海盐 | 1/2茶匙 |
| 黑胡椒碎 | 1/2茶匙 |
| 蒜 | 5克 |
| 香叶 | 1克 |
| 番茄膏 | 5克 |
| 意式混合香草 | 1/2茶匙 |

## 做法

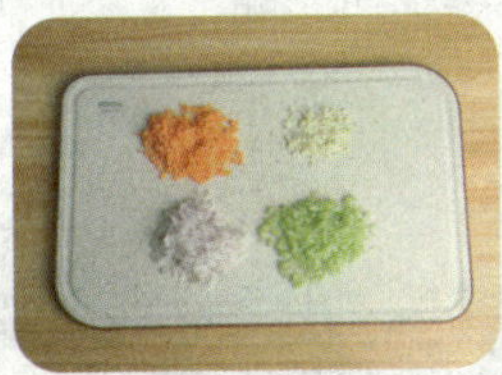

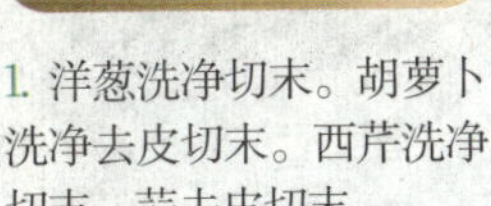

1. 洋葱洗净切末。胡萝卜洗净去皮切末。西芹洗净切末。蒜去皮切末。

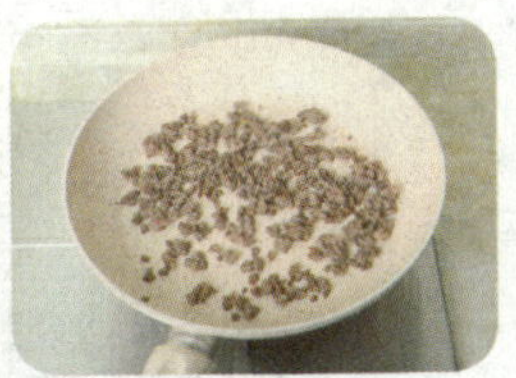

2. 不粘锅中放入牛肉末，小火炒至颗粒收缩，炒出牛油。

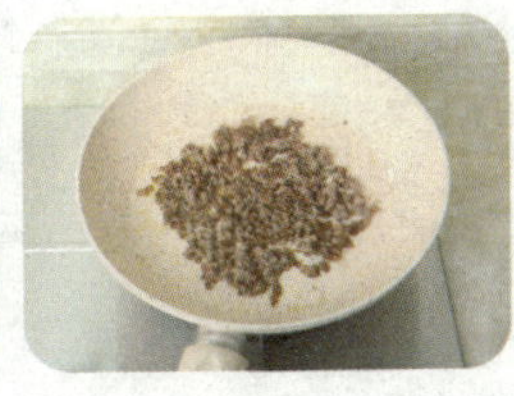

3. 放入黑胡椒碎、少许海盐、黄油炒出香味，盛出备用。

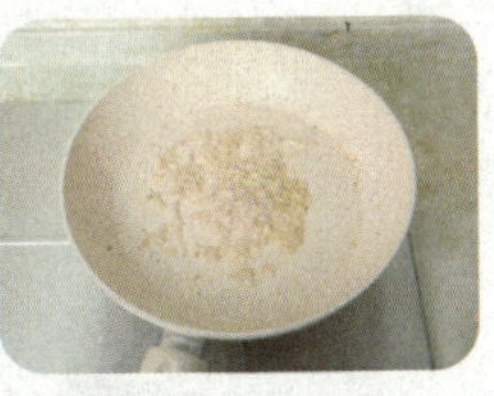

4. 炒锅中加入橄榄油烧热，放入洋葱末、蒜末小火炒至焦黄透明。

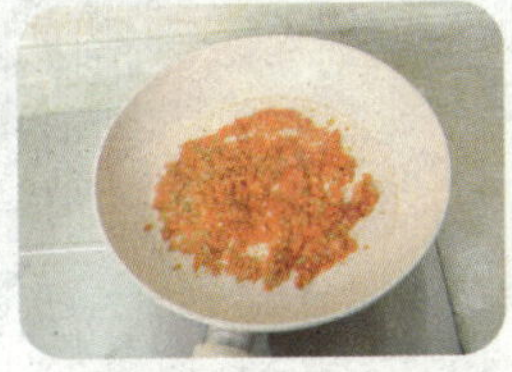

5. 加入胡萝卜末、西芹末炒出水分。加番茄膏炒香。

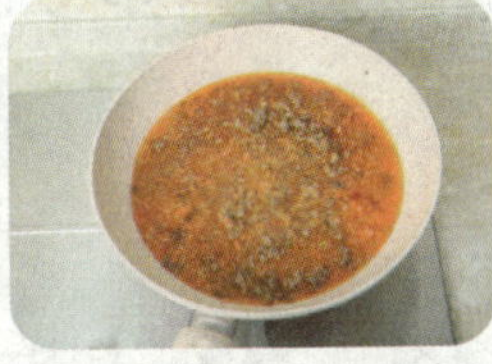

6. 放入牛肉末、原味番茄泥、牛肉高汤、香叶、100毫升清水、海盐。

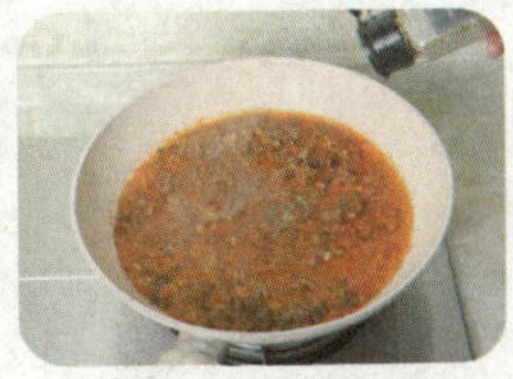

7. 煮滚后小火慢炖至汤汁浓稠。出锅前在番茄牛肉酱中加意式混合香草调味。

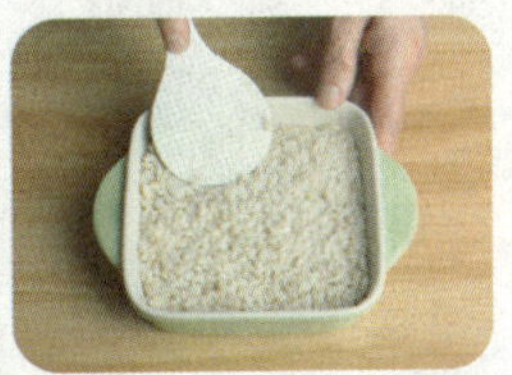

8. 糙米饭中加淡奶油拌匀，放入焗碗中铺平。

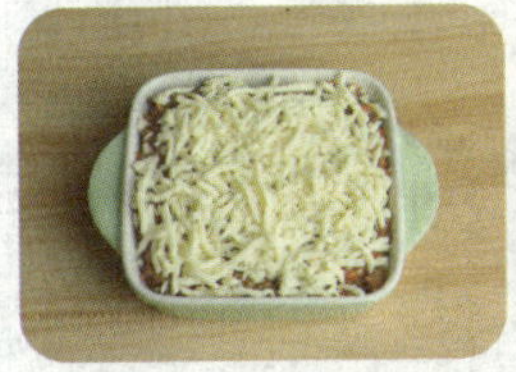

9. 表面铺一层做好的番茄牛肉酱，撒一层马苏里拉奶酪碎。

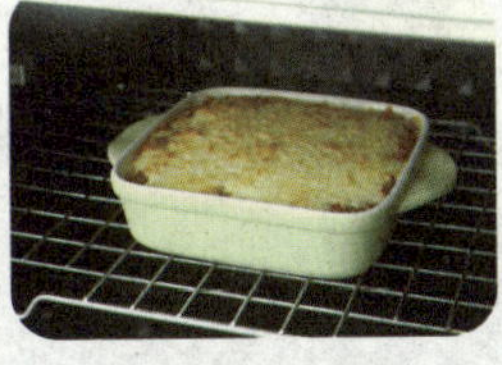

10. 烤箱预热至200℃，放入焗碗，烤10分钟左右，烤至奶酪变色即可。

## 烹饪秘籍

因为是炒过的牛肉末，所以制作肉酱的时间可以灵活掌握，时间短一点也好吃，用长时间小火炖煮也非常好。

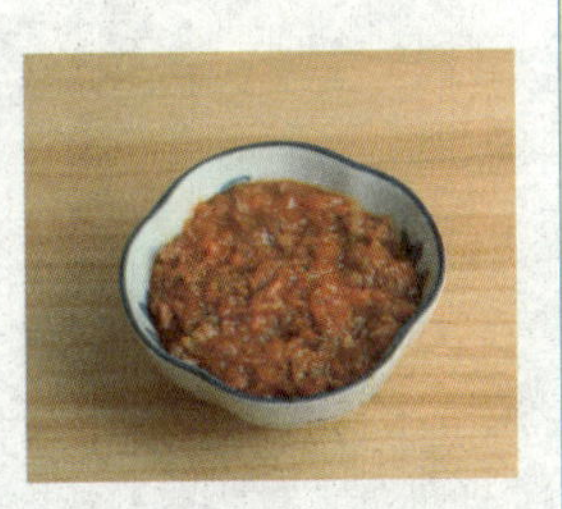

## 营养贴士

糙米是非常好消化的杂粮，作为主食只要做得够软烂，经常食用也不会给肠胃造成太大负担。

# 鸡蛋时蔬藜麦饭——味蕾狂欢

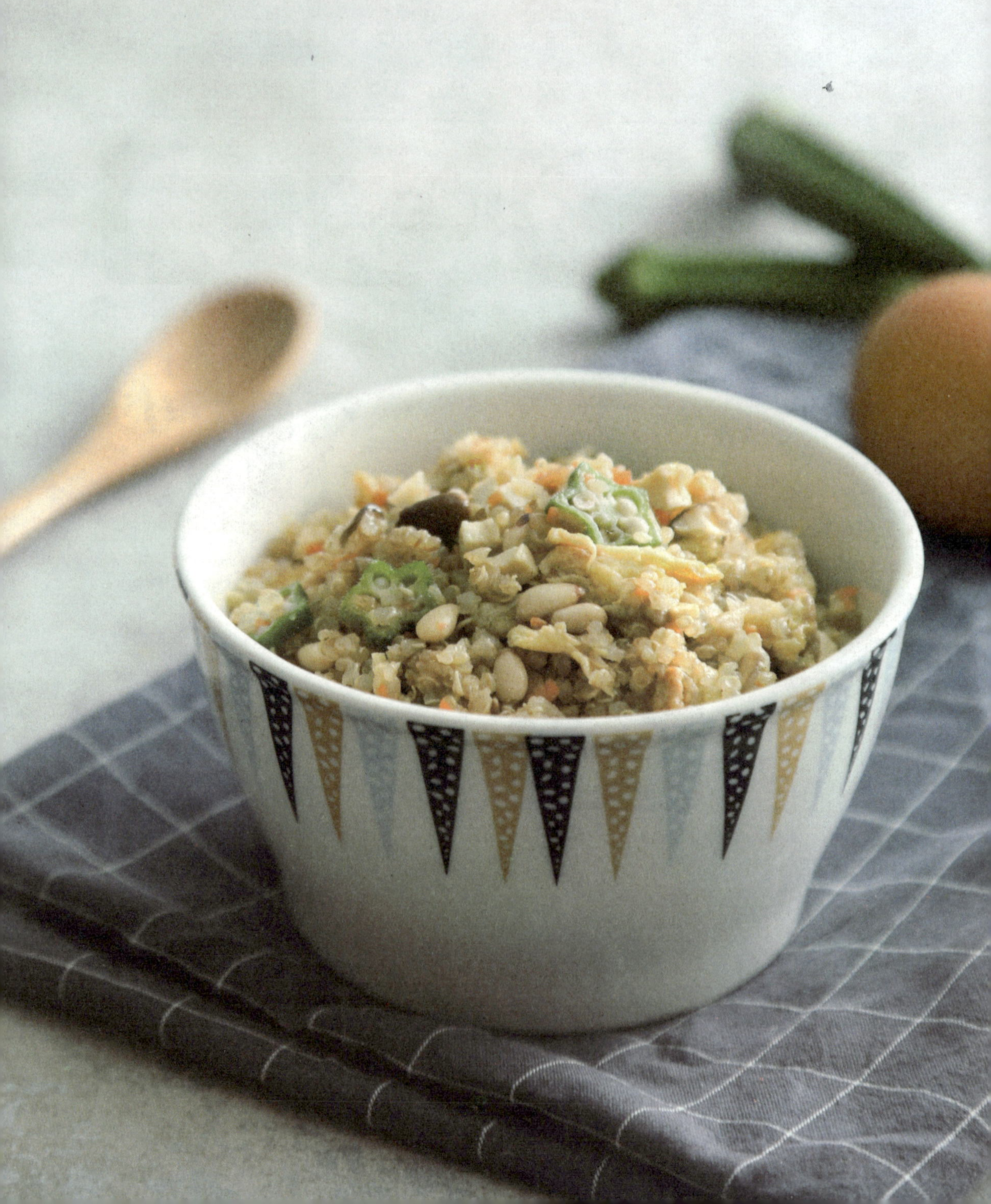

## 特色

这么多好食材成就一碗藜麦饭，好有口福啊，简直就是味蕾的狂欢。每一样食材都是爱吃的，是实实在在看得见的营养。

## 主料

| | |
|---|---|
| 藜麦 | 50克 |
| 鸡蛋 | 1个 |
| 秋葵 | 30克 |
| 胡萝卜 | 30克 |
| 蟹味菇 | 30克 |
| 豆腐干 | 30克 |
| 冬笋 | 30克 |
| 松子 | 20克 |

## 辅料

| | |
|---|---|
| 菜籽油 | 1汤匙 |
| 海盐 | 少许 |
| 豆豉酱 | 1茶匙 |

## 烹饪秘籍

藜麦放入蒸锅蒸熟，颗粒就会比较松散，非常适合做炒饭。

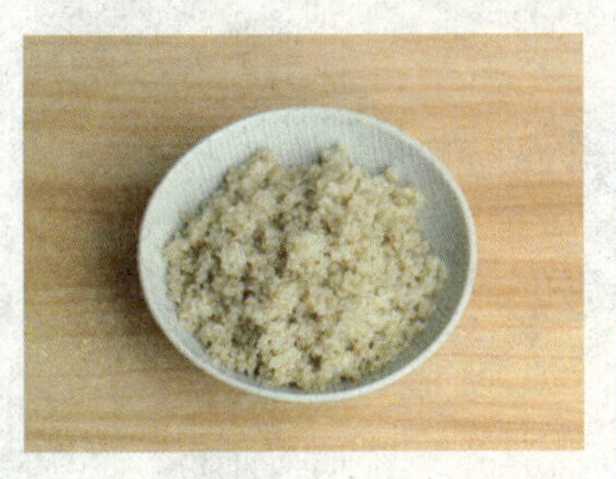

## 营养贴士

藜麦是营养价值较高的食物，膳食纤维和蛋白质含量高，其他方面和我们常吃的小米差不多，是可以当作主食吃的优秀杂粮。

## 做法

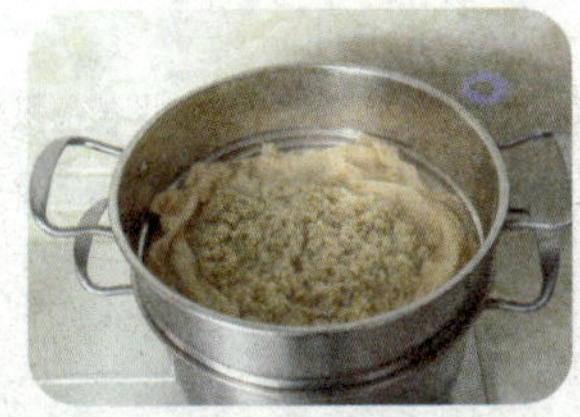

1. 藜麦洗净，用清水浸泡30分钟，倒掉多余的水分，放入蒸锅蒸熟。

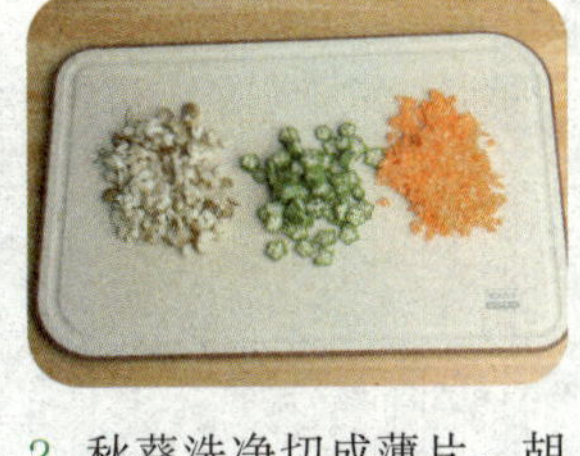

2. 秋葵洗净切成薄片。胡萝卜洗净去皮切成细末。蟹味菇洗净切粒。

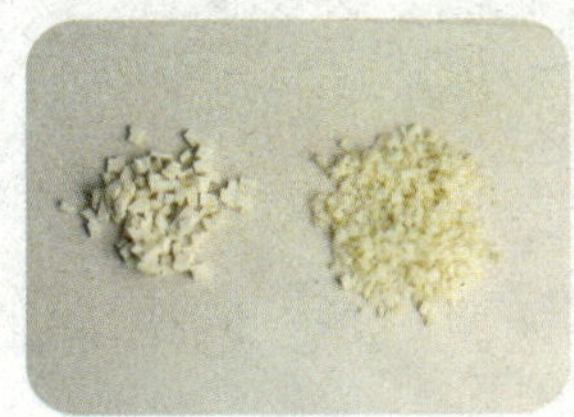

3. 豆腐干切细末。冬笋放入开水中氽烫10分钟，捞出切成细末。

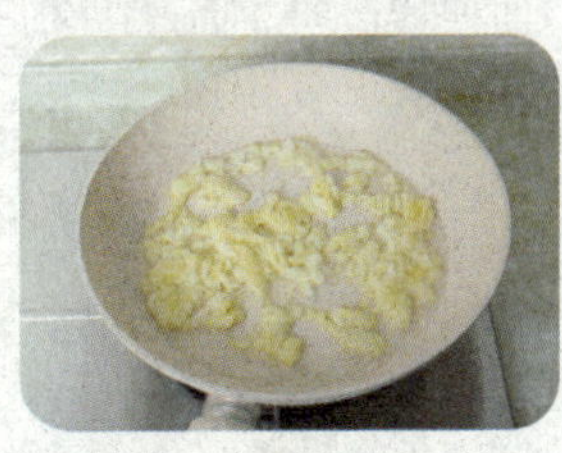

4. 炒锅中加菜籽油烧热，磕入鸡蛋快速炒散。

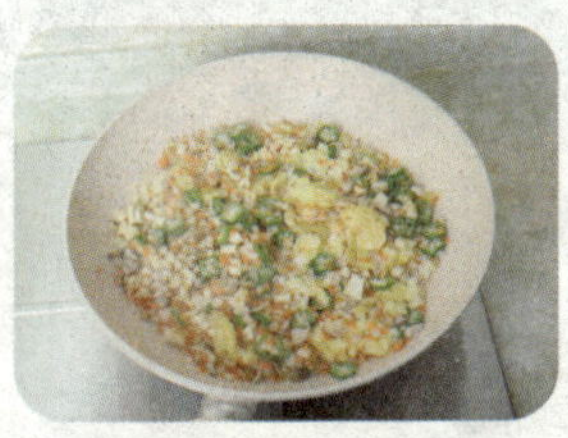

5. 依次加入豆腐干、蟹味菇、冬笋、胡萝卜、秋葵、松子炒至断生。

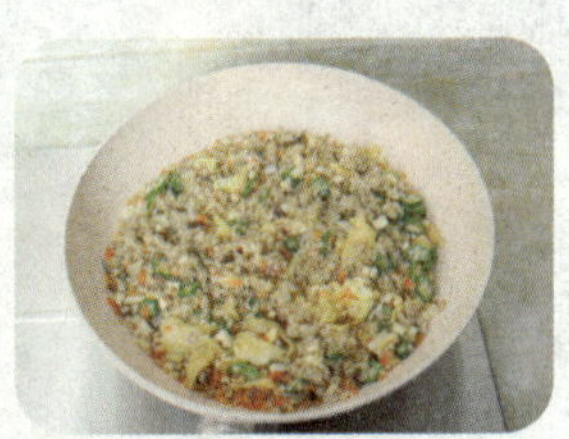

6. 加入蒸熟的藜麦饭不断翻炒，炒至藜麦粒粒分明。

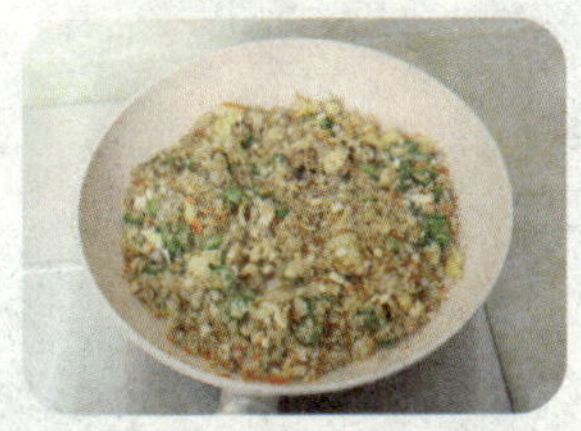

7. 加入海盐、豆豉酱翻炒均匀即可。

# 海鲜烩南瓜面——鲜香清甜

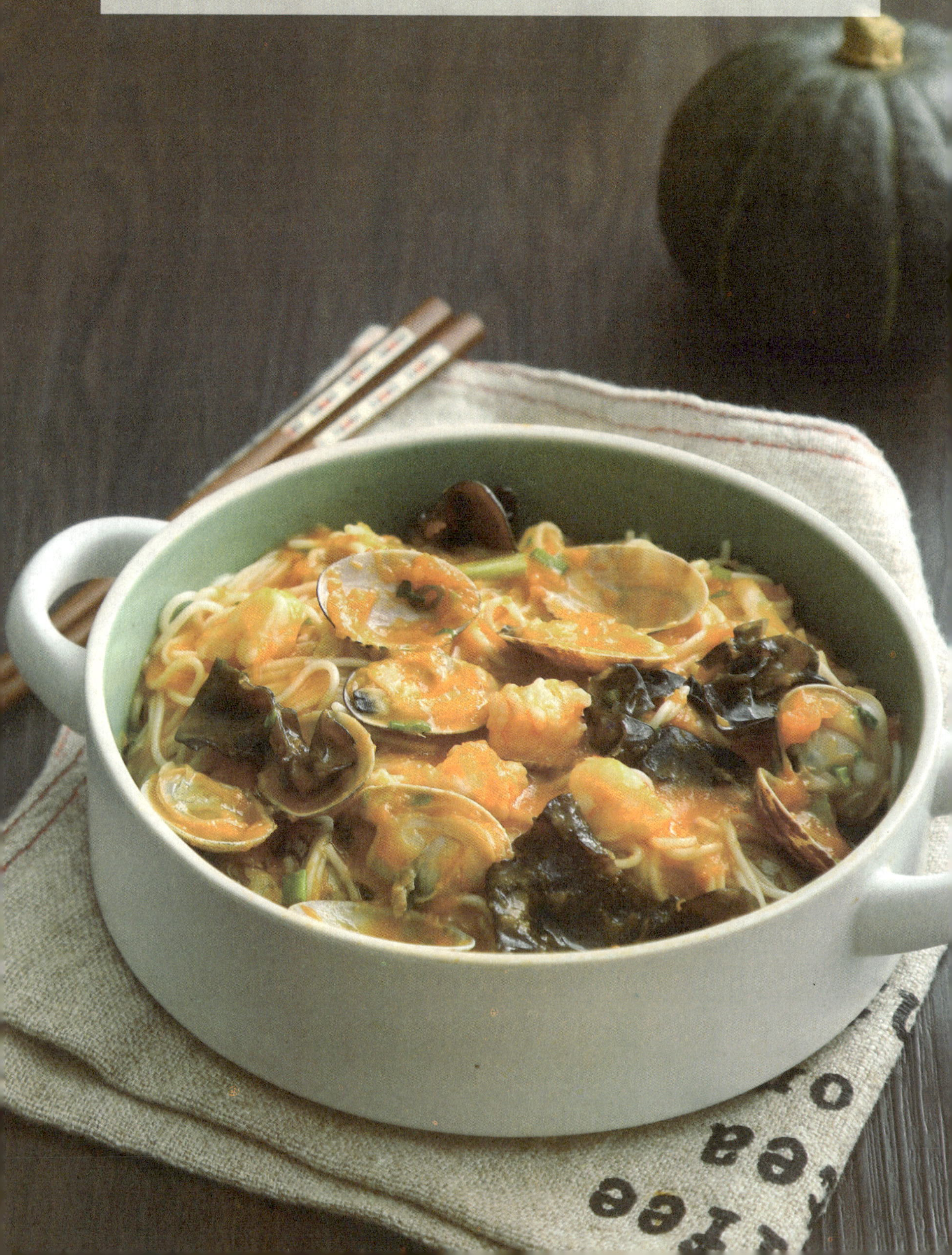

## 特色

海鲜料足，且有南瓜来给汤汁增色。蔬菜的清甜与海鲜的鲜甜交相辉映，多少美食都不敌我手中的这碗全麦做的烩面，这样吃面真的不会胖哦。

## 主料

| | |
|---|---|
| 全麦面条 | 80克 |
| 南瓜 | 150克 |
| 虾仁 | 40克 |
| 蛤蜊 | 100克 |
| 水发木耳 | 20克 |

## 辅料

| | |
|---|---|
| 菜籽油 | 1茶匙 |
| 海盐 | 1/2茶匙 |
| 小葱 | 20克 |
| 姜 | 5克 |

## 烹饪秘籍

南瓜用什么品种都可以，黄南瓜会在颜色上好看些。放入汤中的蛤蜊要确保新鲜，没有坏的。

## 营养贴士

全麦面条的热量比普通挂面要低得多，含膳食纤维丰富，维生素含量高。杂粮面条虽好，但是也不要一次买太多，因为比较容易氧化变味。

## 做法

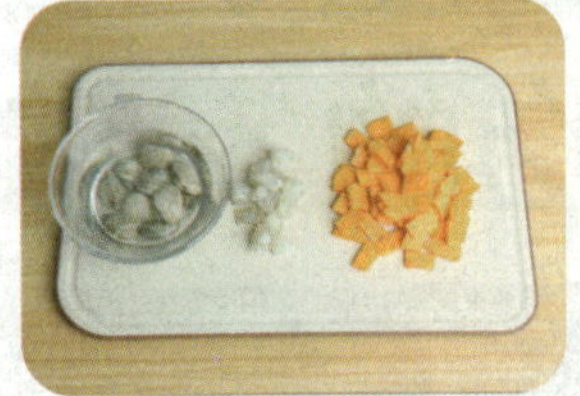

1. 南瓜洗净去皮切成小薄片。虾仁挑去虾线切段。蛤蜊洗净表面泥沙。

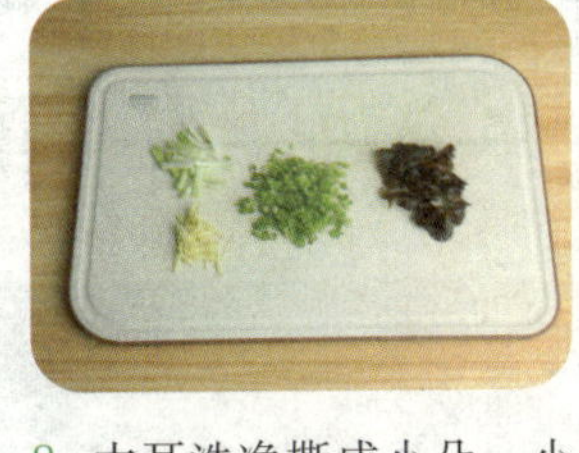

2. 木耳洗净撕成小朵。小葱洗净，葱白切段，葱叶切末。姜洗净切丝。

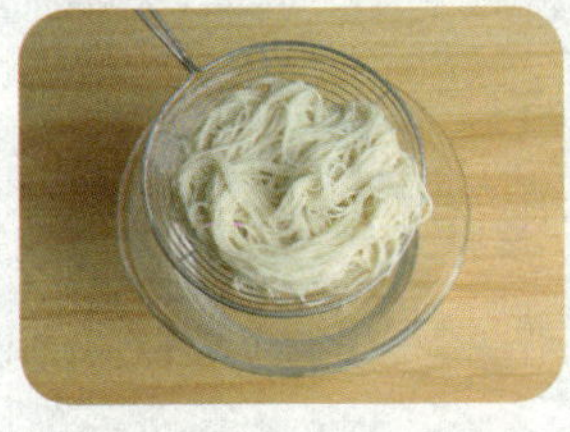

3. 汤锅加水烧开，放入全麦面条煮熟，捞出过凉水备用。

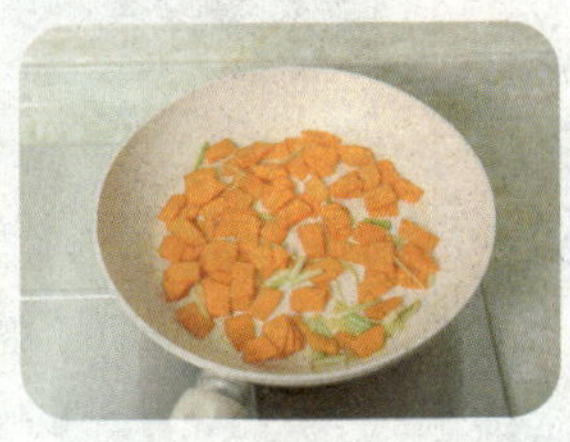

4. 炒锅加菜籽油烧热，放入葱白段炝锅，放入南瓜翻炒出香味。

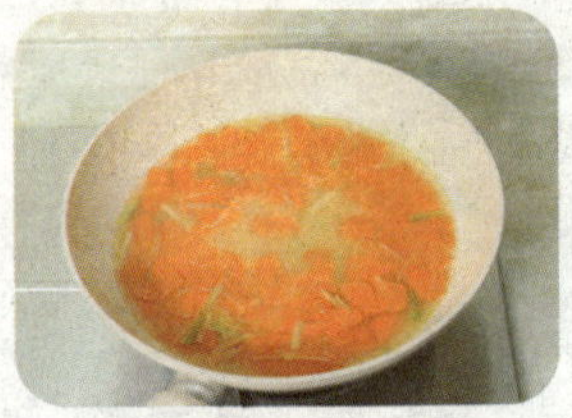

5. 加入500毫升清水烧开，煮至南瓜软烂。

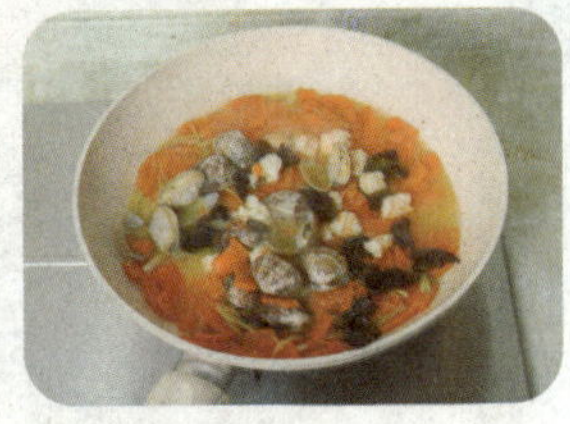

6. 放入蛤蜊、虾仁、木耳，煮至蛤蜊开口。加海盐调味。

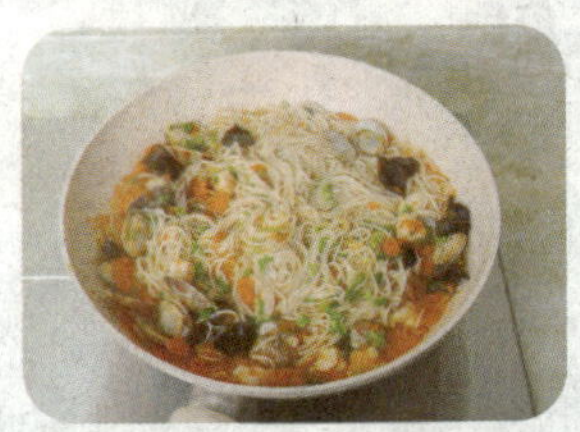

7. 放入煮好的全麦面条打散，再次煮开。表面撒葱叶末即可。

# 番茄鸡蛋魔芋汤面
## ——好吃的家常味道

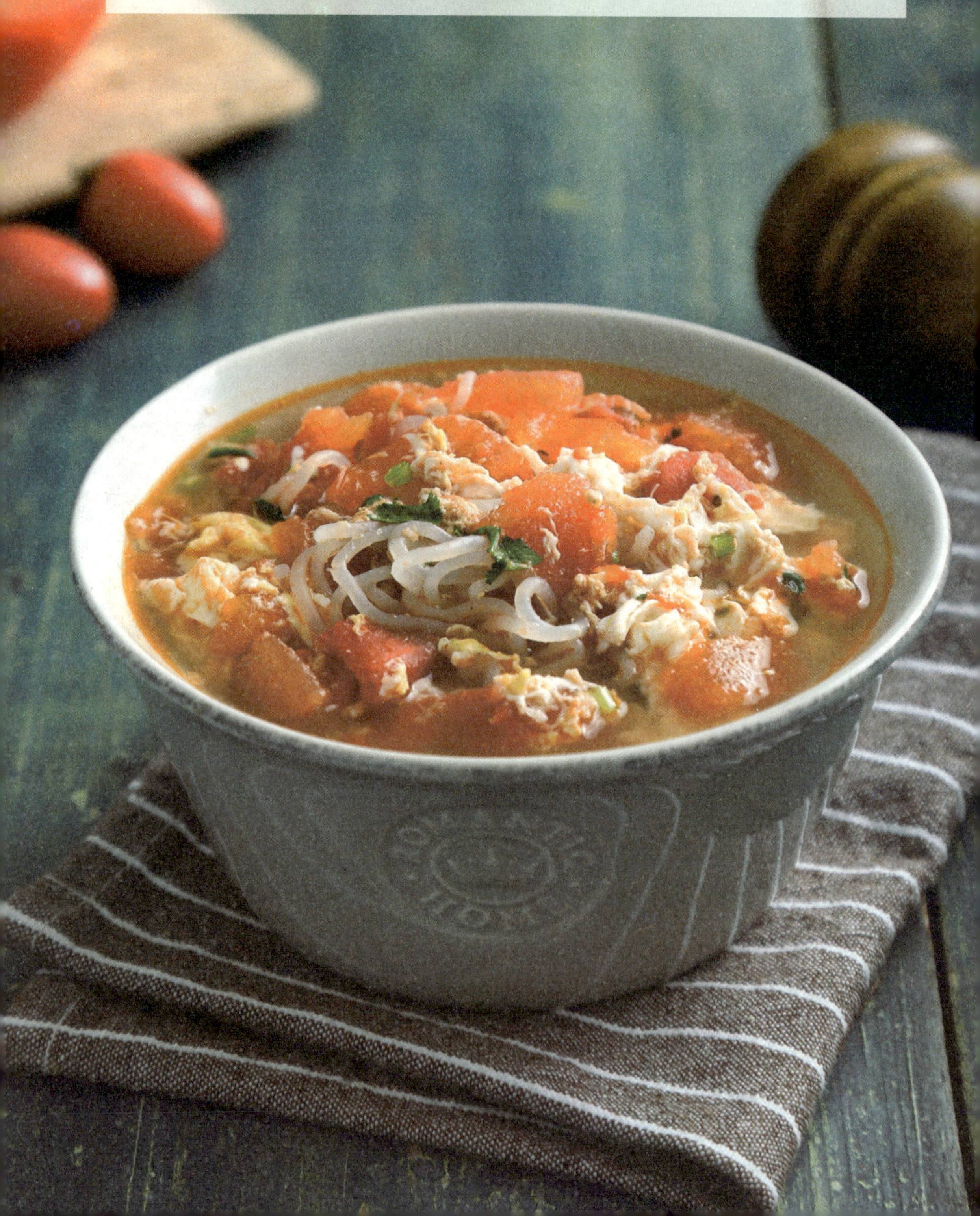

## 特色

将最普通的食物吃出无穷的味道，只要有番茄鸡蛋打底，任你加什么面都是由小到大吃惯了的家常味道，怎么吃都好吃。

## 主料

| | |
|---|---|
| 魔芋面 | 1袋 |
| 番茄 | 200克 |
| 鸡蛋 | 1个 |

## 辅料

| | |
|---|---|
| 花生油 | 1汤匙 |
| 盐 | 1/2茶匙 |
| 糖 | 1茶匙 |
| 姜粉 | 1/2茶匙 |
| 白胡椒粉 | 1/2茶匙 |
| 香菜 | 10克 |

## 烹饪秘籍

如果是魔芋挂面，就提前放入魔芋挂面煮熟，然后再煮鸡蛋。

## 营养贴士

魔芋的主要成分是葡甘露聚糖，是可溶性膳食纤维，可以起到填充胃的作用，但是不能提供足够的营养。用魔芋部分代替主食，对减脂还是有帮助的。

## 做法

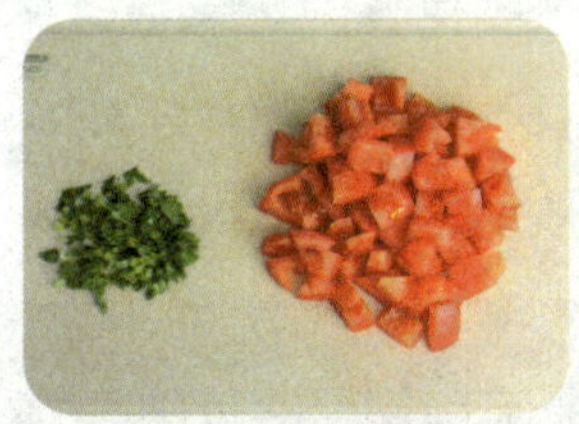

1. 番茄洗净去蒂切小块。香菜洗净切末。

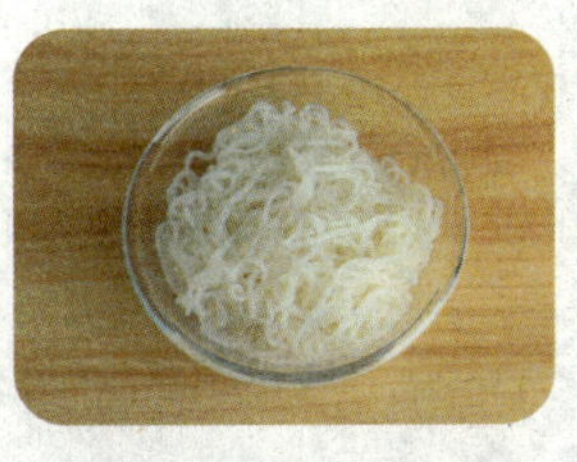

2. 取出魔芋面，用清水冲洗后控水备用。

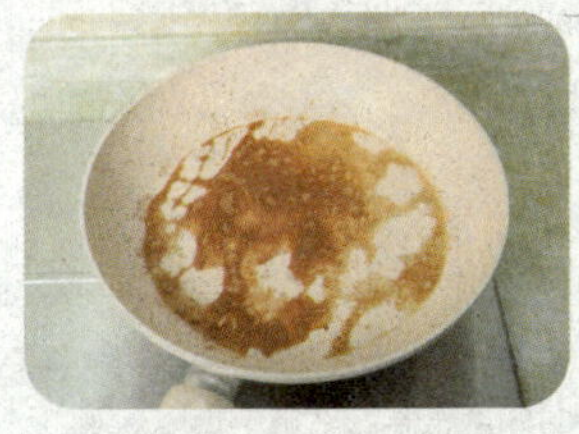

3. 炒锅中加花生油烧热，放入姜粉爆香。

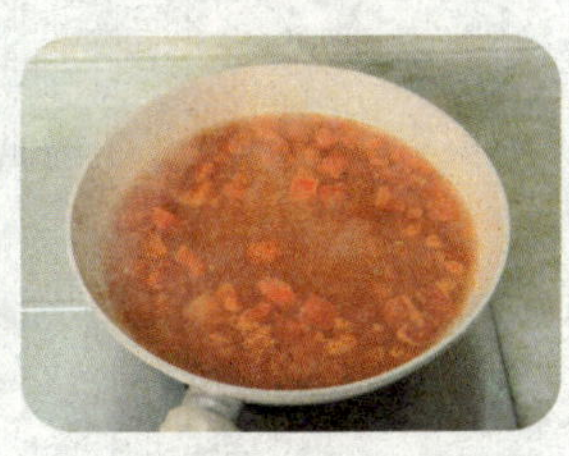

4. 加入番茄炒出红油。加500毫升清水烧开。

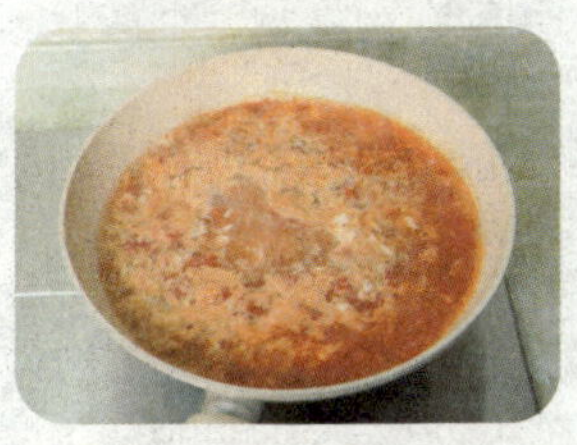

5. 磕入鸡蛋，加盐、糖调味，小火焖煮至八分熟。

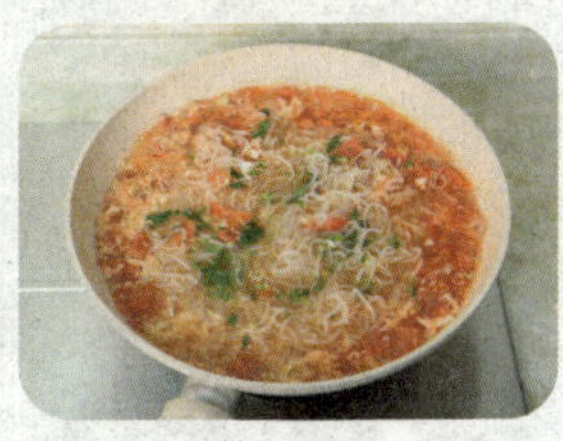

6. 放入魔芋面再次煮开，出锅前撒白胡椒粉、香菜末即可。

# 杂菌虾仁荞麦汤面
# ——清淡又不失鲜美

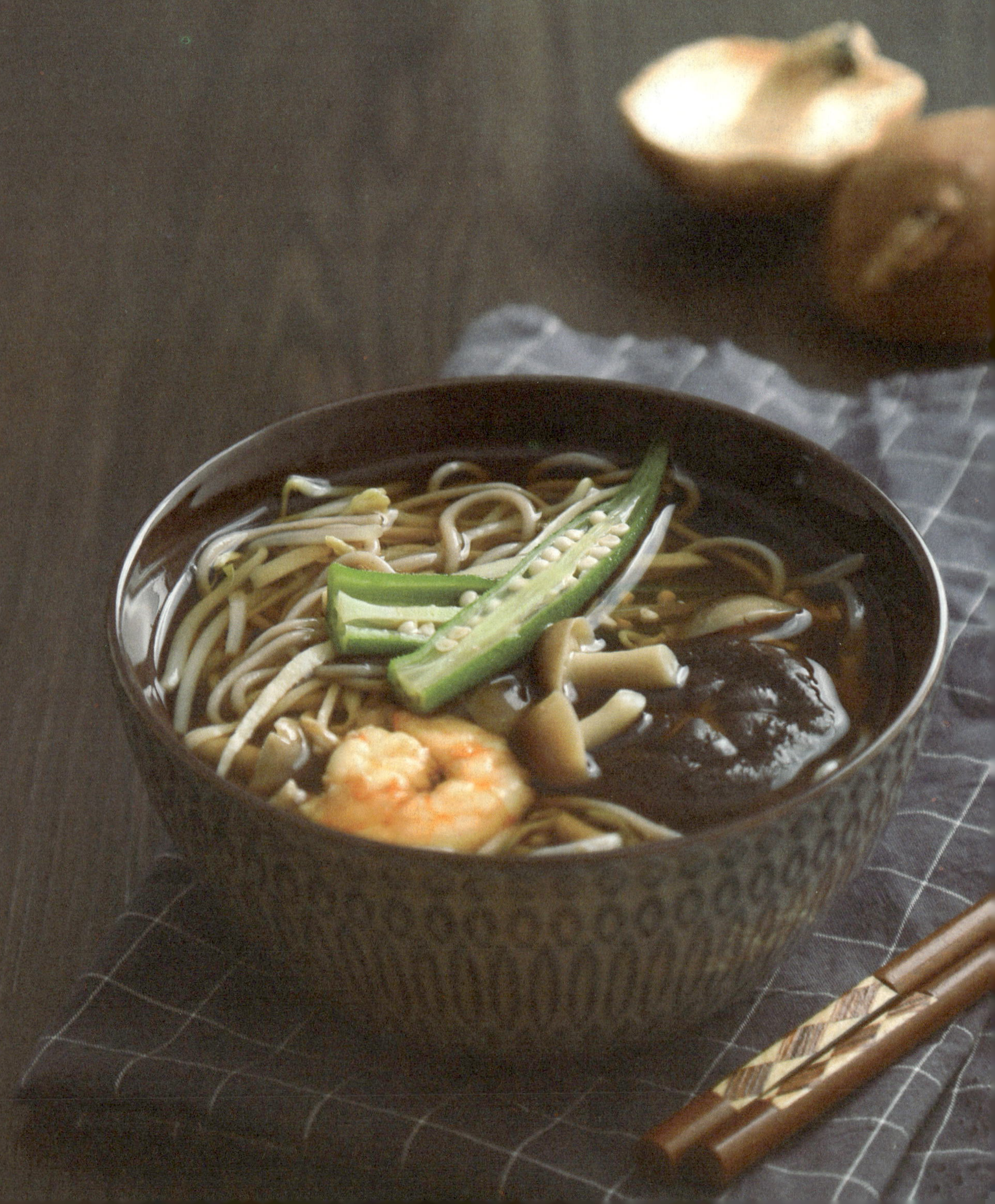

## 特色

所有的色泽搭配都清淡养眼，荞麦面那淡淡的大地色能衬托出所有食材的美。暖暖地吃一碗，幸福感油然而生。

## 主料

| | |
|---|---|
| 荞麦面 | 150克 |
| 虾仁 | 50克 |
| 杏鲍菇 | 40克 |
| 蟹味菇 | 40克 |
| 香菇 | 1朵 |
| 绿豆芽 | 40克 |
| 秋葵 | 30克 |

## 辅料

| | |
|---|---|
| 鲣鱼粉 | 少许 |
| 清酒 | 4汤匙 |
| 味淋 | 2汤匙 |
| 生抽 | 2汤匙 |
| 红糖 | 1汤匙 |

## 烹饪秘籍

清酒含有酒精，需要提前多煮一会儿，让酒精蒸发掉。

## 营养贴士

荞麦面是很好的杂粮食材，但是吃荞麦面的时候若搭配比较油的卤来吃，则对健康不利。配菜也要少油少盐才更健康。

## 做法

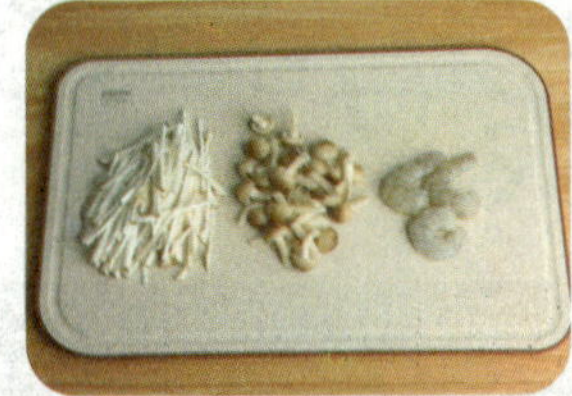

1. 虾仁洗净挑去虾线。杏鲍菇洗净切丝。蟹味菇洗净切段。

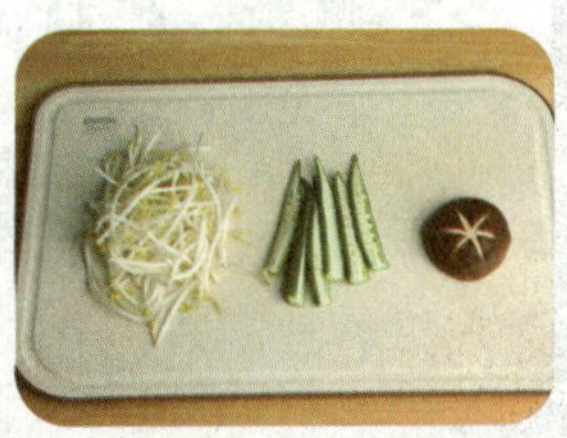

2. 香菇洗净切十字花刀。绿豆芽洗净。秋葵洗净纵向切开。

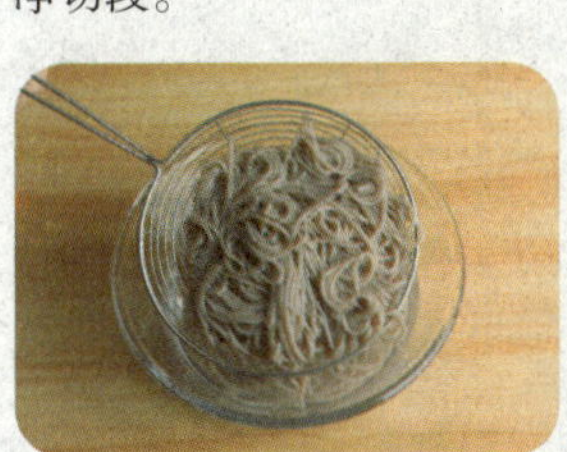

3. 汤锅加水烧开，放入荞麦面煮熟，过一遍凉白开，控水备用。

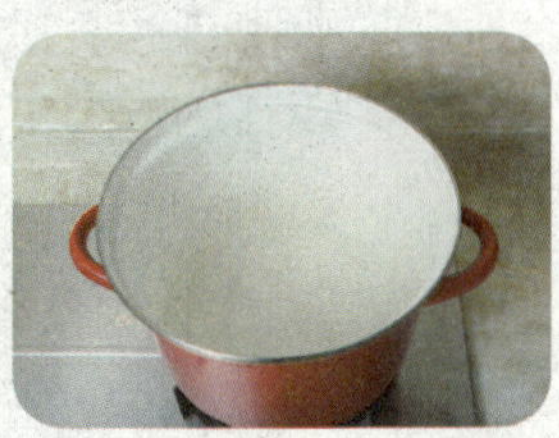

4. 另起一汤锅，加入清酒小火烧开，煮30秒钟，关火静置5分钟。

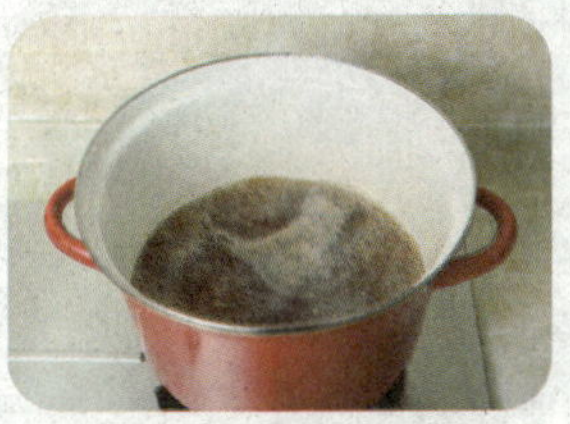

5. 接着加入所有剩下的辅料及500毫升清水烧开。

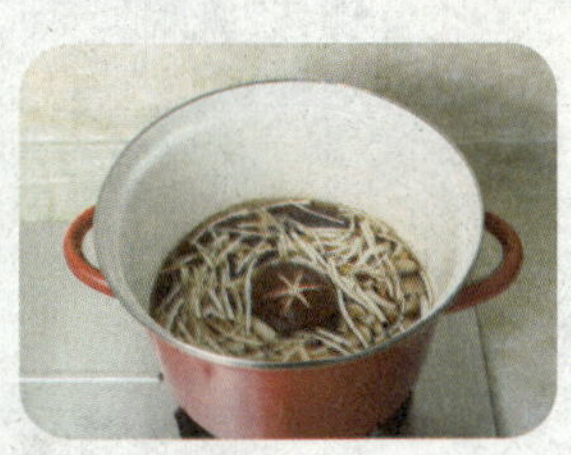

6. 放入杏鲍菇、蟹味菇、香菇煮软。

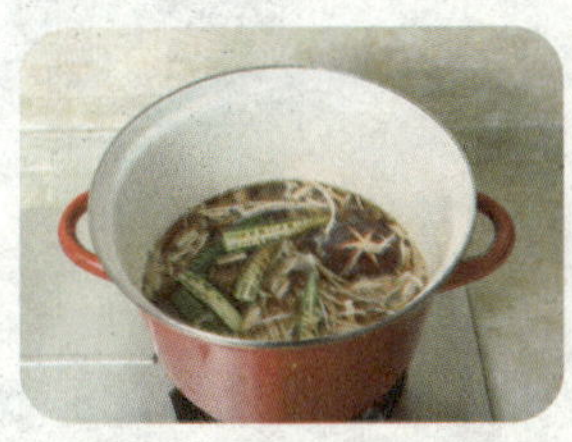

7. 放入虾仁、绿豆芽、秋葵煮至虾仁全熟。

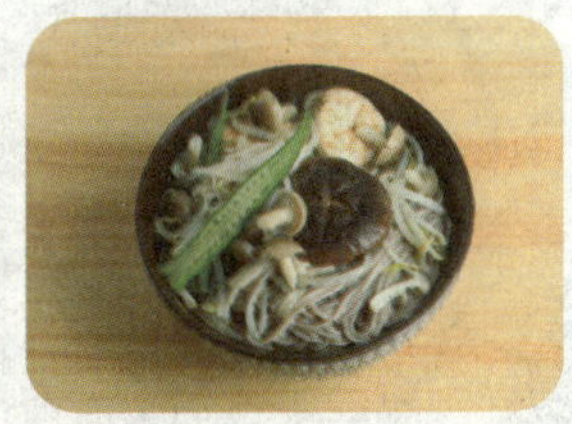

8. 将荞麦面放入碗中，浇上做好的菌菇虾仁汤即可。

# 菜心肉丸红薯面
# ——清淡又营养

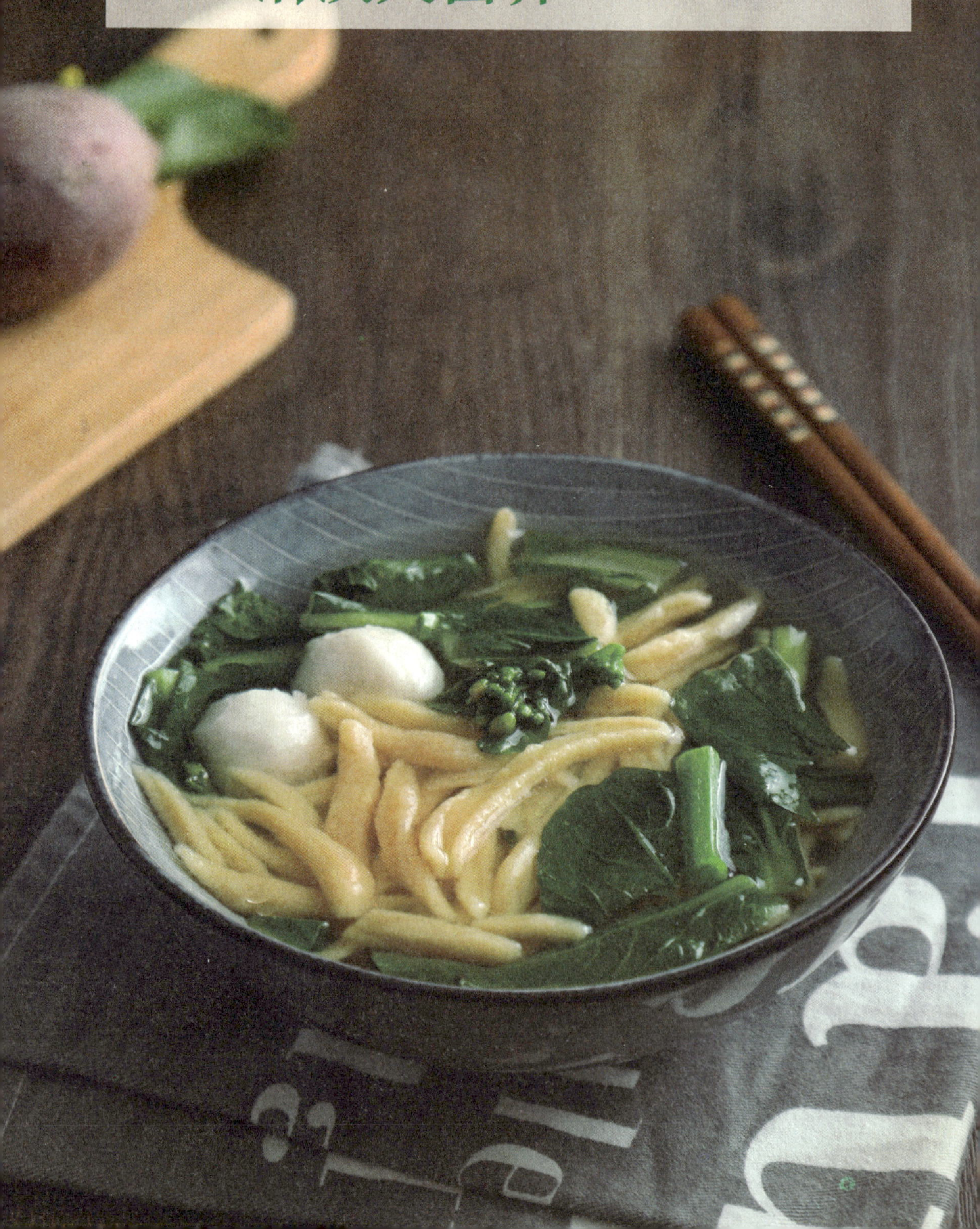

## 特色

一碗肉丸面，真暖，清清淡淡，却也回味无穷。加点红薯泥做个剪刀面，又筋道又香甜。

## 主料

| | |
|---|---|
| 红薯 | 100克 |
| 中筋面粉 | 100克 |
| 细玉米面 | 20克 |
| 菜心 | 100克 |
| 墨鱼丸 | 50克 |

## 辅料

| | |
|---|---|
| 香油 | 1/2茶匙 |
| 盐 | 1/2茶匙 |
| 白胡椒粉 | 1/2茶匙 |

## 烹饪秘籍

红薯面团的软硬度与饺子面团差不多，根据手感调节面粉的用量。

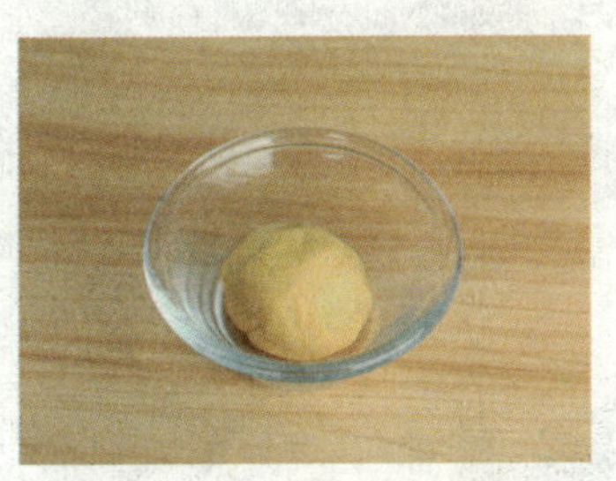

## 营养贴士

《中国居民膳食指南（2016）》中把薯类纳入了主食的范畴，平均一天50~100克就可以。

## 做法

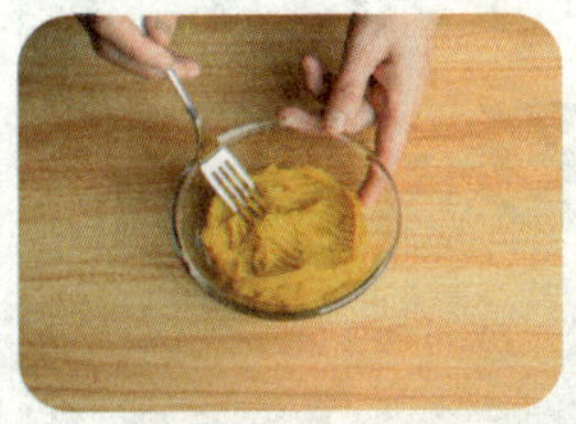

1. 红薯洗净，放入蒸锅蒸熟。取出红薯去皮压成泥。

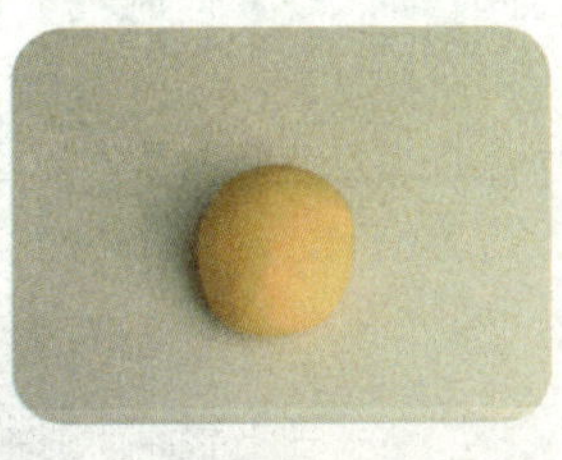

2. 取100克红薯泥，加入中筋面粉揉成光滑的面团。

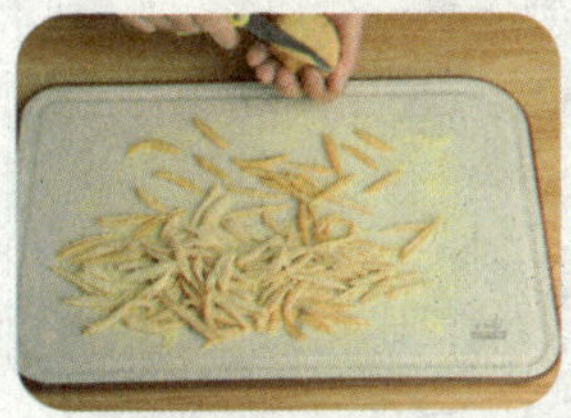

3. 用剪刀将红薯面团剪成剪刀面，均匀地撒上细玉米面防粘。

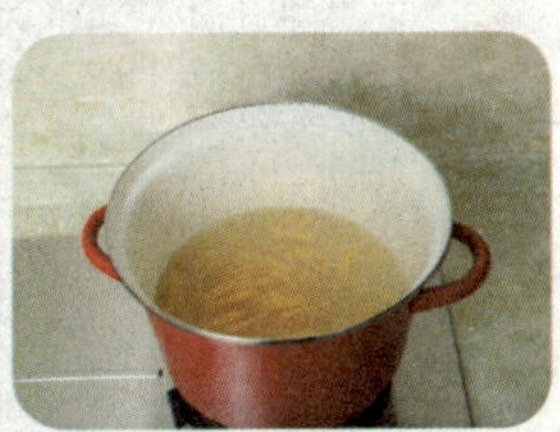

4. 汤锅中加足量清水烧开，放入剪刀面煮熟。

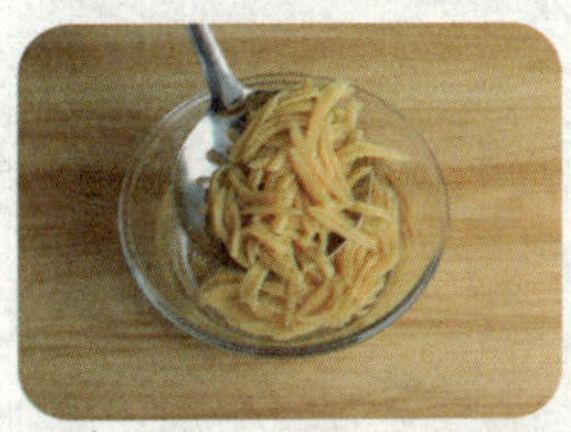

5. 捞出剪刀面过一遍凉白开，控水备用。

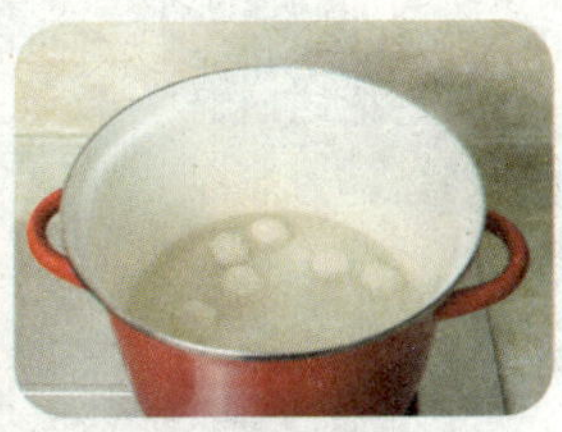

6. 另起汤锅，加适量清水烧开，放入墨鱼丸煮熟。

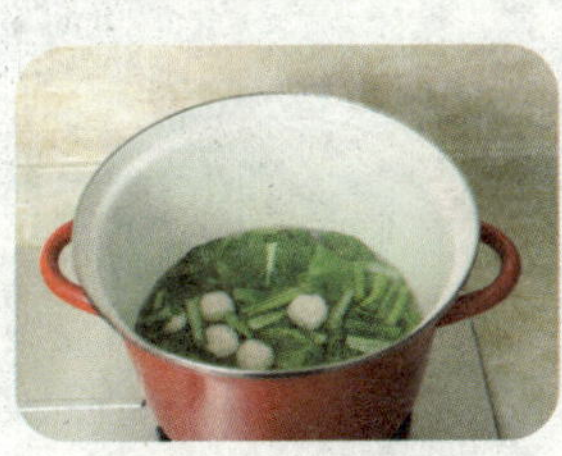

7. 菜心洗净切段，放入汤中煮至变色。

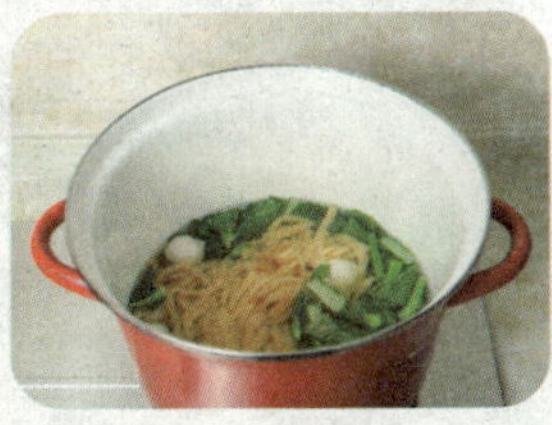

8. 放入煮好的剪刀面，加香油、盐、白胡椒粉调味即可。

# 香菇圆白菜紫薯面
# ——色彩丰富

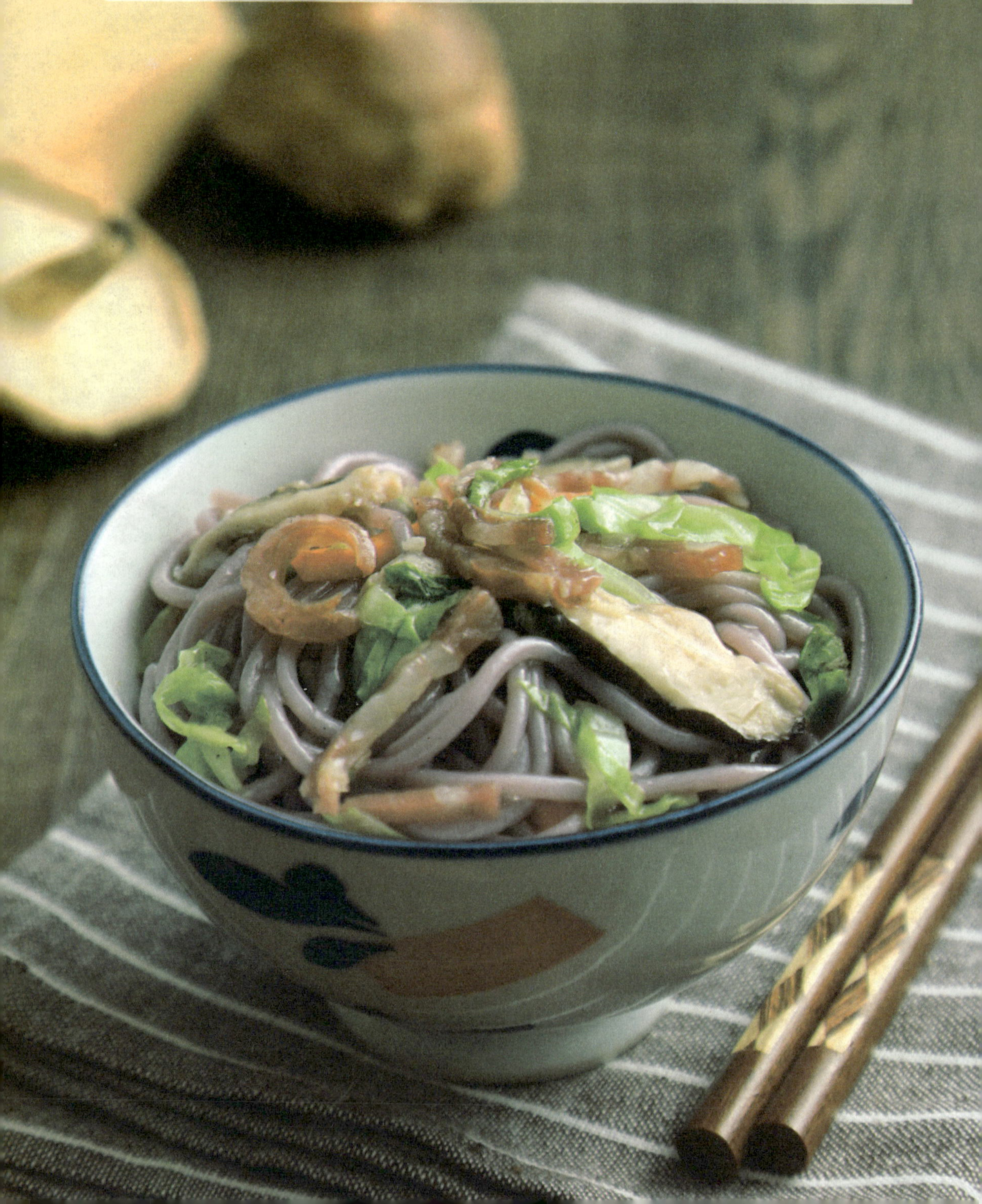

## 特色

都是常用的食材，非常省时省力就能吃上这道美味的炒面，最喜欢里面黑胡椒的味道。

## 主料

| | |
|---|---|
| 紫薯面条 | 100克 |
| 圆白菜 | 100克 |
| 火腿 | 30克 |
| 香菇 | 30克 |
| 胡萝卜 | 30克 |

## 辅料

| | |
|---|---|
| 花生油 | 1汤匙 |
| 盐 | 少许 |
| 黑胡椒碎 | 少许 |
| 蒜 | 5 克 |
| 小葱 | 15克 |

## 烹饪秘籍

紫薯面条可以买市售的紫薯挂面。香菇片如果切得不够薄，就得先炒软之后再放胡萝卜丝。

## 营养贴士

用薯类代替部分白米、白面对身体是有利的。但是若在吃了主食之后还将整个红薯、紫薯等当成零食来吃，反而会摄入过多的淀粉，不利于控制体重和血糖。

## 做法

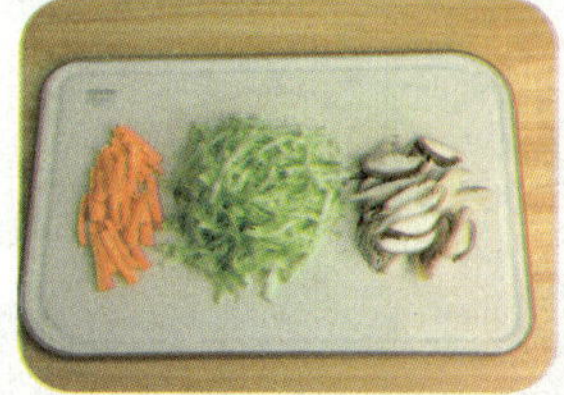

1. 圆白菜洗净切细丝。香菇洗净切片。胡萝卜洗净去皮切成宽丝。

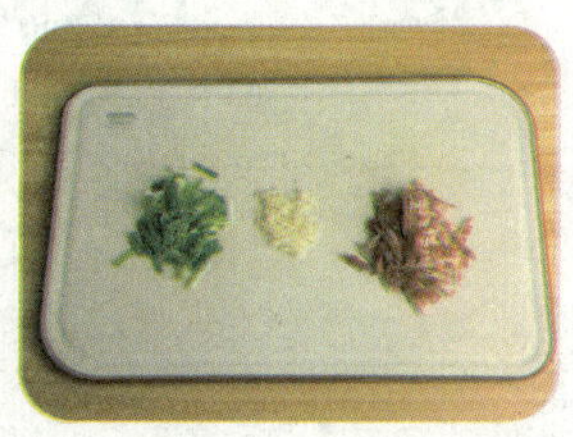

2. 火腿切丝。蒜去皮切末。小葱洗净切段。

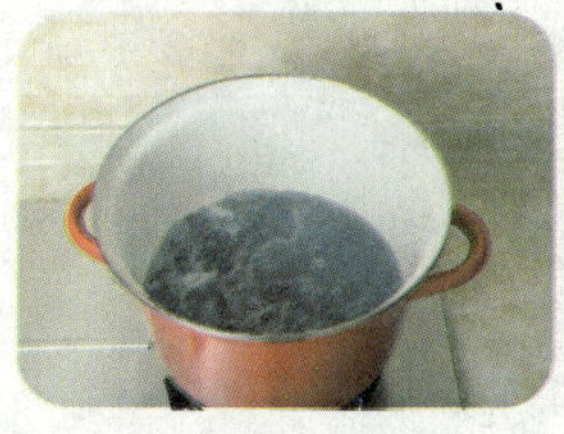

3. 汤锅中加足量清水烧开，放入紫薯面条煮熟。

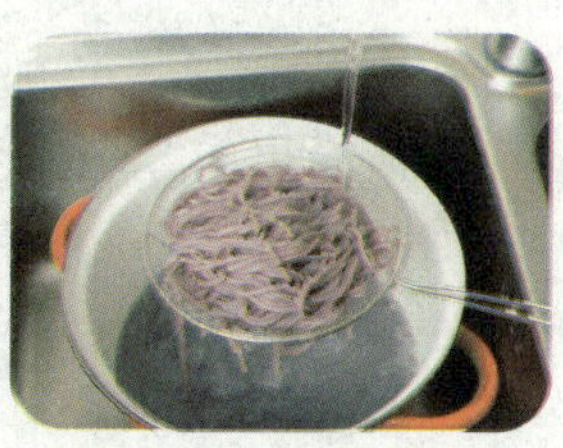

4. 捞出紫薯面条，用流动水冲洗几遍。控水备用。

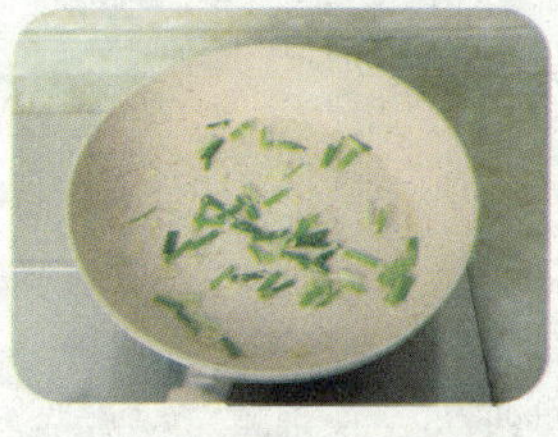

5. 炒锅中加花生油烧热，放入蒜末、葱段爆香。

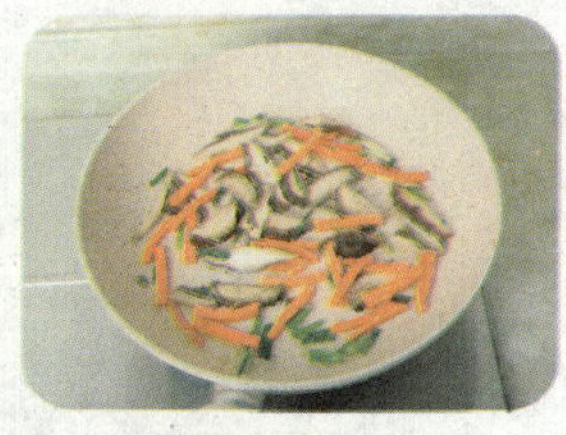

6. 加入香菇片、胡萝卜丝炒软。

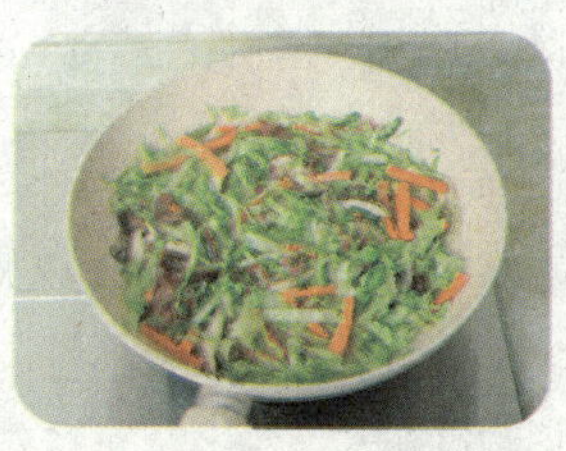

7. 加入圆白菜丝、火腿丝炒至变色。

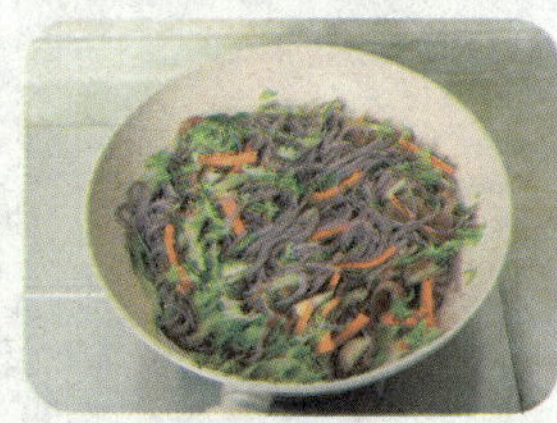

8. 放入紫薯面条炒匀，加盐、黑胡椒碎调味即可。

# 肥牛酸菜荞麦面
## ——酸爽香辣，欲罢不能

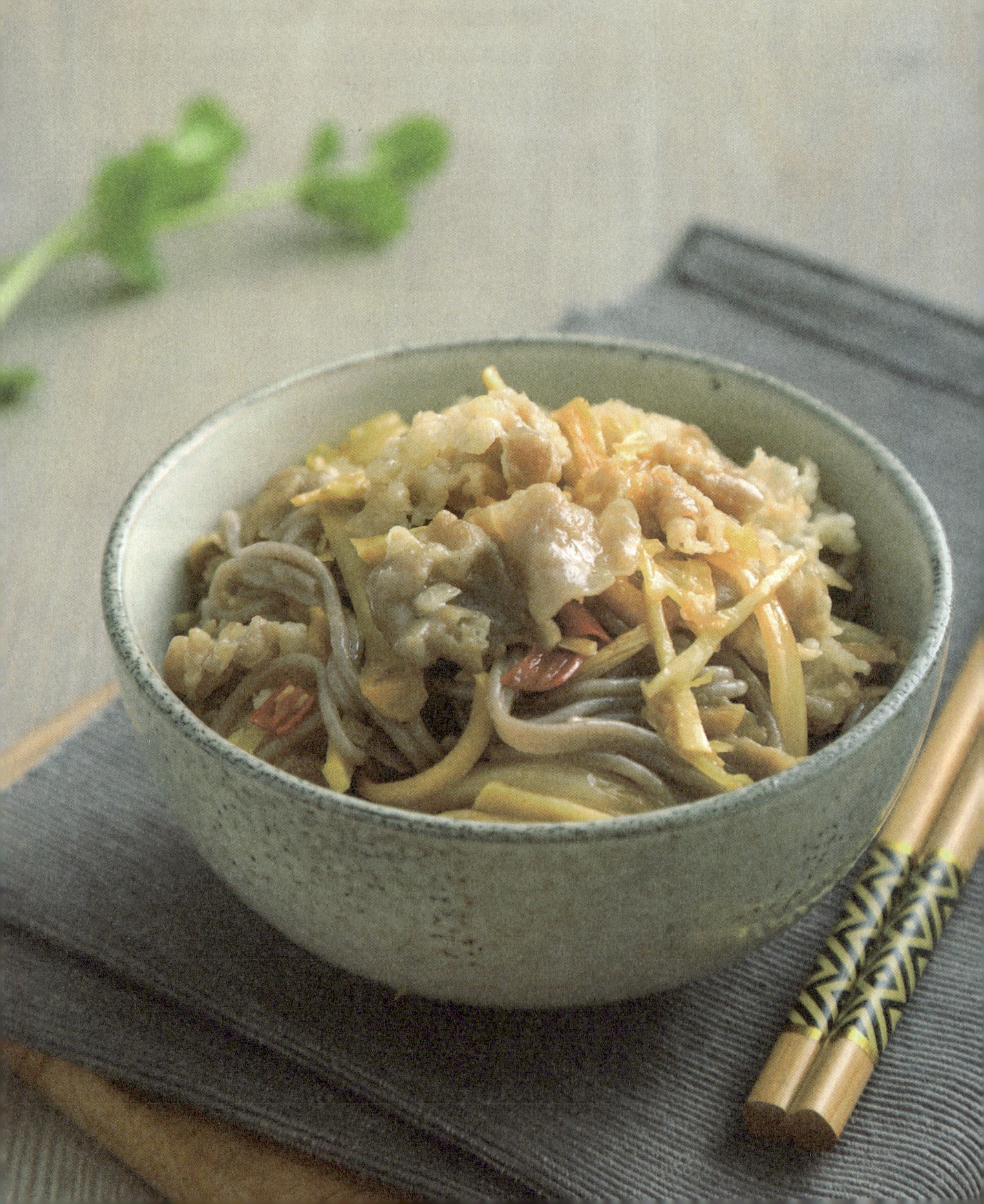

## 特色

荞麦面粉有自己独特的味道，有人欣赏它，也有欣赏不来的。可以试试用万能的酸辣口味来调和荞麦。用一点技巧让家人爱上五谷杂粮。

## 主料

| | |
|---|---|
| 荞麦面 | 100克 |
| 肥牛 | 100克 |
| 酸菜 | 30克 |
| 冬笋 | 30克 |

## 辅料

| | |
|---|---|
| 菜籽油 | 1汤匙 |
| 盐 | 少许 |
| 糖 | 1/2茶匙 |
| 生抽 | 1茶匙 |
| 蒜 | 5克 |
| 姜 | 5克 |
| 泡辣椒 | 10克 |
| 小米辣 | 5克 |

## 烹饪秘籍

肥牛脂肪含量高，氽烫过后能去掉部分油脂。酸菜和泡辣椒都有咸味，盐要少添加。

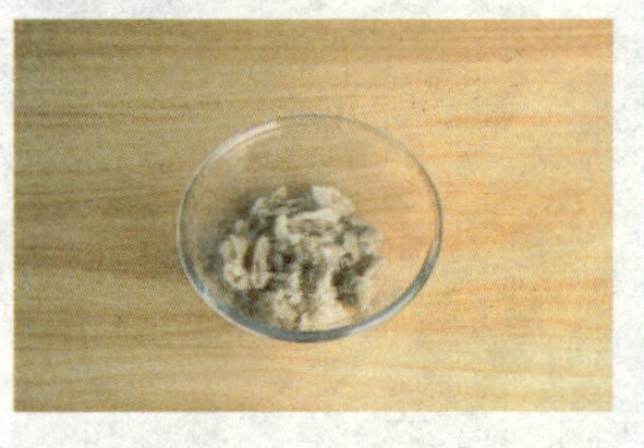

## 营养贴士

与粗粮相比，精制米面可能会损失超过一半的B族维生素，以及绝大部分维生素E和几乎所有的膳食纤维。不如将五谷杂粮加入我们的食谱中，使身体得到更多的营养物质。

## 做法

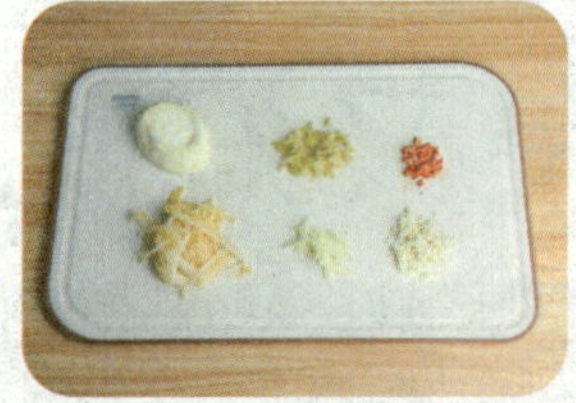

1. 酸菜切丝。蒜去皮切末。姜洗净切丝。泡辣椒切粒。小米辣洗净切粒。冬笋剥去外衣。

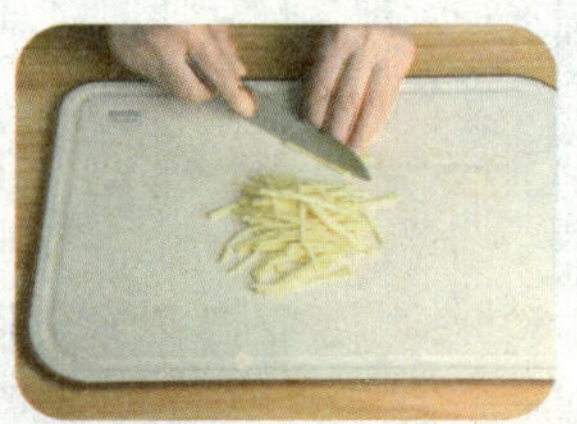

2. 小锅中加适量清水，冷水放入冬笋，水开后煮5分钟，捞出控水切丝。

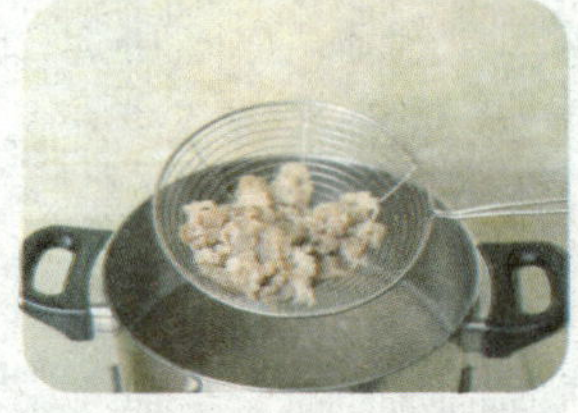

3. 另起一锅加水烧开，放入肥牛氽烫30秒钟，捞出控水备用。

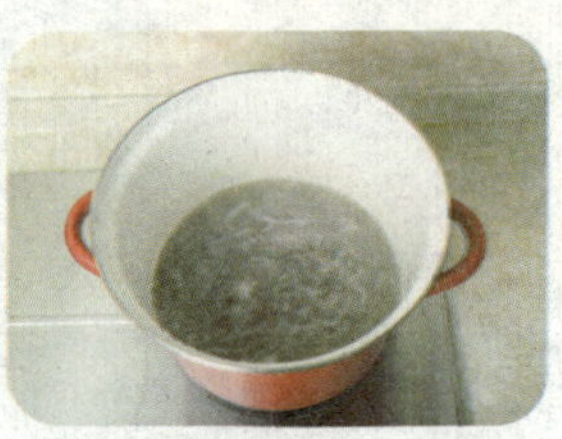

4. 汤锅中加水烧开，放入荞麦面煮至九分熟。

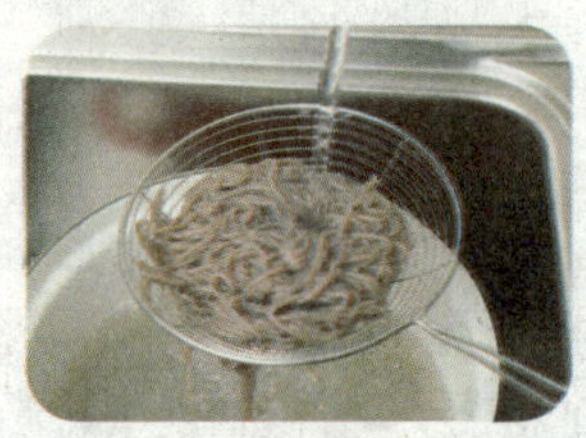

5. 捞出荞麦面用流动水冲洗一会儿，控水备用。

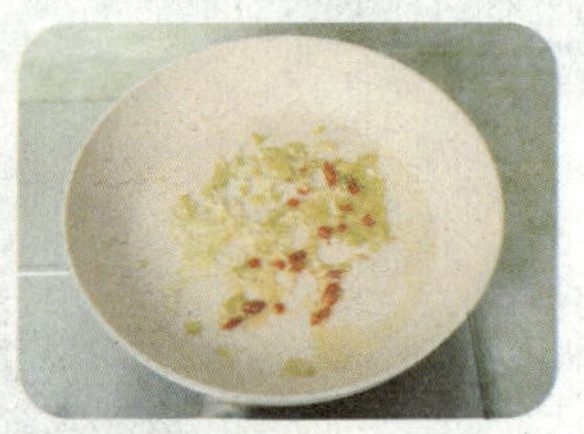

6. 炒锅中加菜籽油烧热，放入蒜末、姜末、泡辣椒、小米辣爆香。

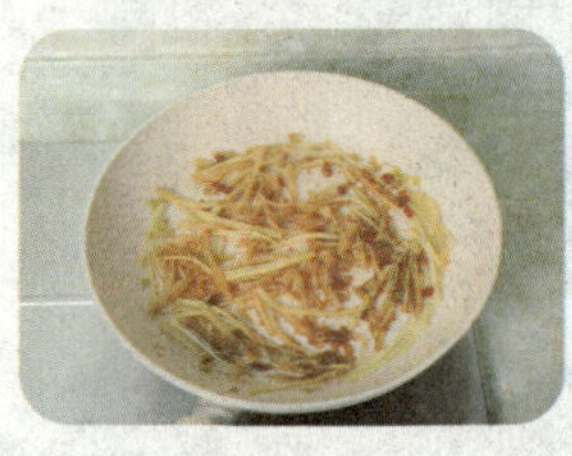

7. 放入酸菜、冬笋炒出香味，加盐、糖、生抽调味。

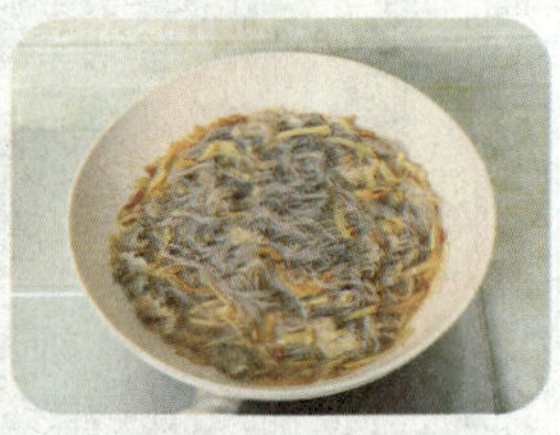

8. 放入肥牛翻炒均匀，加入荞麦面炒匀即可。

# 豇豆肉丝玉米面
# ——简单又好吃

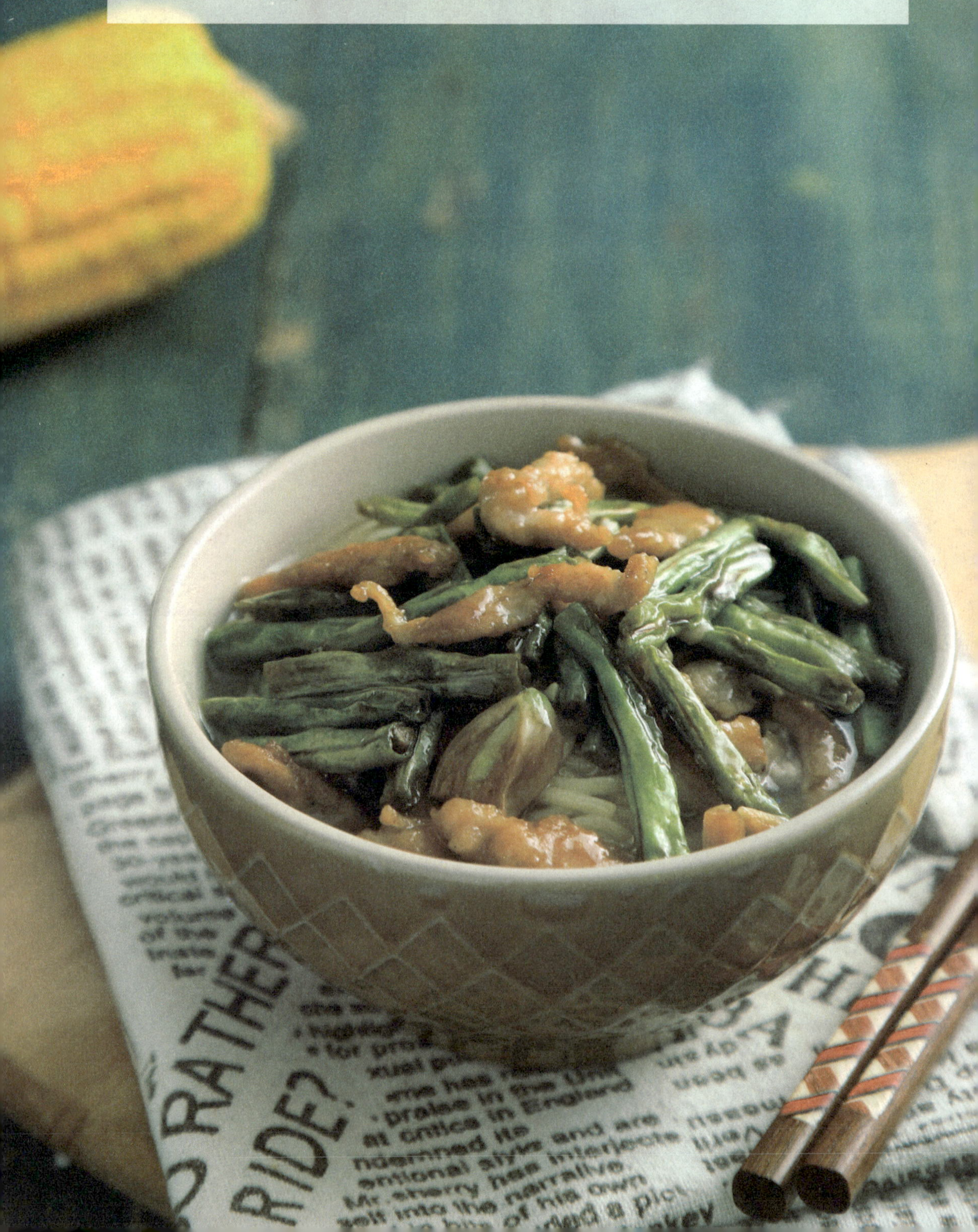

## 特色

夏天盛产豇豆，用来炒肉丝非常好吃。选嫩嫩的豇豆和肉丝炒了当浇头，拌上掺了玉米粉的面条非常好。饭后再来一碗面条汤，一点营养都不浪费。

## 主料

| | |
|---|---|
| 玉米面条 | 100克 |
| 豇豆 | 150克 |
| 猪里脊 | 50克 |

## 辅料

| | |
|---|---|
| 菜籽油 | 1汤匙 |
| 盐 | 少许 |
| 糖 | 1/2茶匙 |
| 白胡椒粉 | 1/2茶匙 |
| 生抽 | 2茶匙 |
| 老抽 | 1/2茶匙 |
| 料酒 | 1茶匙 |
| 淀粉 | 1茶匙 |
| 蒜 | 10克 |

## 烹饪秘籍

豇豆不易熟，可以先将豇豆焯水然后再炒制，这样可以节省一些时间。

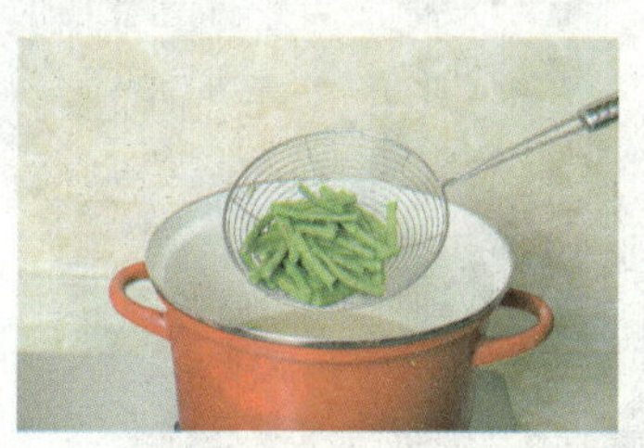

## 营养贴士

通常面条都是白面做的，其实可以添加部分杂粮粉，虽然会损失一点面条的筋度，但是会更健康、更营养。煮手擀面的面条汤也可以喝，里面有很多水溶性维生素。

## 做法

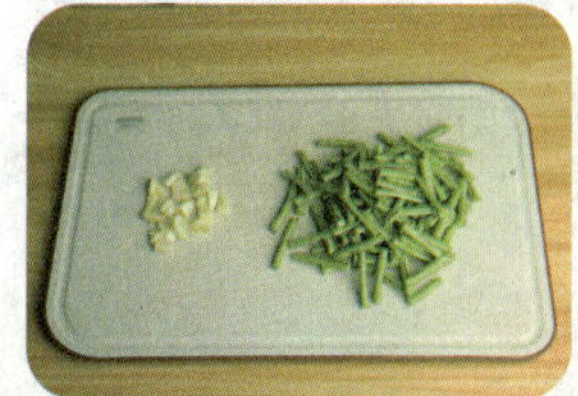

1. 豇豆择洗干净切寸段。蒜去皮拍扁切大粒。

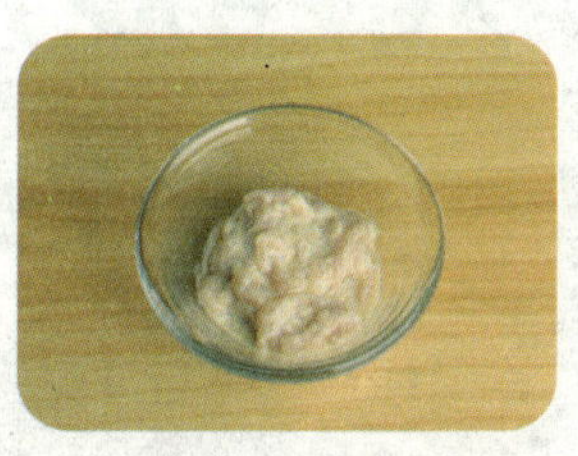

2. 猪里脊切丝放入小碗中，加入少许盐、白胡椒粉、料酒、淀粉抓匀。

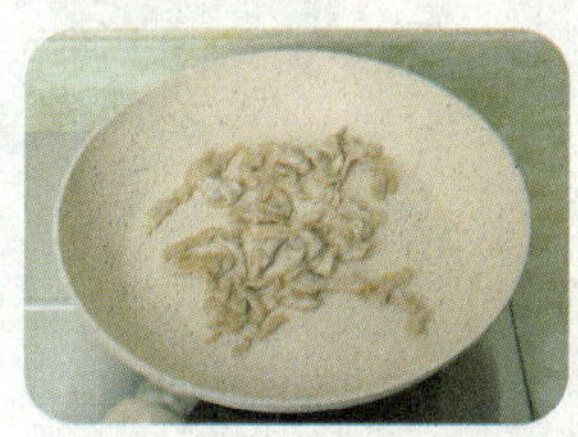

3. 炒锅中加菜籽油烧热，放入猪里脊丝滑炒至变色，盛出备用。

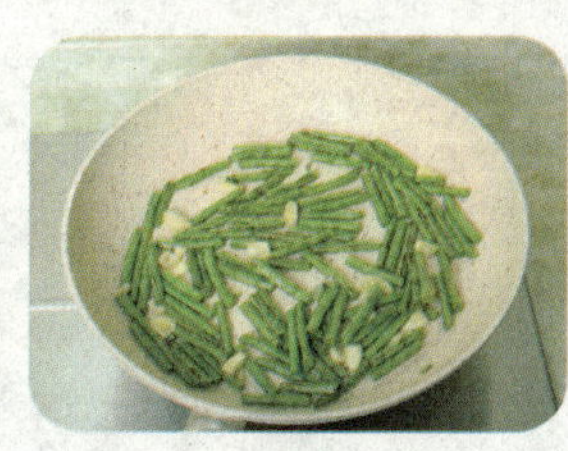

4. 原锅放入豇豆小火煸炒至表面起皱变软，放入蒜粒炒香。

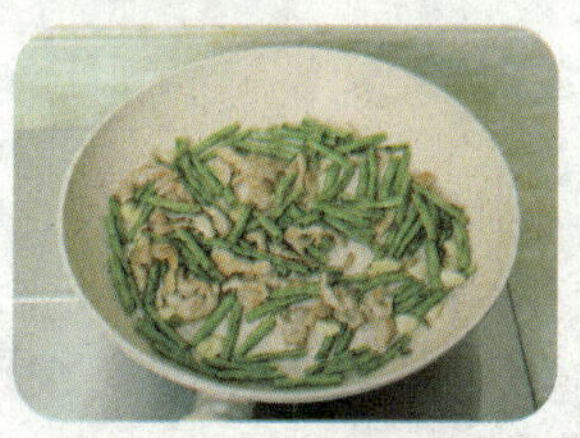

5. 加入猪里脊丝翻炒均匀，加入生抽、糖炒出香味。

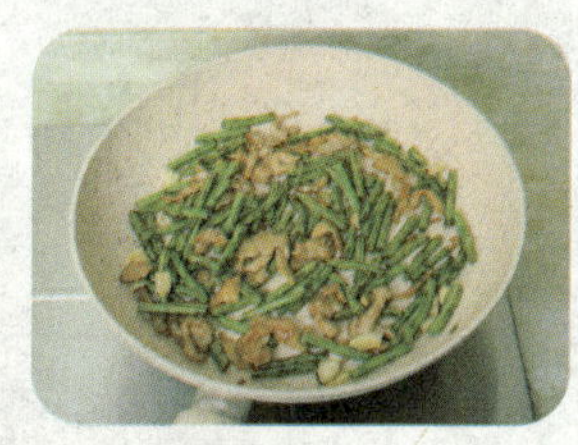

6. 加入老抽调色，翻炒均匀，关火备用。

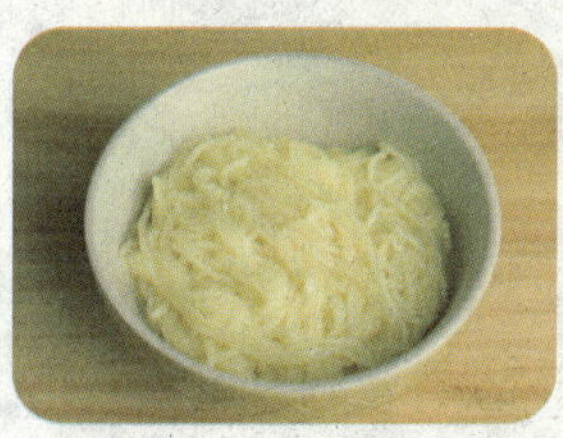

7. 玉米面条放入开水中煮熟，捞出盛入碗中。

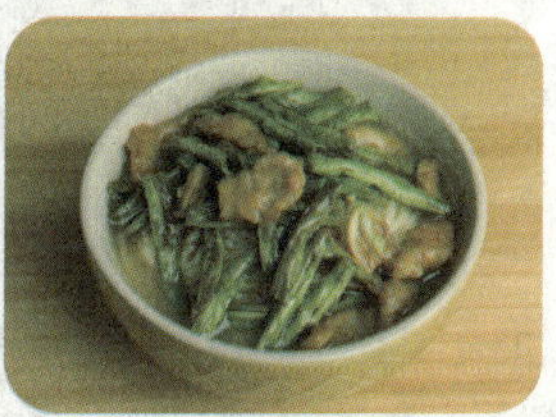

8. 将炒好的豇豆肉丝浇在玉米面条上即可。

# 鸡丝炒魔芋
## ——经典的鱼香口味

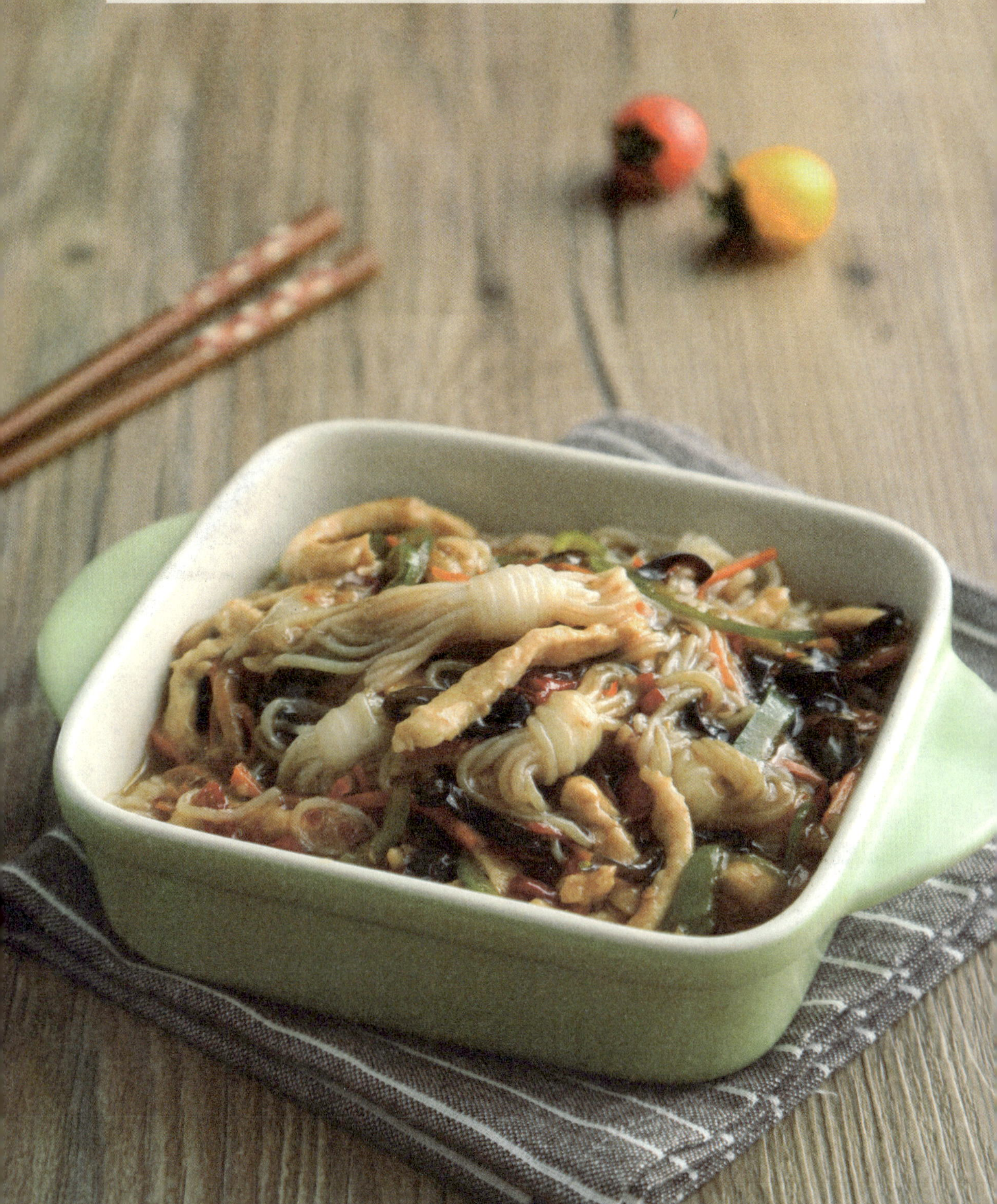

## 特色

魔芋和鸡丝都没有什么味道，炒成经典的鱼香口味，真是做多少吃多少，马上变成了家里最受欢迎的家常菜。

## 主料

| | |
|---|---|
| 魔芋 | 100克 |
| 鸡胸肉 | 60克 |
| 青椒 | 40克 |
| 胡萝卜 | 30克 |
| 水发木耳 | 20克 |

## 辅料

| | |
|---|---|
| 菜籽油 | 20毫升 |
| 盐 | 少许 |
| 白胡椒粉 | 少许 |
| 料酒 | 1茶匙 |
| 生抽 | 2茶匙 |
| 醋 | 1茶匙 |
| 糖 | 2茶匙 |
| 红泡椒碎 | 2茶匙 |
| 小葱 | 10克 |
| 姜 | 10克 |
| 蒜 | 10克 |
| 淀粉 | 1茶匙 |
| 水淀粉 | 1汤匙 |

## 烹饪秘籍

鸡胸肉切丝时顺着纹理切，切出的鸡丝不容易炒断。

## 营养贴士

魔芋的热量非常低，淀粉含量也非常少。在吃够了身体所需的营养素后，可以用魔芋来增加饱腹感。

## 做法

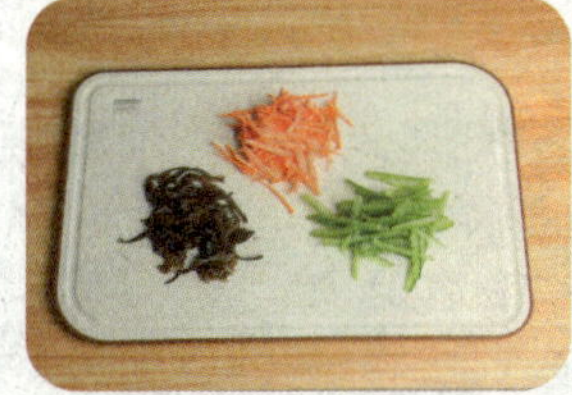

1. 青椒洗净切丝。胡萝卜洗净去皮切丝。水发木耳洗净切丝。

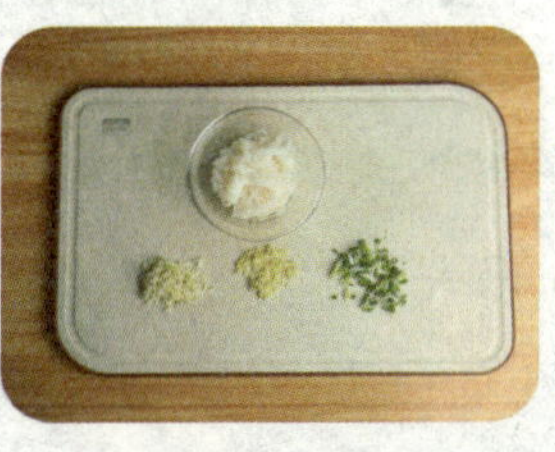

2. 小葱、姜、蒜洗净切末。魔芋用清水洗净，控干水分。

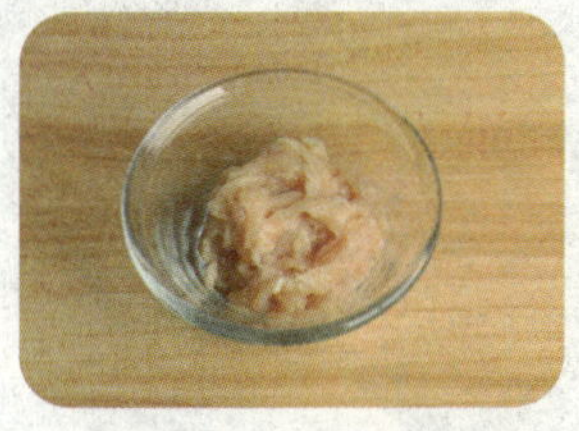

3. 鸡胸肉切丝放入碗中，加盐、白胡椒粉、料酒、淀粉抓匀。

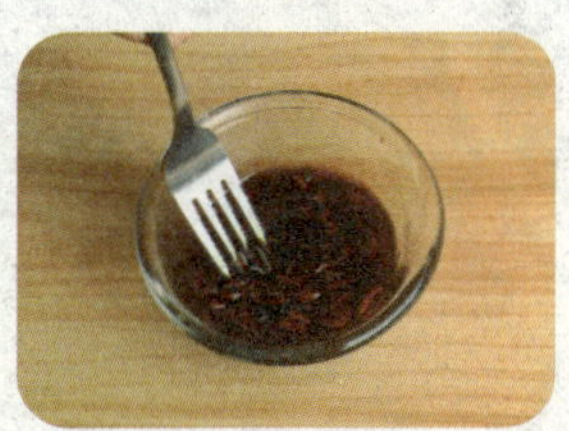

4. 另取小碗，加入红泡椒碎、生抽、醋、糖调成料汁。

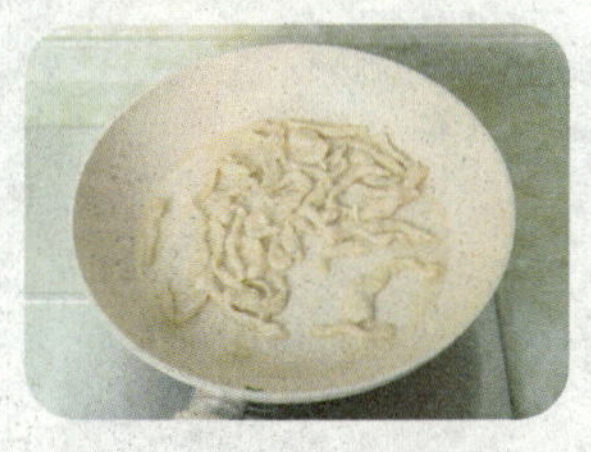

5. 炒锅中加15毫升菜籽油烧热，放入鸡胸肉丝炒至变色，盛出备用。

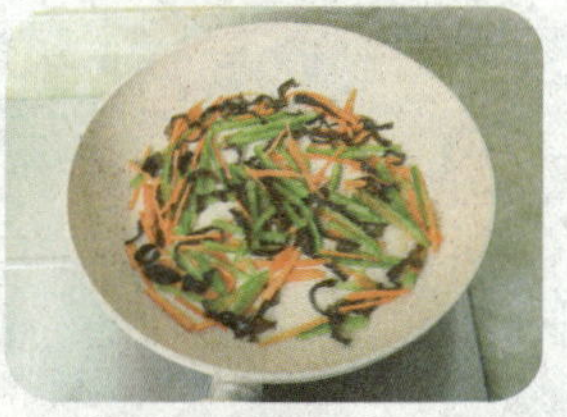

6. 原锅加入青椒丝、胡萝卜丝、水发木耳丝翻炒1分钟，盛出备用。

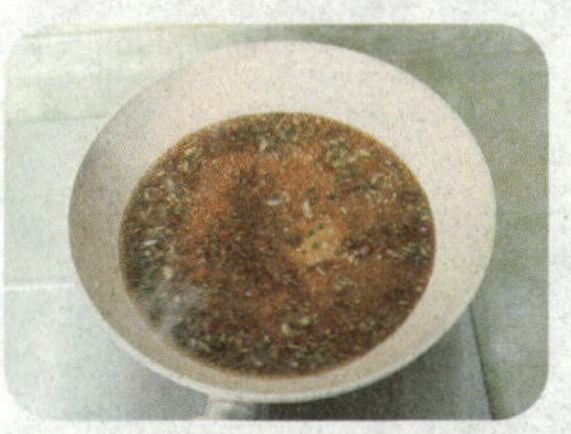

7. 干净炒锅中加5毫升菜籽油烧热，放入葱末、姜末、蒜末炒香。倒入料汁煮滚。

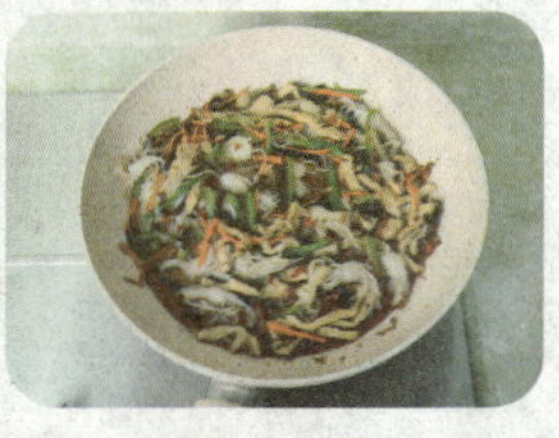

8. 放入鸡胸肉丝、青椒丝、胡萝卜丝、木耳丝、魔芋丝炒匀。

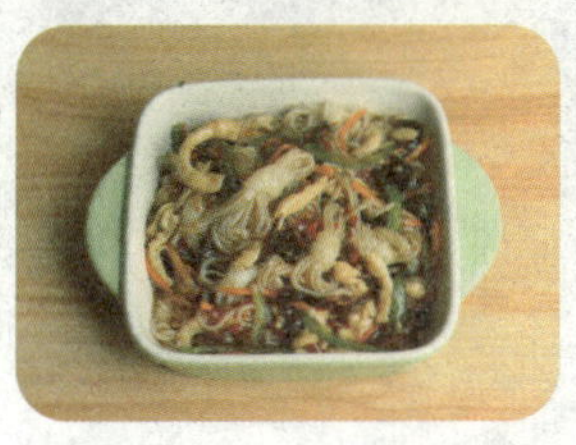

9. 加入水淀粉勾薄芡，盛出装盘即可。

# 羊肉荞麦面蒸饺——特色美食

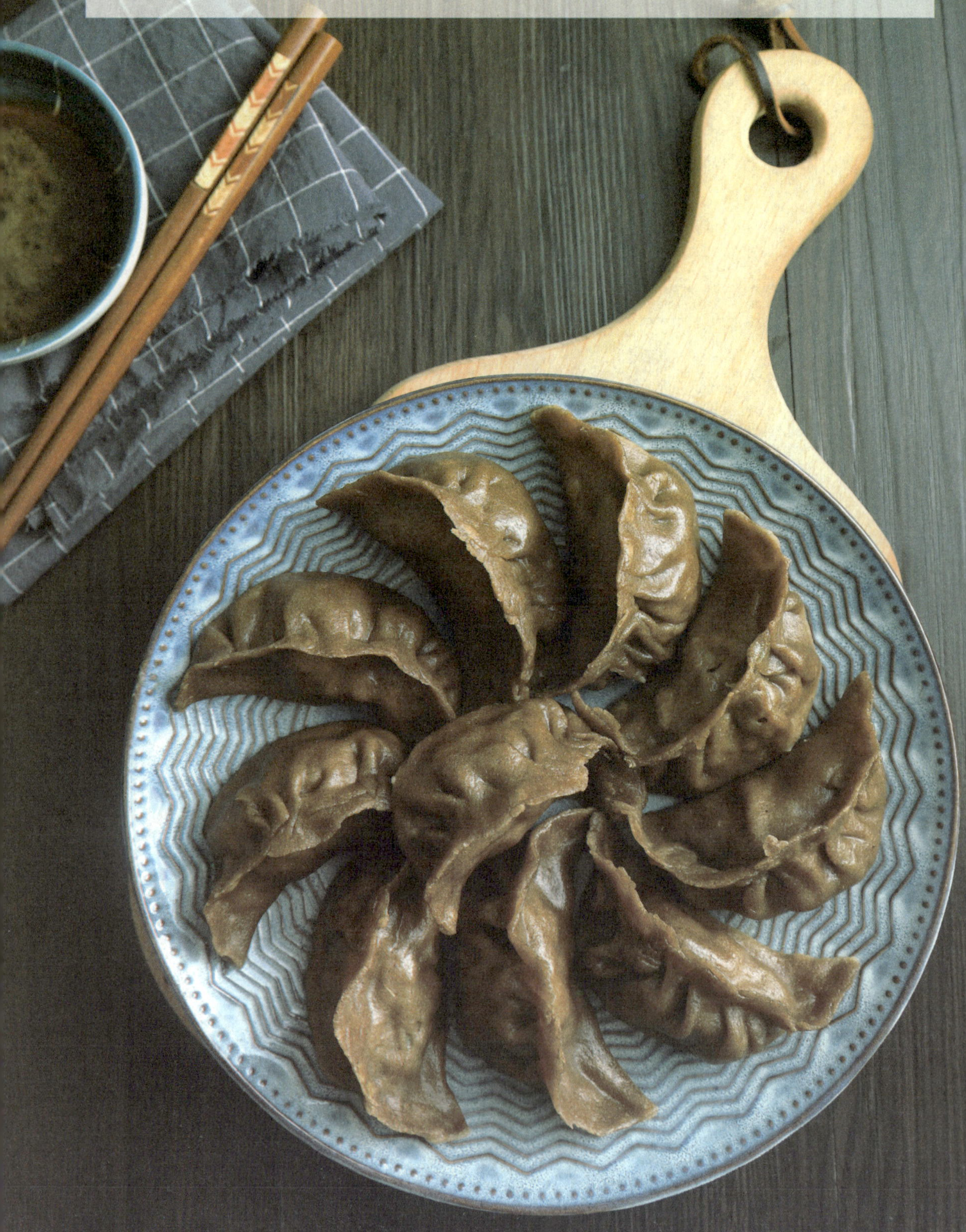

## 特色

荞麦面蒸饺长得不怎么好看，但是非常好吃。冬天里吃上这样的蒸饺有满满的幸福感。

## 主料

| | |
|---|---|
| 荞麦面 | 100克 |
| 饺子粉 | 50克 |
| 羊肉馅 | 100克 |
| 西葫芦 | 150克 |

## 辅料

| | |
|---|---|
| 香油 | 1汤匙 |
| 盐 | 1/2茶匙 |
| 生抽 | 2茶匙 |
| 花椒粉 | 1/2茶匙 |
| 鸡粉 | 1/2茶匙 |
| 葱 | 10克 |
| 姜 | 10克 |

## 烹饪秘籍

和烫面的水温在80℃左右即可。调好味道的羊肉馅先腌制一会儿，再加入西葫芦会更入味，不出水。

## 营养贴士

日常吃全谷物多的人，发胖的概率会比较小。因为全谷物杂粮营养价值更高，饱腹感更强，不容易饮食过量，餐后血糖上升慢，有利于抑制脂肪的形成。

## 做法

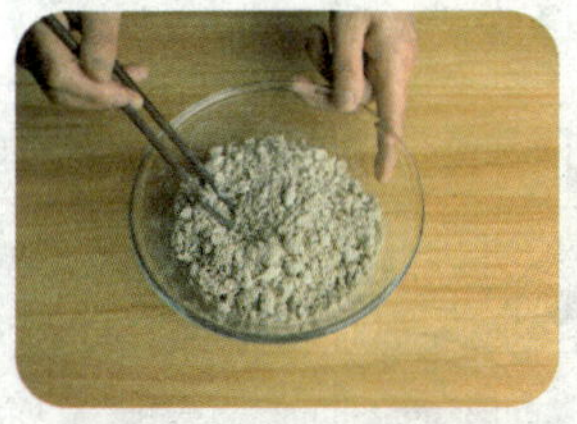

1. 荞麦面、饺子粉放入盆中，加入80毫升热水搅匀。

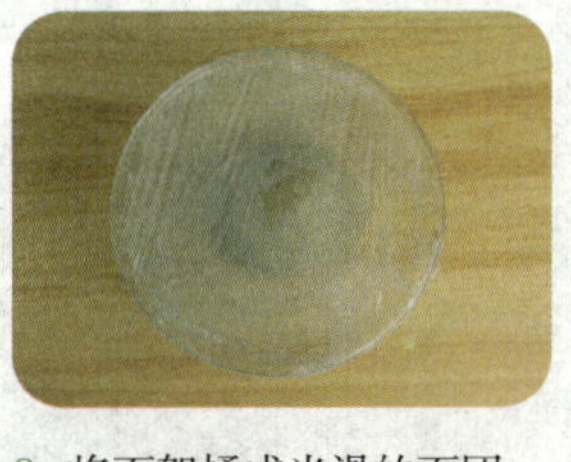

2. 将面絮揉成光滑的面团，覆盖保鲜膜静置醒发30分钟。

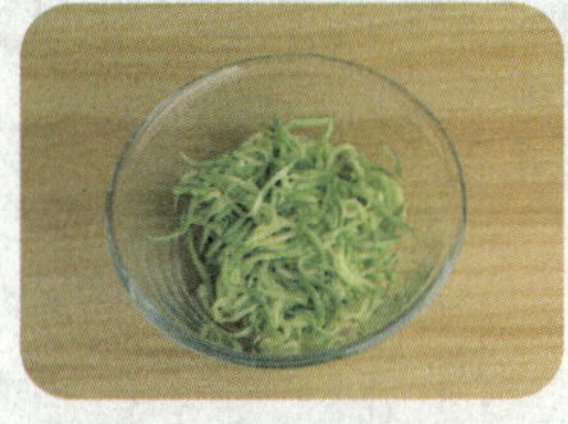

3. 西葫芦洗净擦成丝，加盐拌匀，静置10分钟后挤干水分备用。

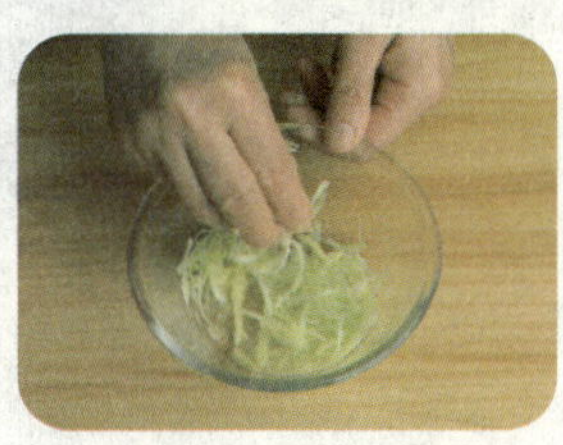

4. 葱、姜洗净切丝，放入碗中，加适量清水抓揉出葱姜水。

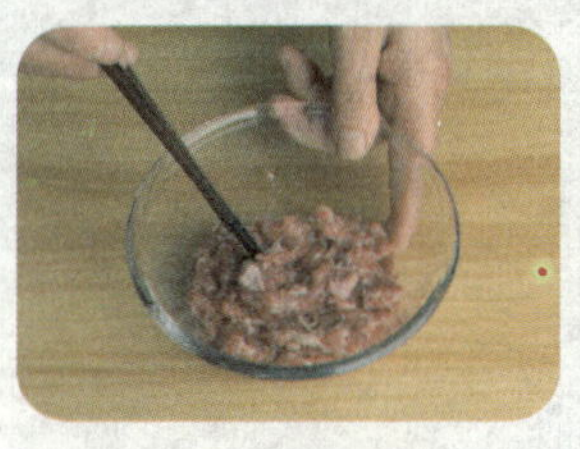

5. 羊肉馅放入盆中，加入50毫升葱姜水搅打上劲。

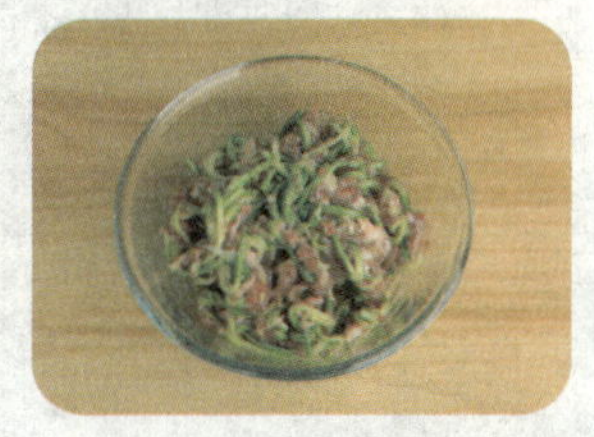

6. 加入生抽、花椒粉、鸡粉、香油拌匀。放入西葫芦丝拌匀成饺子馅。

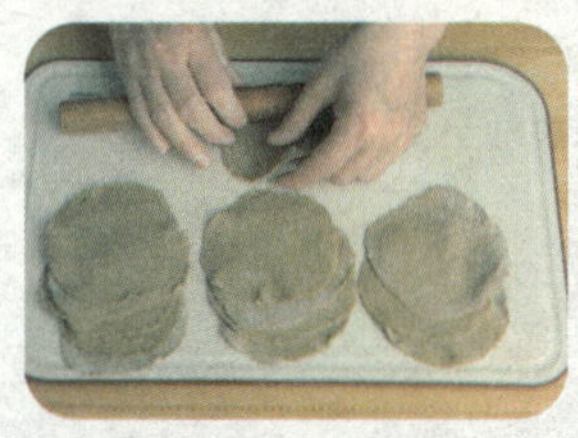

7. 荞麦面团揉成长条，分成小面剂子，擀成大饺子皮。

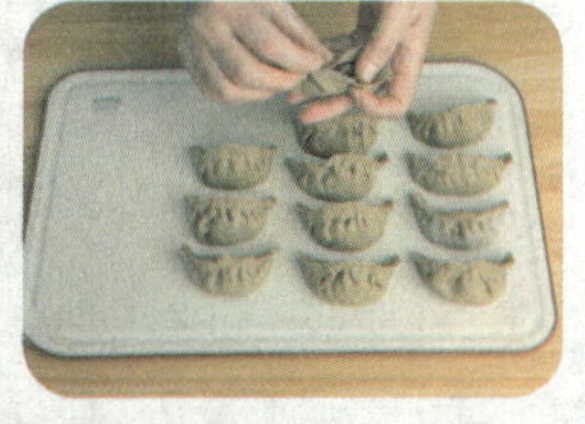

8. 在饺子皮上放适量饺子馅包成大饺子。蒸屉中垫屉布，放入蒸饺。

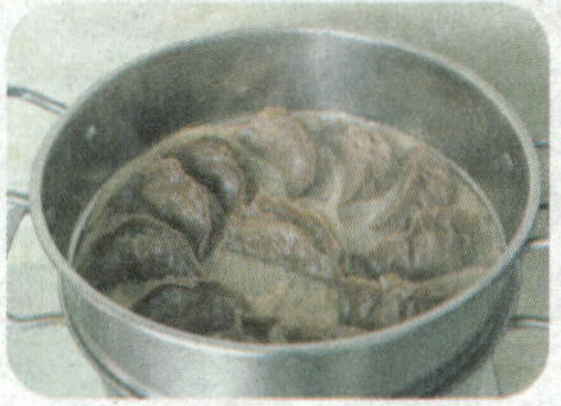

9. 蒸锅加适量清水烧开，将蒸屉放入蒸锅，大火蒸15分钟即可。

# 玉米松子烙——金黄可人

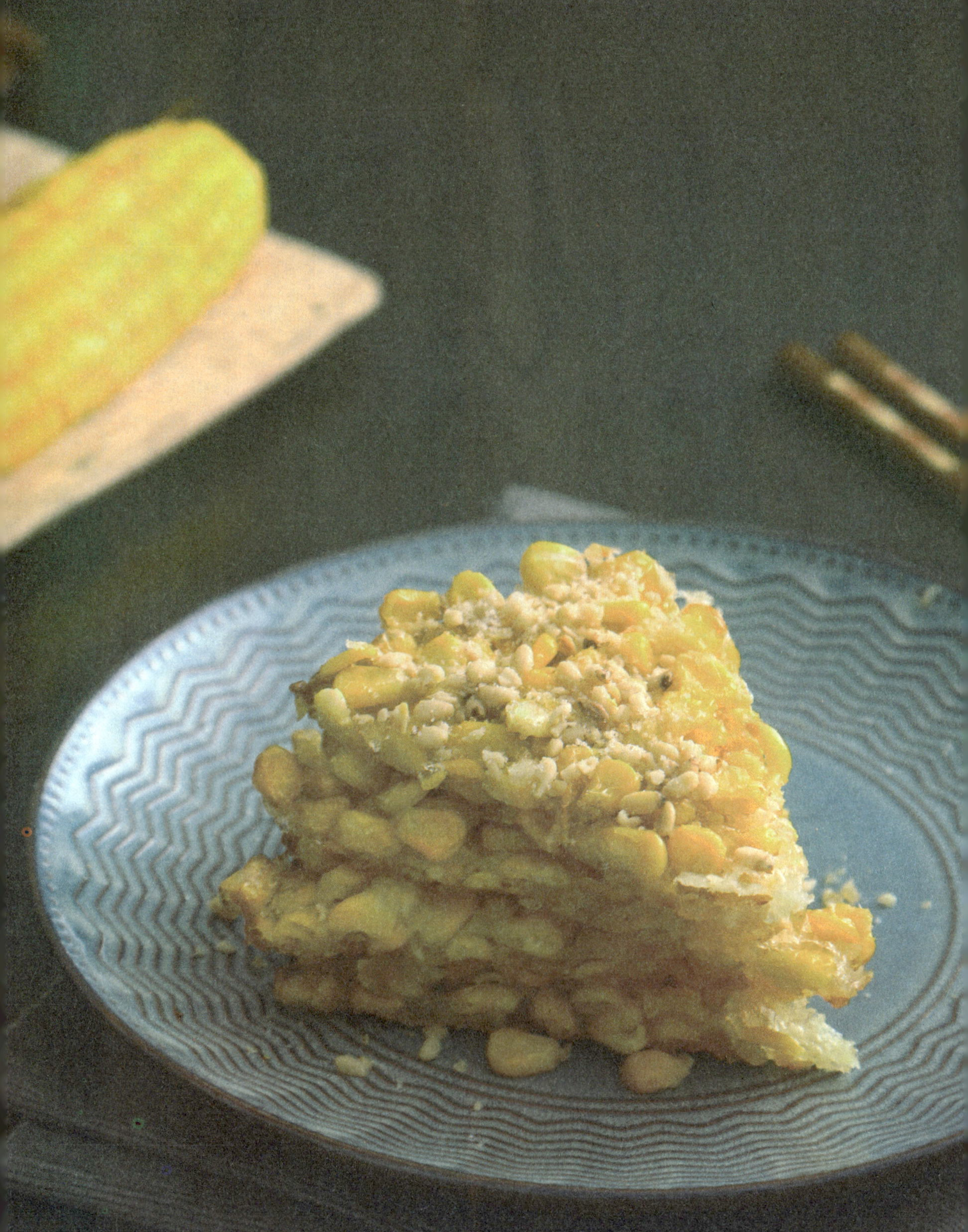

## 特色

玉米可真好，怎么做都好吃，披着黄金外衣的玉米松子烙可谓是人气小吃了。自己在家也可以做，酥脆可口，制作简单。

## 主料

| | |
|---|---|
| 甜玉米粒（罐头） | 300克 |
| 松子 | 30克 |
| 玉米淀粉 | 40克 |

## 辅料

| | |
|---|---|
| 花生油 | 100毫升 |
| 细砂糖 | 10克 |

## 烹饪秘籍

为了保持玉米烙的完整性，甜玉米粒放入锅中摊平后就不要再翻动了。

## 营养贴士

甜玉米中淀粉含量低，富含钾、维生素C、B族维生素。制成玉米烙后含油量高，不要经常食用，偶尔改善一下口味就可以了。

## 做法

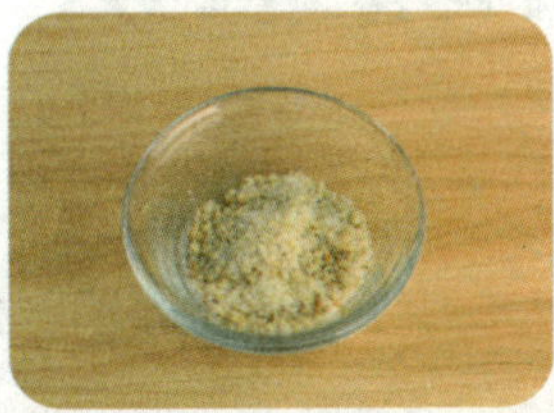

1. 料理机中放入松子、细砂糖搅拌成碎屑，倒出备用。

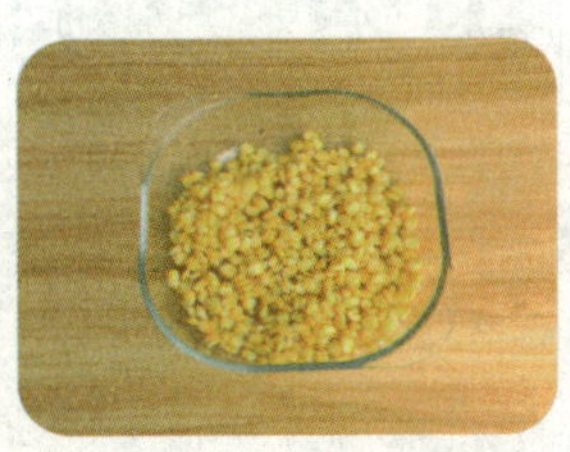

2. 将甜玉米粒倒掉多余的水分，放入盆中。

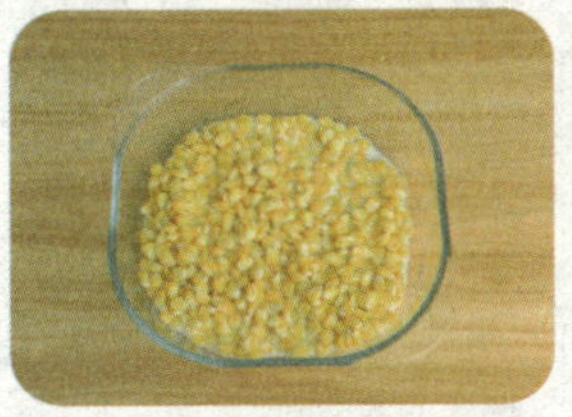

3. 加入玉米淀粉搅拌均匀，拌至没有干粉的状态。

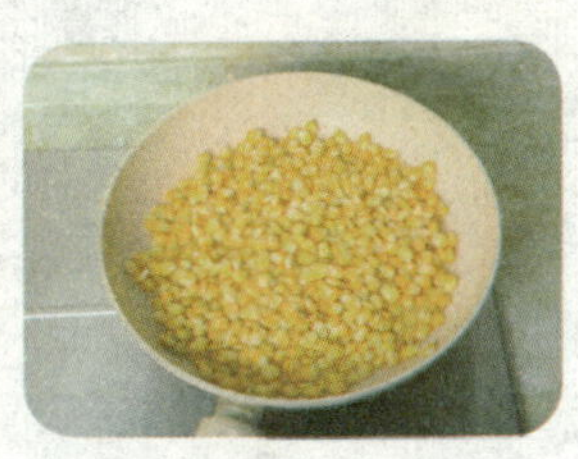

4. 不粘锅内加1汤匙花生油烧热，转小火，倒入拌好的甜玉米粒。

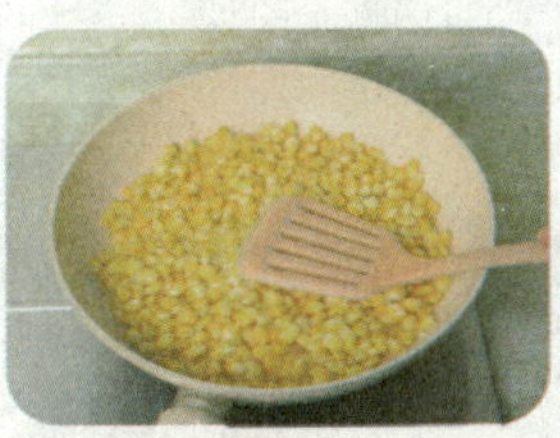

5. 用锅铲将甜玉米粒摊平，小火煎至甜玉米粒粘成整张饼。

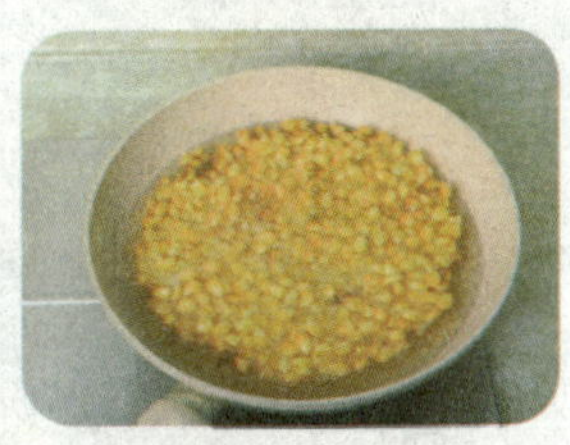

6. 加入剩余花生油，转中火将玉米烙炸至酥脆。

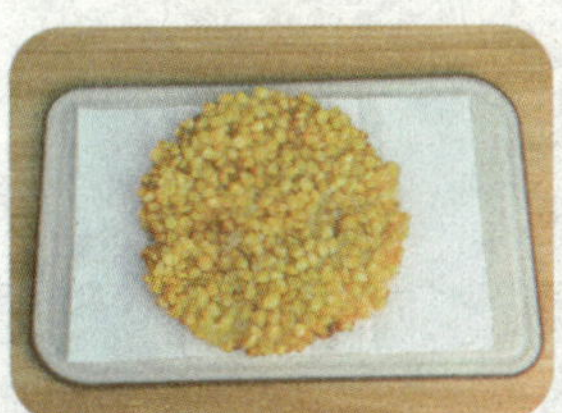

7. 小心倒出锅中的花生油，将玉米烙盛出放在吸油纸上。

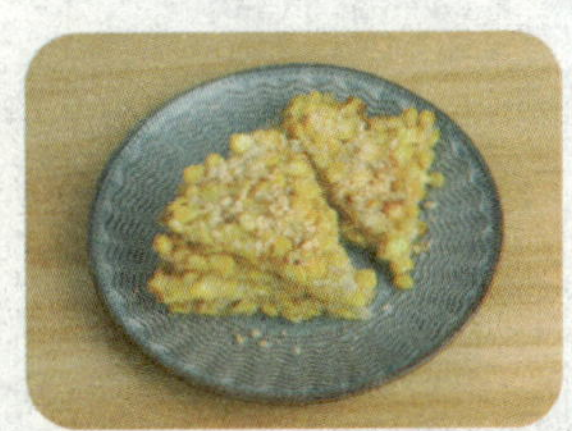

8. 将玉米烙切块装盘，表面撒上松子糖屑即可。

# 玉米奶酪蔬菜饼——外酥里嫩

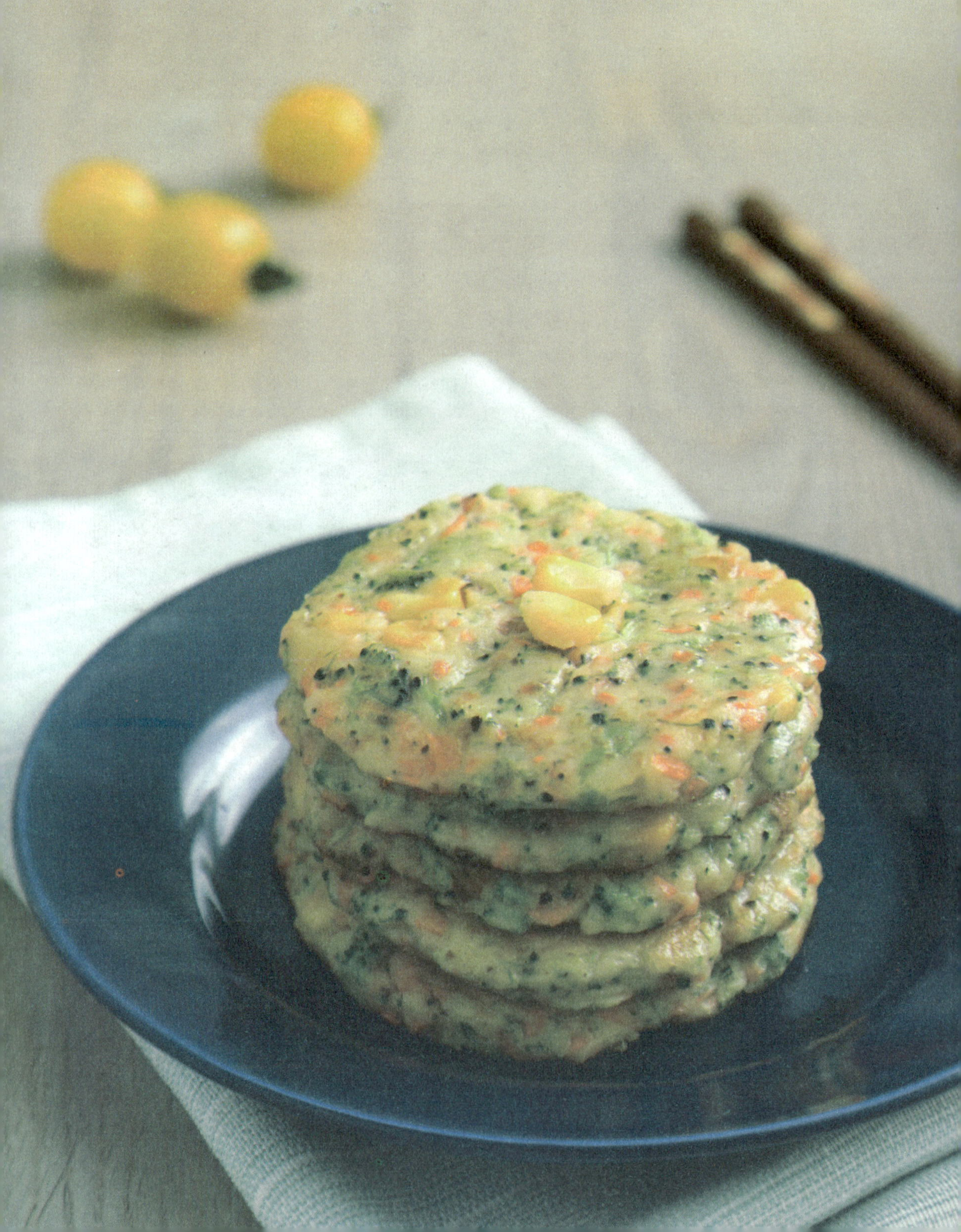

## 特色

平常就会经常做小饼吃，看看冰箱里的食材，自由组合一下，各有各的美。家庭自制的美味就是要它丰盛营养。

## 主料

| | |
|---|---|
| 土豆 | 200克 |
| 甜玉米粒（罐头） | 50克 |
| 西蓝花 | 50克 |
| 胡萝卜 | 50克 |
| 车达奶酪碎 | 30克 |

## 辅料

| | |
|---|---|
| 花生油 | 2茶匙 |
| 盐 | 少许 |
| 黑胡椒碎 | 1/2茶匙 |
| 面粉 | 2汤匙 |

## 烹饪秘籍

面粉可以起到防粘、令口感酥脆的作用。小饼沾满面粉后，将多余的面粉扫掉即可。

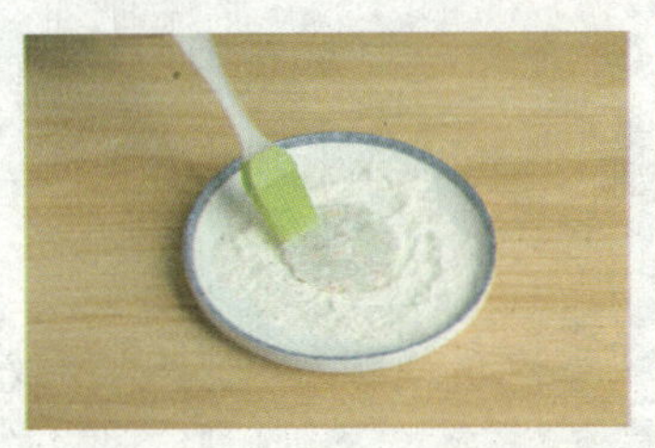

## 营养贴士

土豆给小饼增加了大量的膳食纤维，也能代替部分主食，还加入了很多蔬菜，营养比较全面。

## 做法

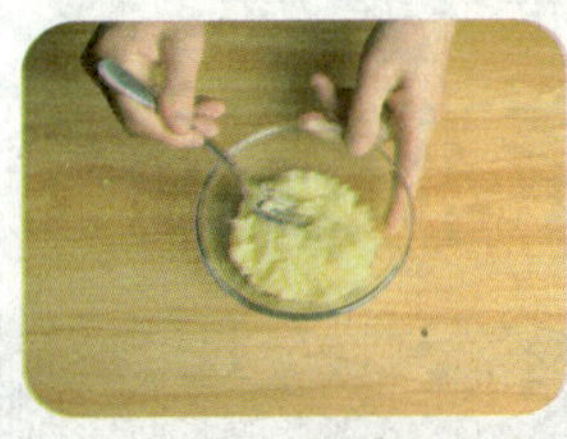

1. 土豆洗净后放入蒸锅蒸熟，去皮压成土豆泥。

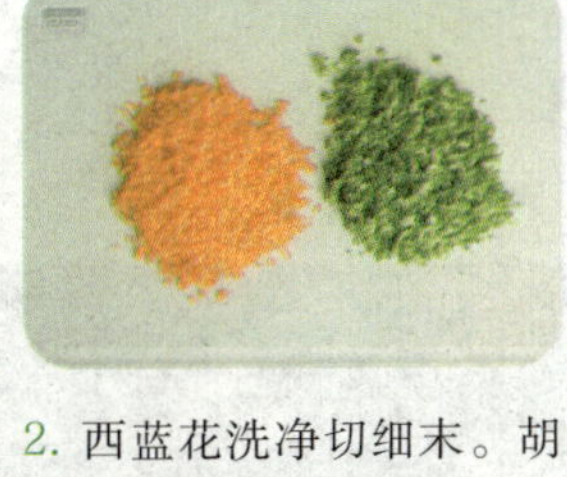

2. 西蓝花洗净切细末。胡萝卜洗净切细末。

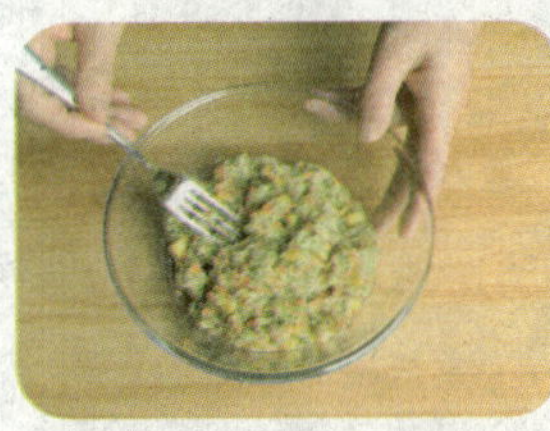

3. 在土豆泥中加入甜玉米粒、西蓝花、胡萝卜拌匀。

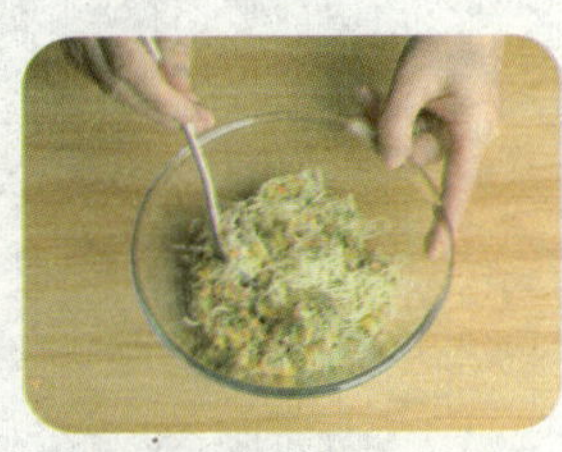

4. 加盐、黑胡椒碎、车达奶酪碎拌匀调味。

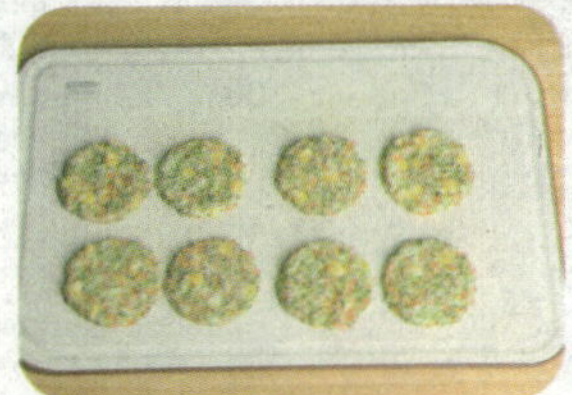

5. 将拌好的食材分份，做成掌心大小的饼状再放入撒有面粉的盘中，表面沾少许面粉。

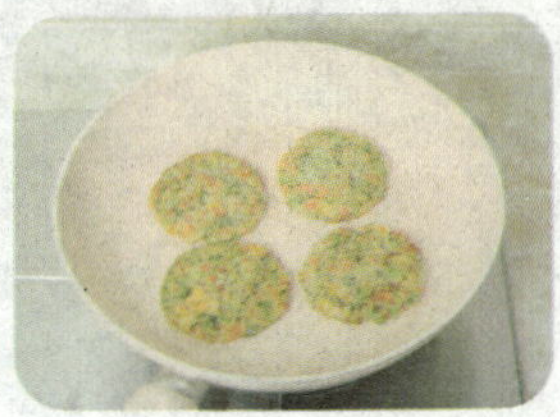

6. 不粘锅中加花生油烧热，放入小饼两面煎至金黄色即可。

# 胡萝卜黄瓜黑麦鸡蛋饼
# ——快手健康的鸡蛋饼

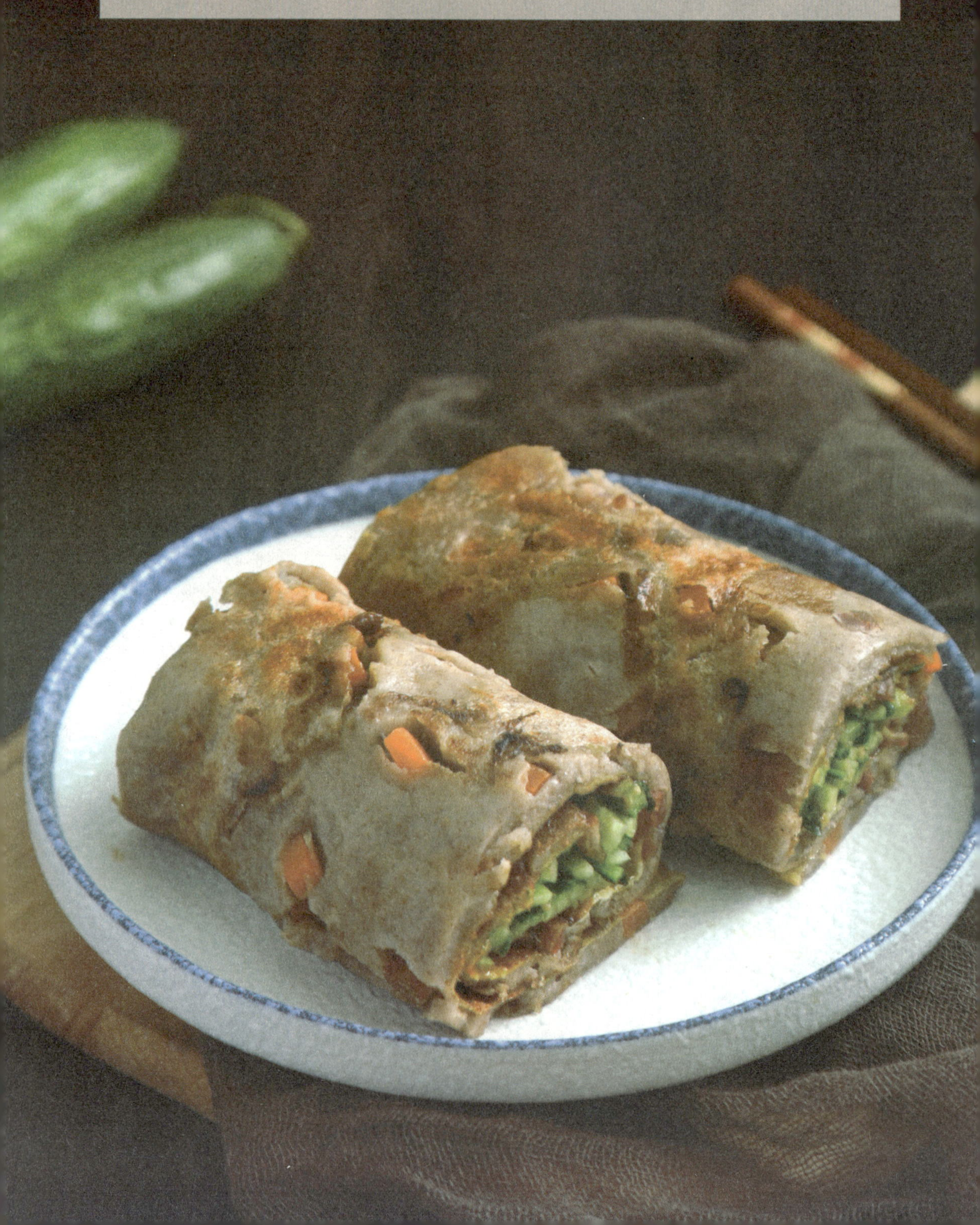

## 特色

做面食的时候用点黑麦粉还是挺好的，管饱还营养。黑麦饼里加点蔬菜，简单又快手地解决了一餐饭。

## 烹饪秘籍

所制得面糊的量用直径24厘米的不粘锅大约能煎2张饼。

## 营养贴士

黑麦粉没什么筋度，制作面包的时候无法添加太多。不过做成小饼就没关系了，可以根据自己的喜好添加。

## 主料

| | |
|---|---|
| 中筋面粉 | 30克 |
| 黑麦粉 | 30克 |
| 黄瓜 | 100克 |
| 胡萝卜 | 20克 |
| 火腿 | 20克 |
| 鸡蛋 | 1个 |

## 辅料

| | |
|---|---|
| 花生油 | 1/2茶匙 |
| 盐 | 少许 |
| 甜面酱 | 1茶匙 |

## 做法

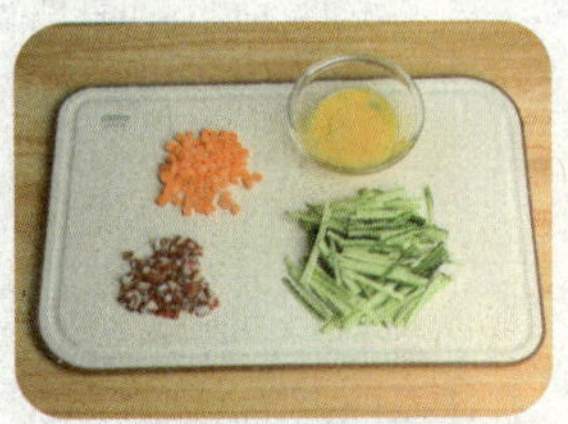

1. 黄瓜洗净切丝。胡萝卜洗净去皮切小粒。火腿切粒。鸡蛋磕入碗中加盐打散。

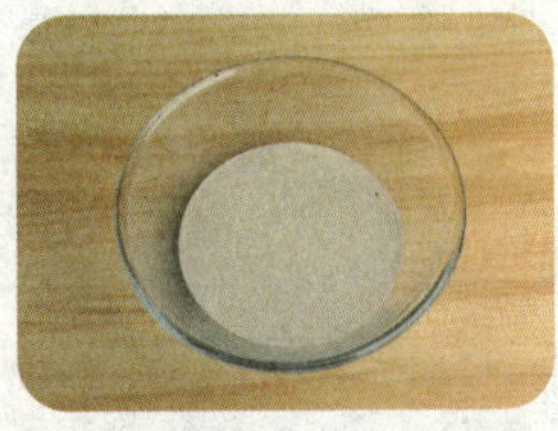

2. 中筋面粉、黑麦粉放入大碗中，加120毫升清水搅拌成没有颗粒的面糊。

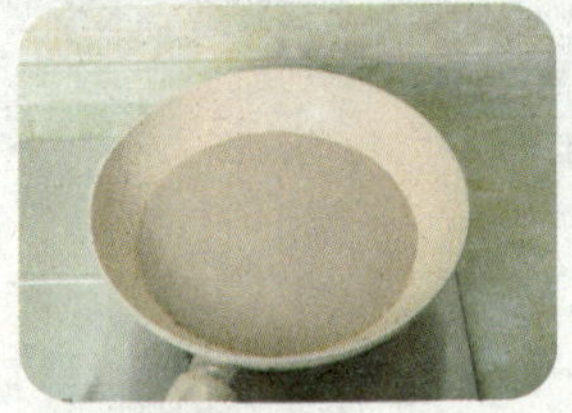

3. 不粘锅烧热，抹一层花生油，倒入适量面糊，摊成饼。

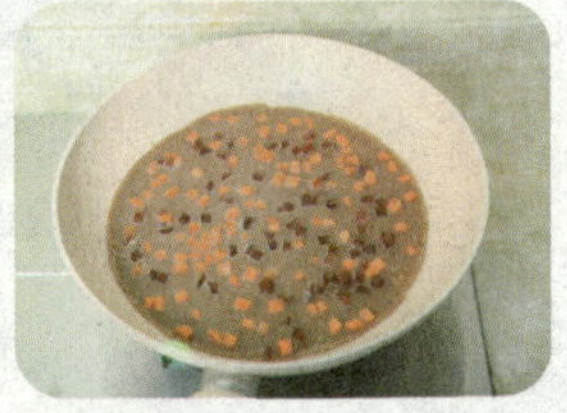

4. 面糊表面均匀地撒上适量胡萝卜粒、火腿粒，煎至面糊凝固。

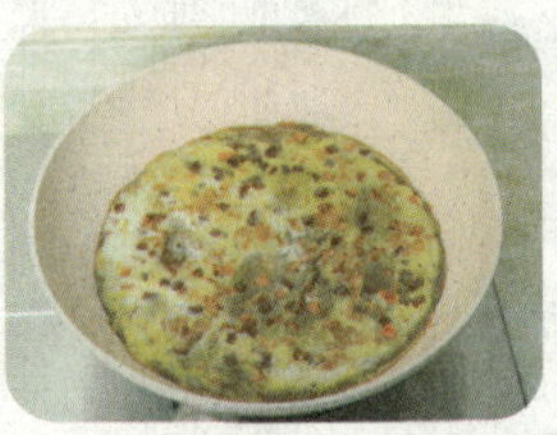

5. 接着淋入适量蛋液，盖盖小火焖30秒钟。翻面煎30秒钟出锅。

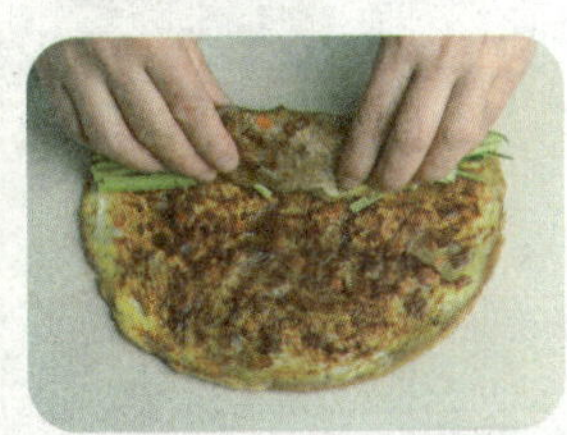

6. 在有鸡蛋的一面刷上甜面酱，铺上黄瓜丝，卷起即可。

# 玉米面菜团子
## ——金灿灿，热腾腾

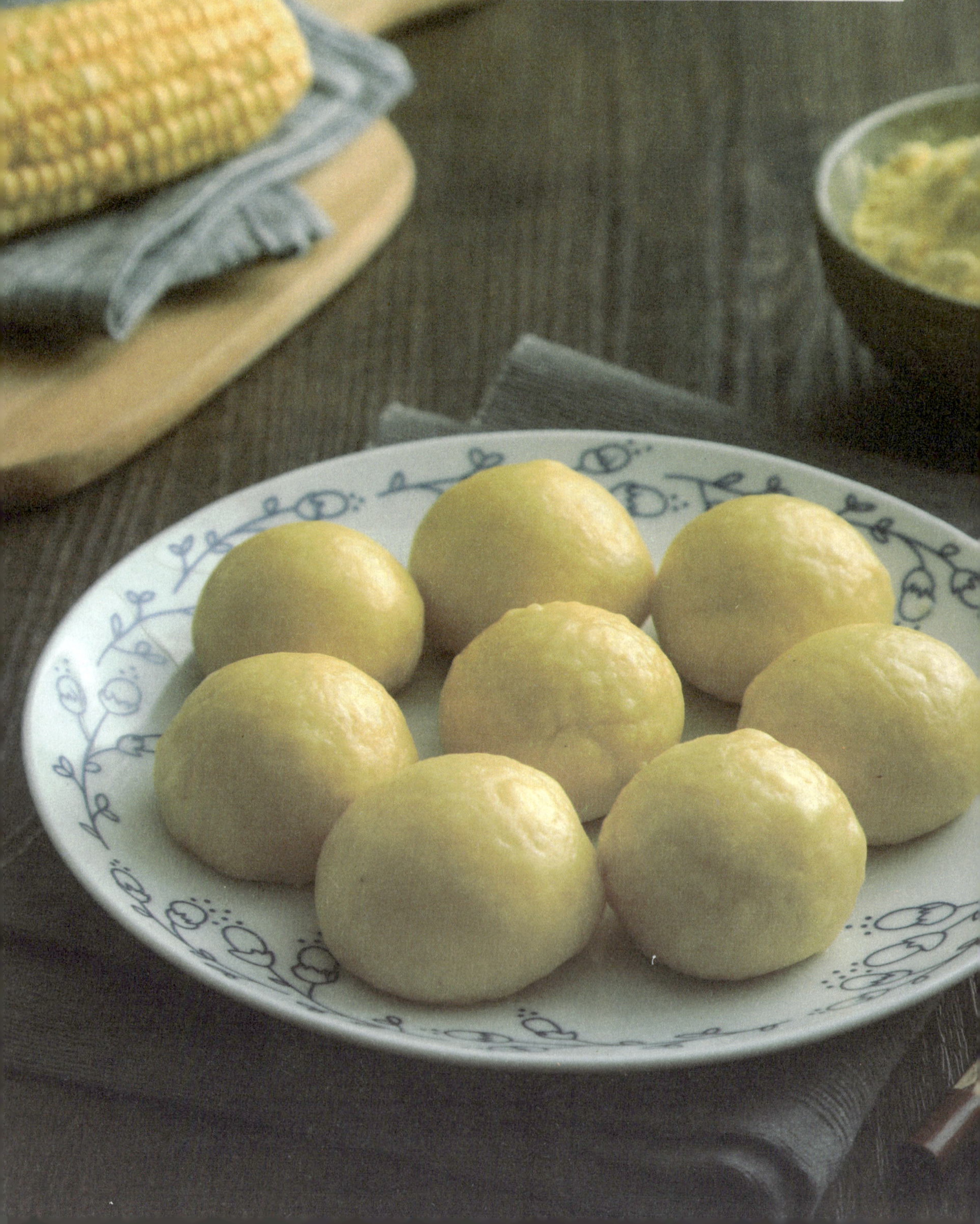

**特色**

热量低，营养又好吃，大菜团子的饱腹感十足。越来越多的人爱上了粗粮细做，将好食材变成了无法抗拒的美食。

**主料**

| 玉米面粉 | 180克 |
|---|---|
| 中筋面粉 | 20克 |
| 猪肉馅 | 100克 |
| 小油菜 | 150克 |
| 杏鲍菇 | 100克 |

**辅料**

| 酵母粉 | 3克 |
|---|---|
| 香油 | 1汤匙 |
| 黄豆酱 | 1汤匙 |
| 小葱 | 10克 |
| 姜 | 5克 |

## 做法

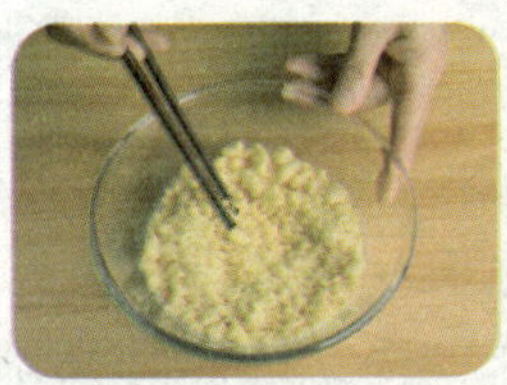

1. 玉米面粉与中筋面粉混合，加入80毫升热水搅拌均匀。

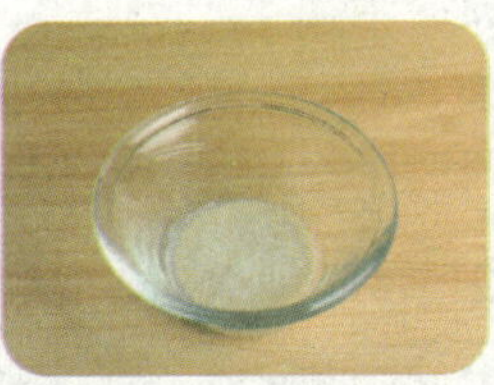

2. 小碗中加入酵母粉、50毫升温水搅匀，静置10分钟。

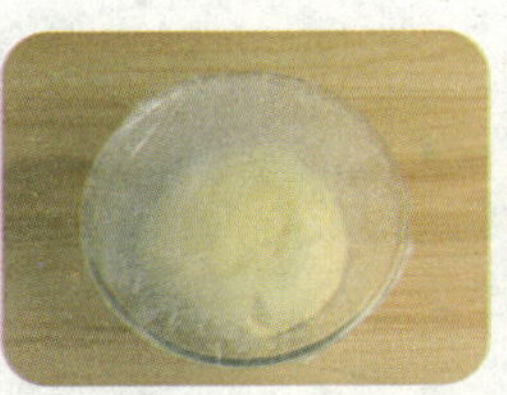

3. 将酵母水加入混合面粉中，揉成柔软的面团。覆盖保鲜膜醒发30分钟。

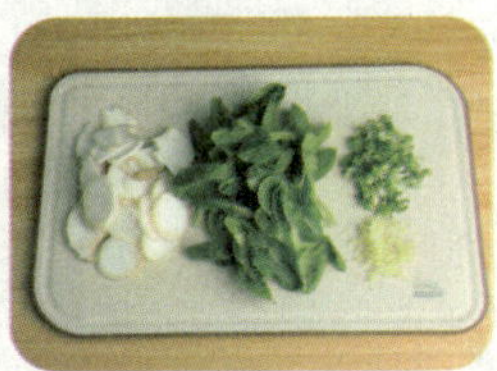

4. 小油菜洗净。杏鲍菇洗净切片。小葱、姜洗净切末。

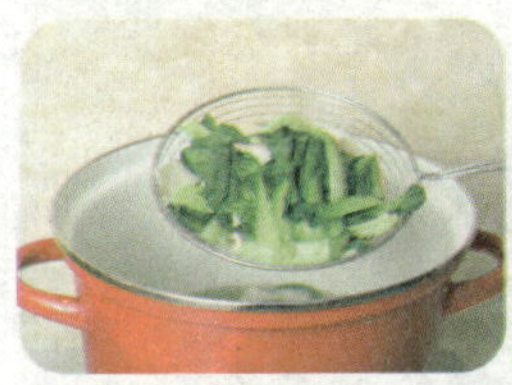

5. 汤锅加水烧开，放入杏鲍菇煮2分钟，再放入小油菜汆烫30秒钟，捞出过一遍冷水，分别切碎。

6. 将杏鲍菇、小油菜分别切末，挤干水分备用。

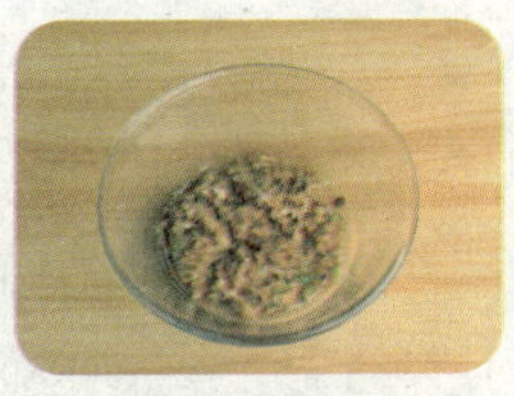

7. 猪肉馅放入碗中，加小葱末、姜末、黄豆酱、香油拌匀，腌制20分钟。

8. 在肉馅中加入小油菜碎、杏鲍菇碎拌匀成团子馅。将团子陷团成乒乓球的大小。

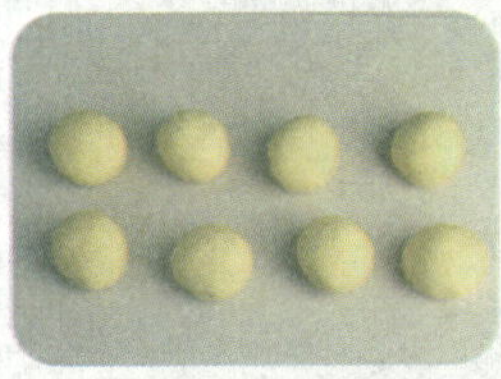

9. 将面团分成8份，压扁，包入团好的馅料。将面皮收口捏紧，在手中滚圆。

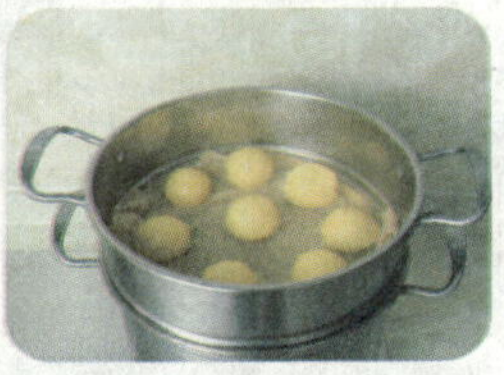

10. 冷水将菜团子放入蒸锅，大火烧开后转中火蒸15分钟即可。

**烹饪秘籍**

若觉得面团湿软容易粘手，不好操作，可以戴上一次性手套来做菜团子。

**营养贴士**

精细粮食口感相对细腻，能很快被消化吸收，让血糖迅速升高。而五谷杂粮中所含的丰富的膳食纤维可以降低淀粉在体内分解为葡萄糖的速度，让食物的能量缓慢释放，有利于保持血糖的稳定。

# 杂蔬炒山药——营养好搭配

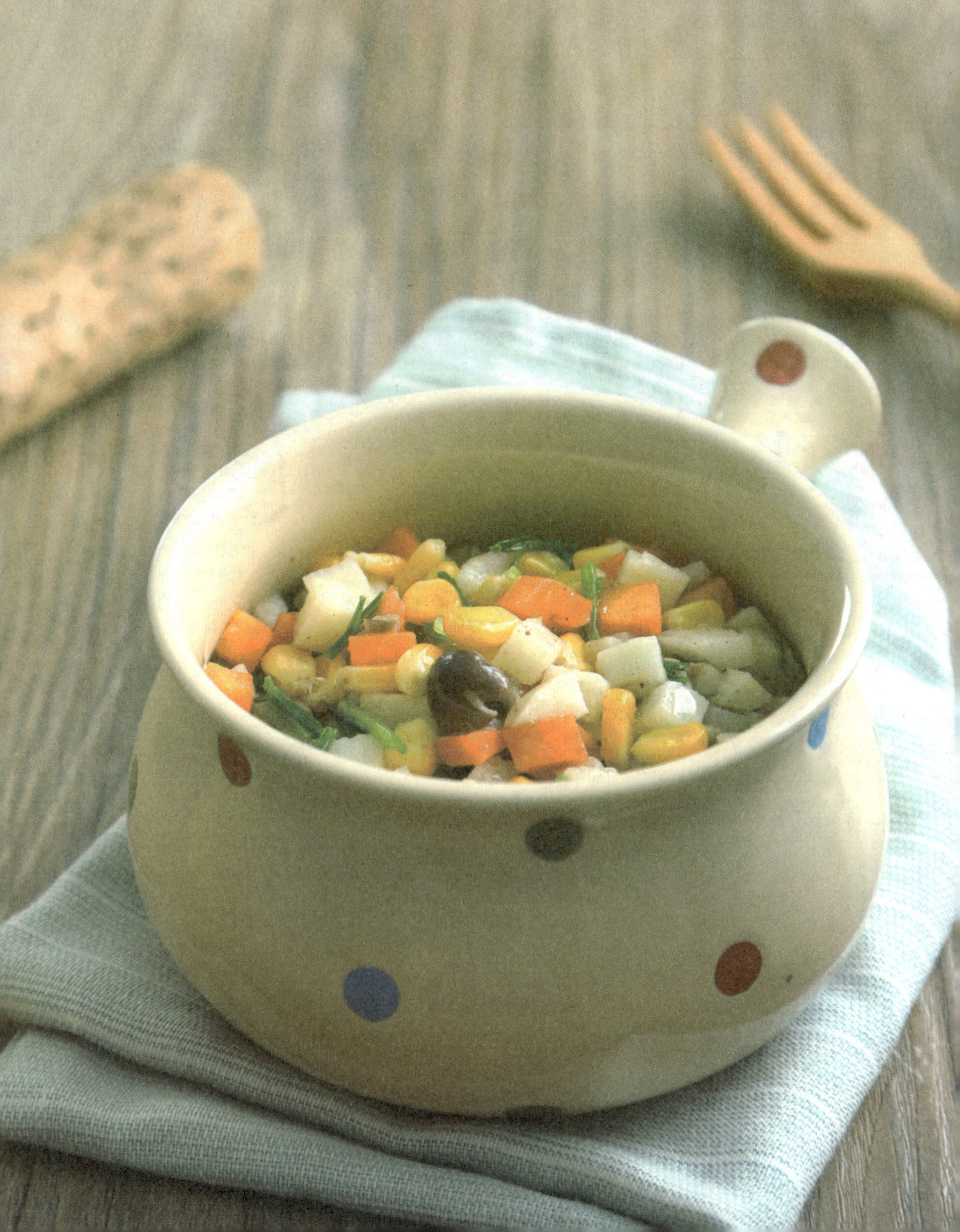

## 特 色

自家味道随意炒，味道很清淡。非常爱吃山药，这种菜山药炒出来脆脆的，特别爽口。与杂蔬混合在一起，颜色也好看。

## 烹饪秘籍

尽可能购买菜山药，适合炒菜使用，炒后的口感会比较脆。

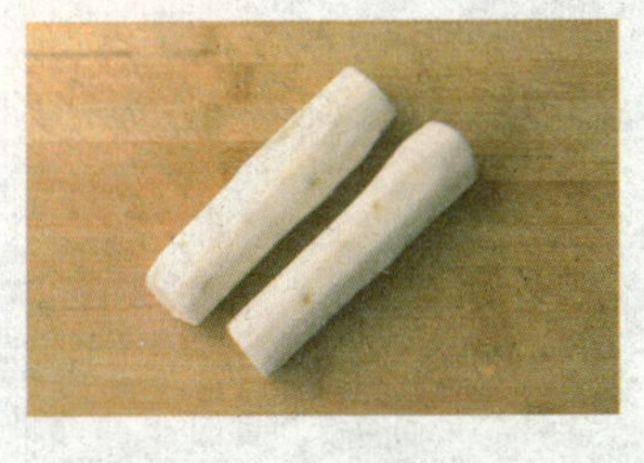

## 营养贴士

菜山药能够抑制消化酶对人体的作用，对三高人群控制餐后血糖和血脂是有帮助的。

## 主 料

| | |
|---|---|
| 菜山药 | 150克 |
| 胡萝卜 | 50克 |
| 甜玉米粒（罐头） | 50克 |
| 蟹味菇 | 50克 |

## 辅 料

| | |
|---|---|
| 花生油 | 2茶匙 |
| 盐 | 1/2茶匙 |
| 鸡粉 | 1/2茶匙 |
| 香菜 | 20克 |

## 做 法

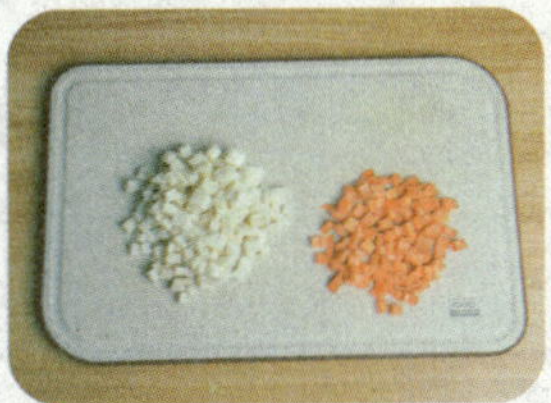

1. 菜山药洗净去皮切粒。胡萝卜洗净去皮切粒。

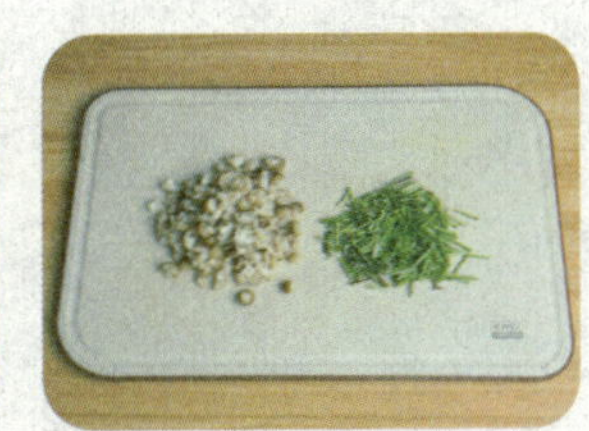

2. 蟹味菇洗净去根切粒。香菜洗净，取香菜梗切段。

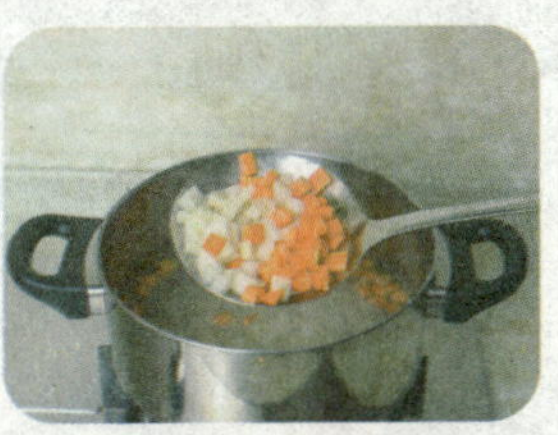

3. 汤锅中加水烧开，放入胡萝卜粒、山药粒汆烫30秒钟，捞出控水备用。

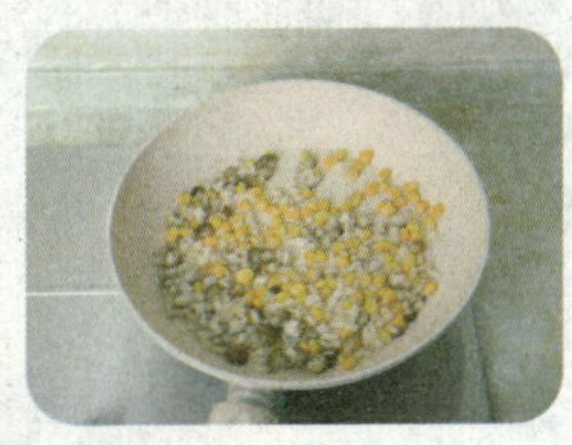

4. 炒锅中加花生油烧热，放入蟹味菇、甜玉米粒炒香。

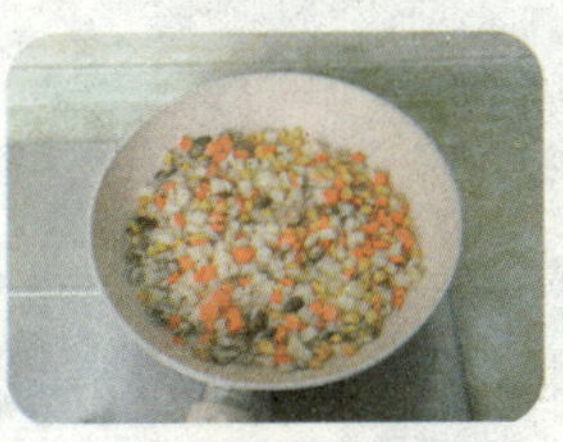

5. 加入胡萝卜、山药翻炒至熟，加盐、鸡粉调味。

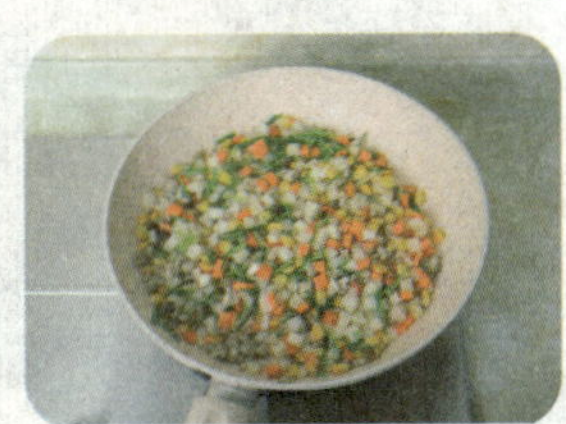

6. 出锅前加入香菜梗炒匀即可。

# 胡萝卜土豆炖牛肉
# ——家常美味

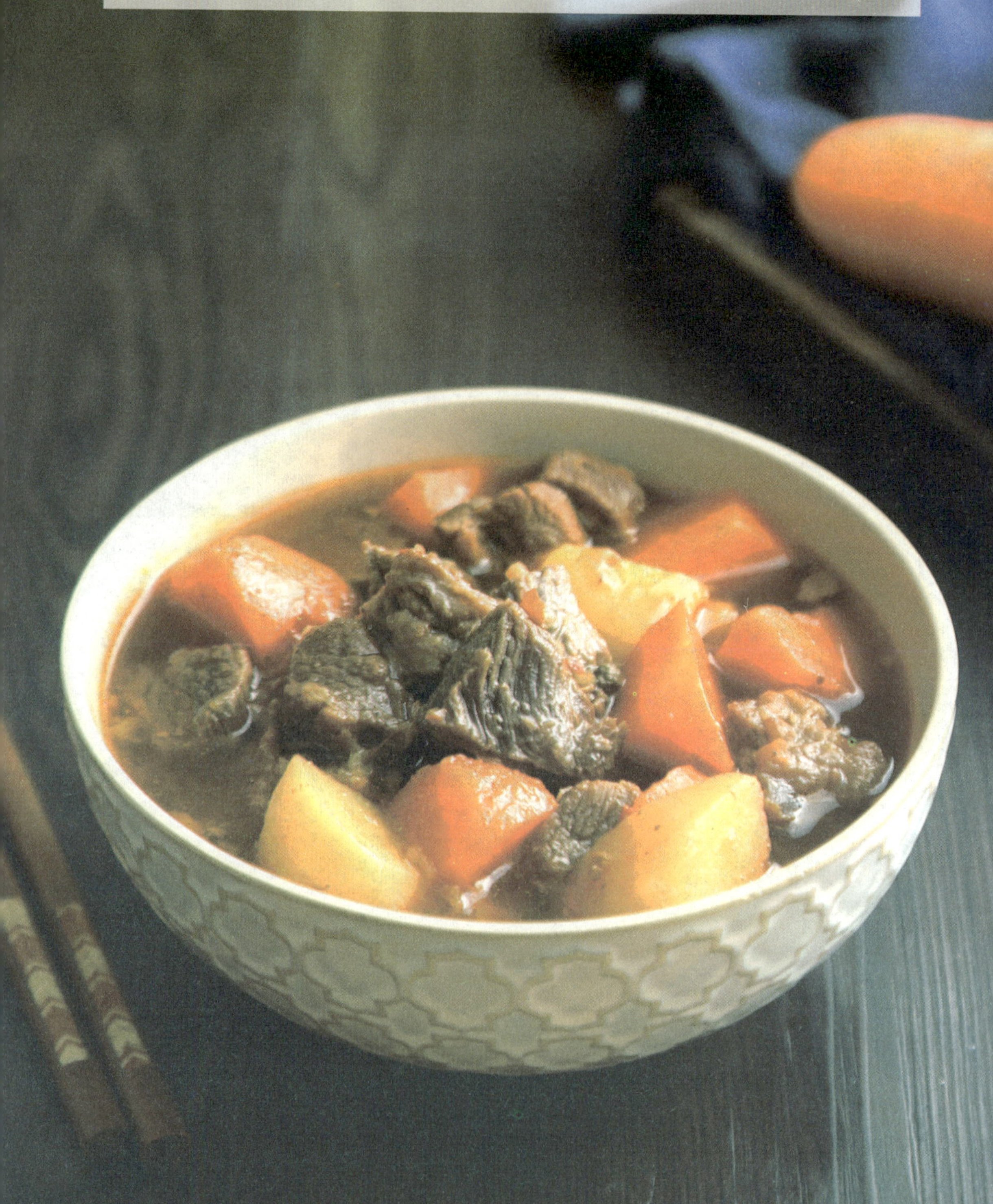

## 特色

这真是一道无法拒绝的家常菜，而且必须是胡萝卜、土豆和牛肉配在一起才可以。简单易学，一起来做吧。

## 主料

| | |
|---|---|
| 牛腩 | 500克 |
| 胡萝卜 | 150克 |
| 土豆 | 150克 |

## 辅料

| | |
|---|---|
| 花生油 | 1汤匙 |
| 生抽 | 1汤匙 |
| 红烧酱油 | 1茶匙 |
| 豆瓣酱 | 1茶匙 |
| 黄豆酱 | 1汤匙 |
| 冰糖 | 1茶匙 |
| 葱 | 10克 |
| 姜 | 10克 |
| 蒜 | 10克 |
| 干辣椒 | 1克 |
| 香叶 | 1克 |
| 大料 | 1克 |
| 花椒 | 2克 |

## 烹饪秘籍

牛腩焯水后如果浮沫比较多，可以用温水冲洗一遍。焯水时放的花椒捞出不要。

## 营养贴士

土豆是蔬菜，同时土豆的淀粉含量又足够多，饱腹感强，也可以当主食。只要不是高油高糖，食用土豆是非常健康的选择。

## 做法

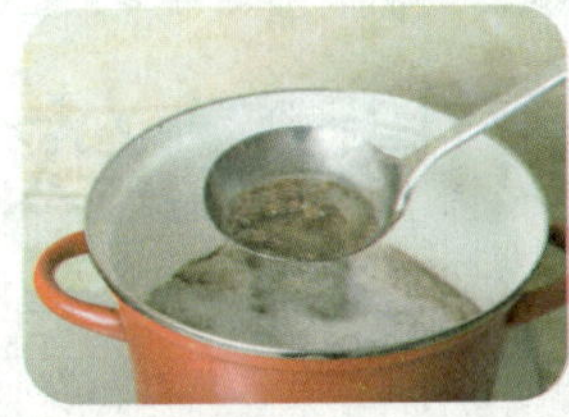

1. 牛腩洗净切块。冷水下锅加花椒煮开，不断撇净浮沫。

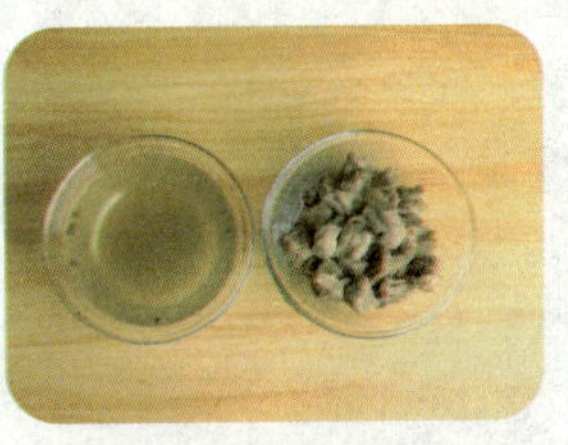

2. 捞出牛腩控水备用。焯牛腩的原汤静置沉淀备用。

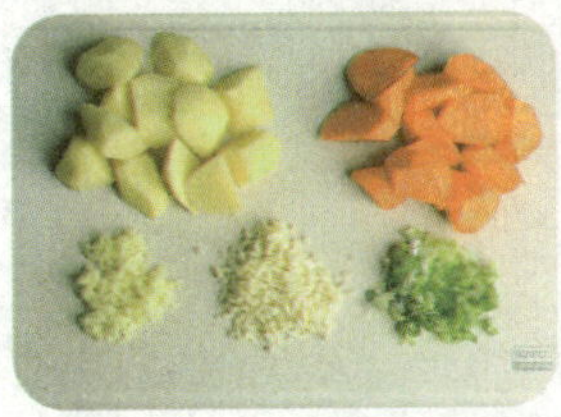

3. 胡萝卜、土豆洗净去皮切滚刀块。葱、姜、蒜洗净切粒。

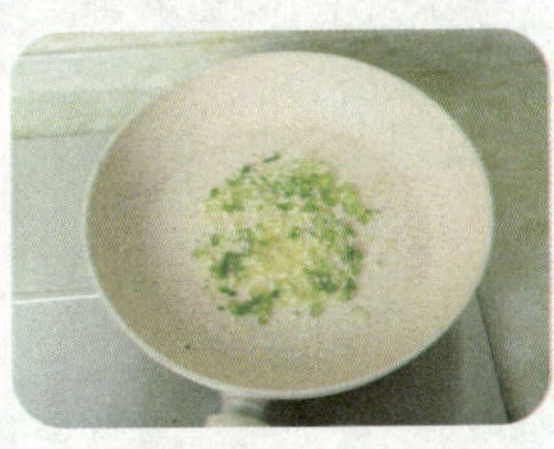

4. 炒锅中加花生油烧热，放入葱、姜、蒜炒至焦香。

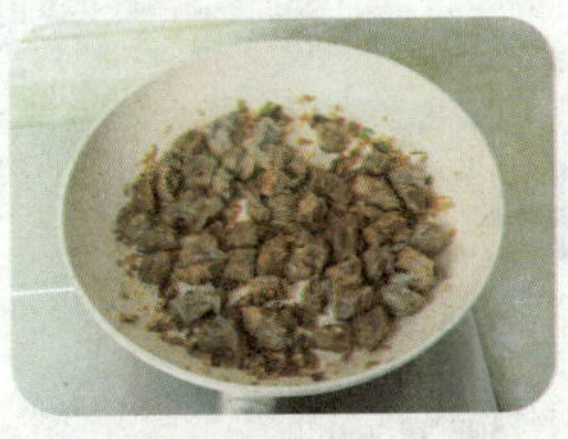

5. 放入牛腩炒干水汽，加生抽、红烧酱油、豆瓣酱翻炒出香味。

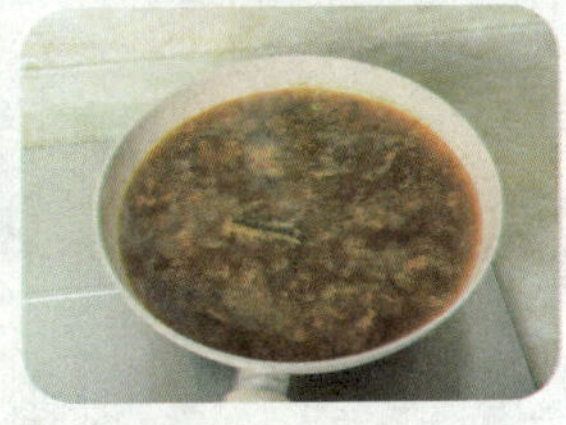

6. 加入原汤、黄豆酱、干辣椒、香叶、大料、冰糖大火烧开，转小火炖1.5小时。

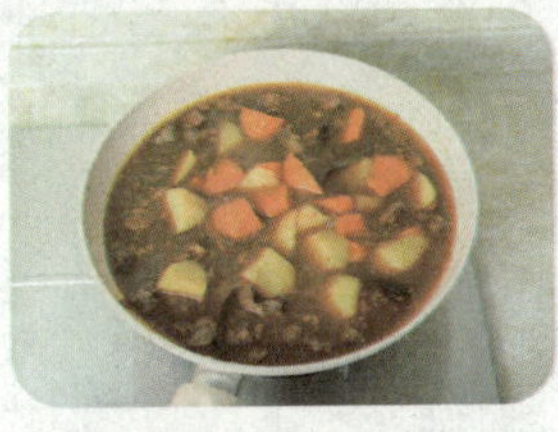

7. 加入胡萝卜、土豆继续炖30分钟，炖至食材软烂即可出锅。

# 豌豆火腿芋头泥
## ——香喷喷又软糯

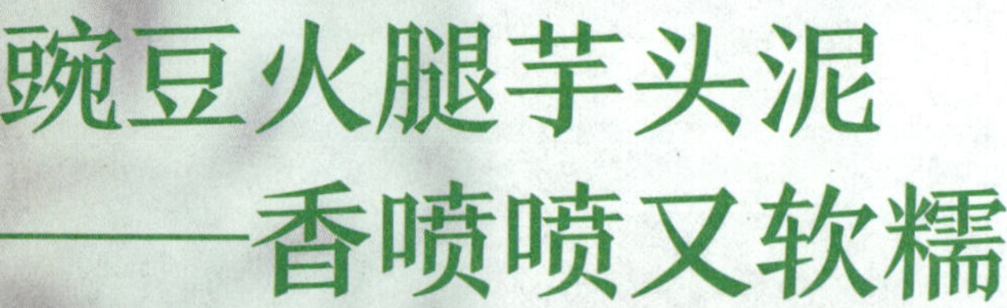

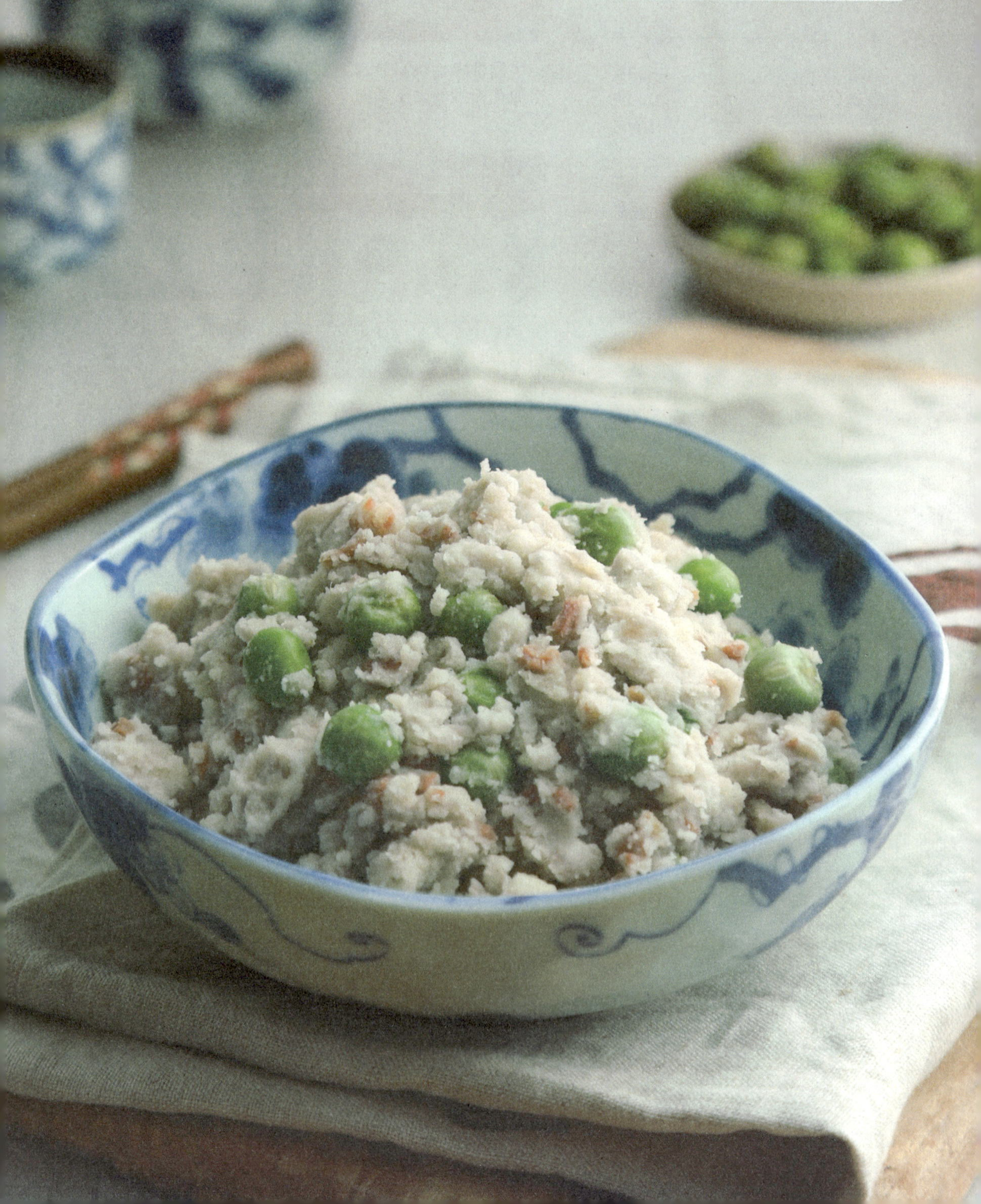

## 特色

这回不做甜品，做个咸味的芋泥。热乎乎的芋头泥绵软酥烂，香喷喷中带有咸鲜的滋味。爱吃芋头的人可以试试。

## 烹饪秘籍

炒制芋泥的过程中，如果觉得太干，可以加适量清水。选择比较嫩的豌豆更适合搭配软糯的芋头。

## 营养贴士

芋头是常见的薯类食材，薯类是非常好的低脂肪高纤维的食物。芋头还含有多种微量元素，能增进食欲、助消化，既能做成各种菜肴，又能做成美味可口的零食。

## 主料

| | |
|---|---|
| 荔浦芋头 | 250克 |
| 豌豆 | 30克 |
| 火腿 | 20克 |

## 辅料

| | |
|---|---|
| 菜籽油 | 2茶匙 |
| 盐 | 少许 |
| 料酒 | 1茶匙 |

## 做法

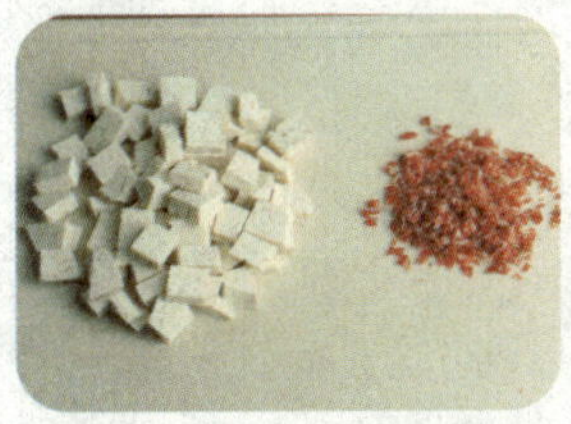

1. 荔浦芋头洗净去皮切块。火腿切末。

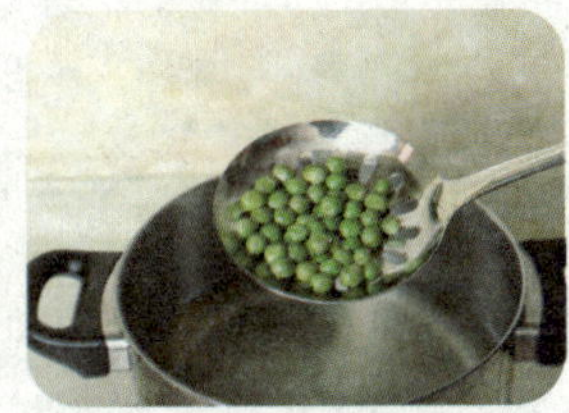

2. 豌豆放入开水中汆烫至熟，捞出控水备用。

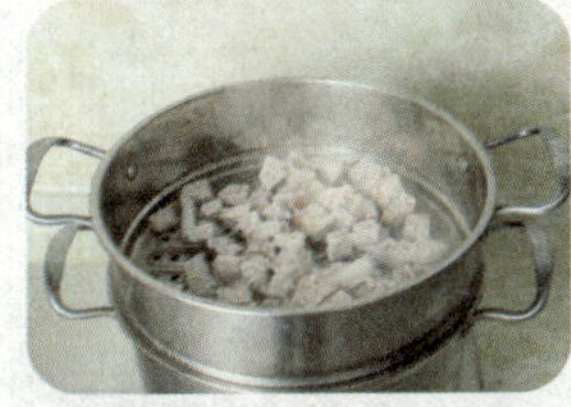

3. 蒸锅中加适量清水，放入芋头蒸至软烂。

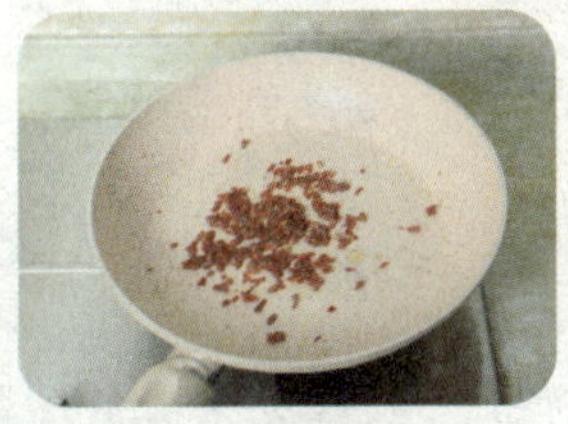

4. 炒锅中加菜籽油烧热，放入火腿末炒香。

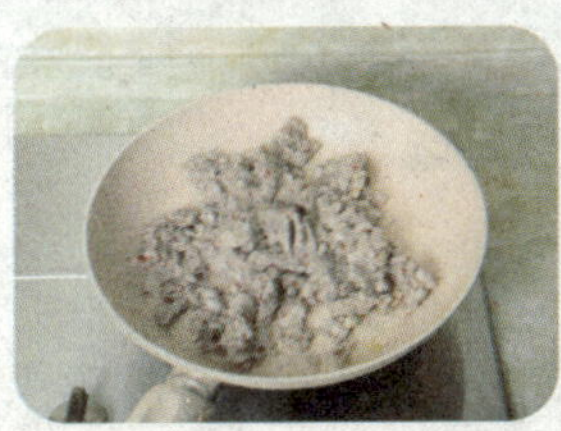

5. 放入蒸软的芋头，不断翻炒成芋泥。

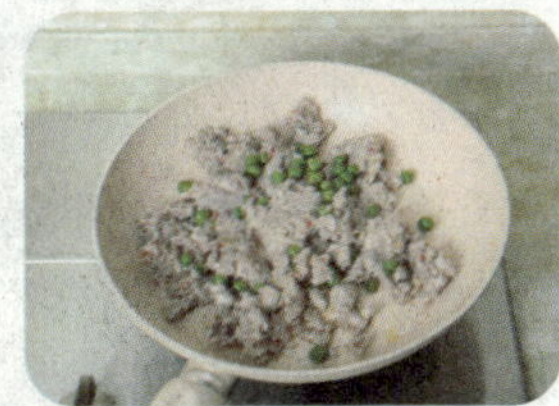

6. 加入盐、料酒、豌豆炒匀即可出锅。

# 南瓜香菇蒸鸡——又香又嫩滑

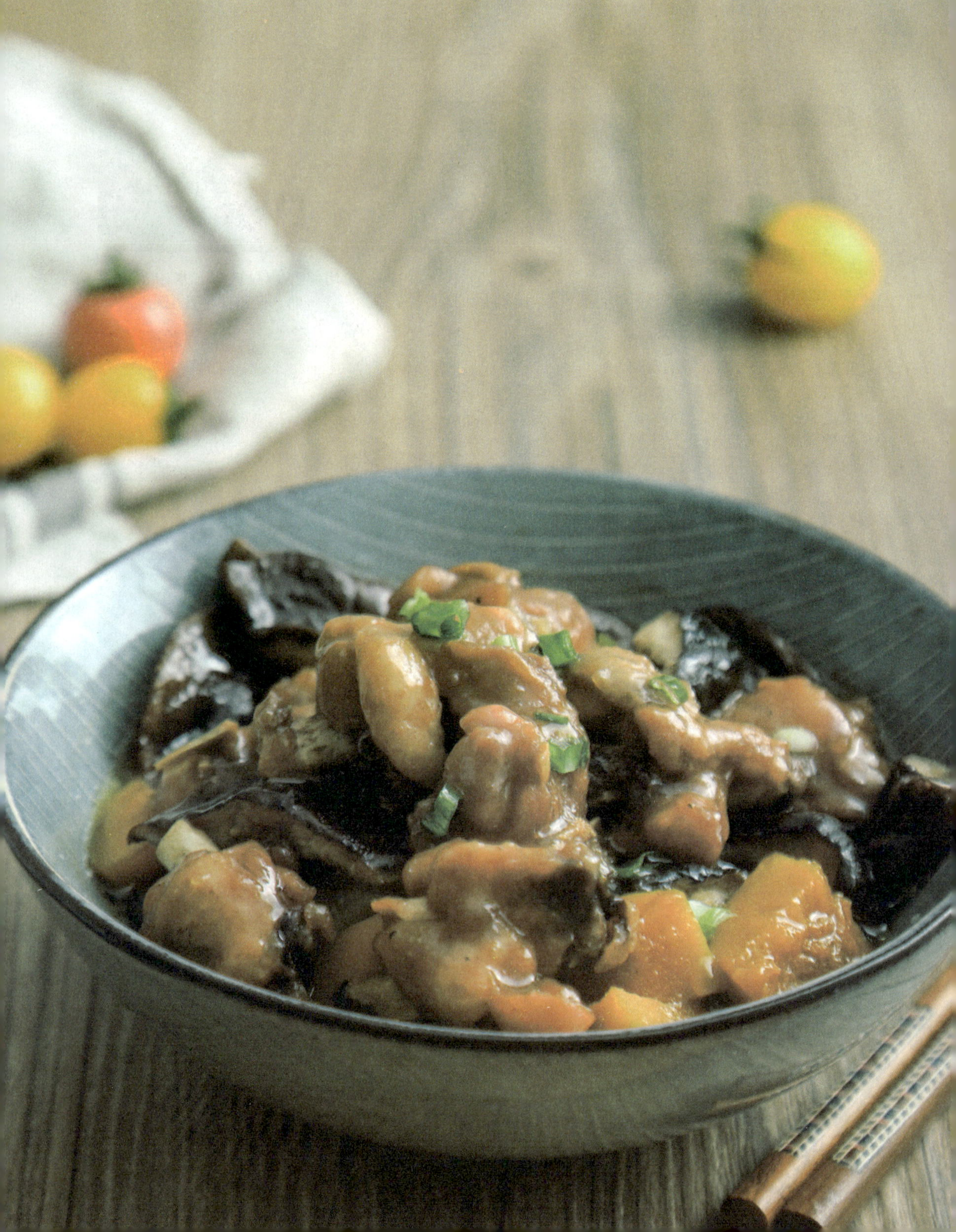

## 特色

简简单单的做法，幸福的味道。南瓜和肉搭配在一起，瞬间组合出令人难忘的经典味道。

## 烹饪秘籍

南瓜的外皮上有时会有一些硬结，口感非常不好，处理南瓜的时候要将这些硬结切掉。

## 营养贴士

南瓜中果胶含量丰富，这种可溶性膳食纤维对控制餐后血脂和血糖有很好的作用。

## 主料

| 鸡腿肉 | 200克 |
| --- | --- |
| 板栗南瓜 | 200克 |
| 干香菇 | 30克 |

## 辅料

| 花生油 | 1茶匙 |
| --- | --- |
| 生抽 | 1茶匙 |
| 蚝油 | 1茶匙 |
| 豉油鸡汁 | 1茶匙 |
| 白胡椒粉 | 1/2茶匙 |
| 淀粉 | 2茶匙 |
| 姜 | 5克 |
| 小葱 | 5克 |

## 做法

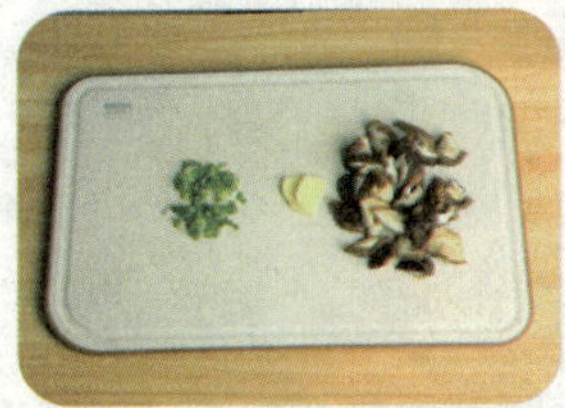

1. 干香菇用清水泡发，洗净去蒂切块。姜洗净切片。小葱洗净切末。

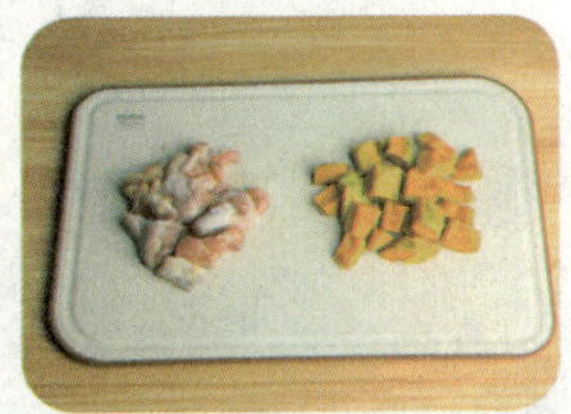

2. 鸡腿肉切适口的块。板栗南瓜洗净去瓤切块。

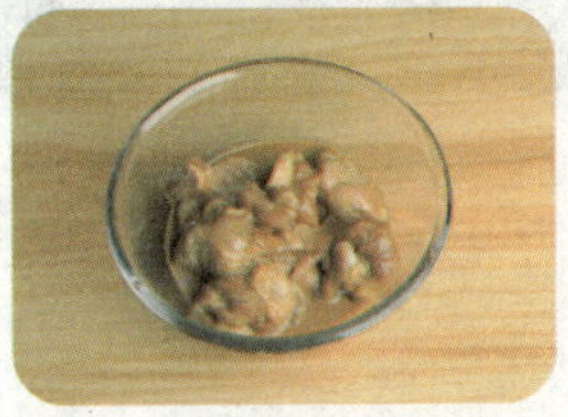

3. 鸡腿肉中加入白胡椒粉、生抽、蚝油、豉油鸡汁、姜片、淀粉、花生油抓匀，腌制30分钟。

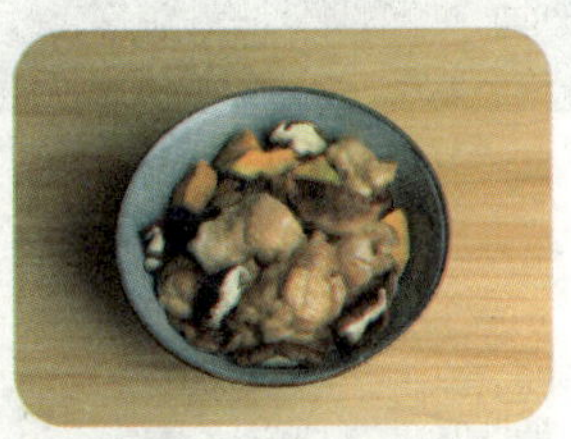

4. 依次将南瓜、鸡腿肉、香菇放入蒸碗中。

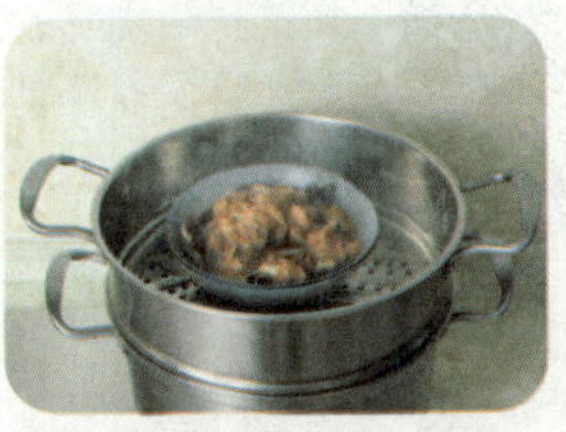

5. 蒸锅中加足量清水，将蒸碗放入蒸屉，大火烧开转中火蒸20分钟。

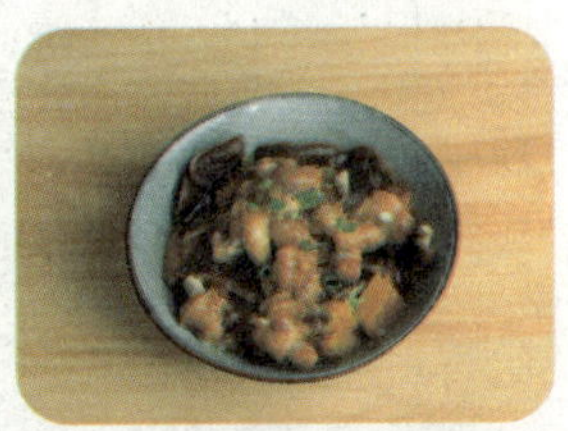

6. 出锅后在南瓜香菇蒸鸡表面撒上小葱末装饰即可。

# 香芋炖鸡
## ——鲜香下饭

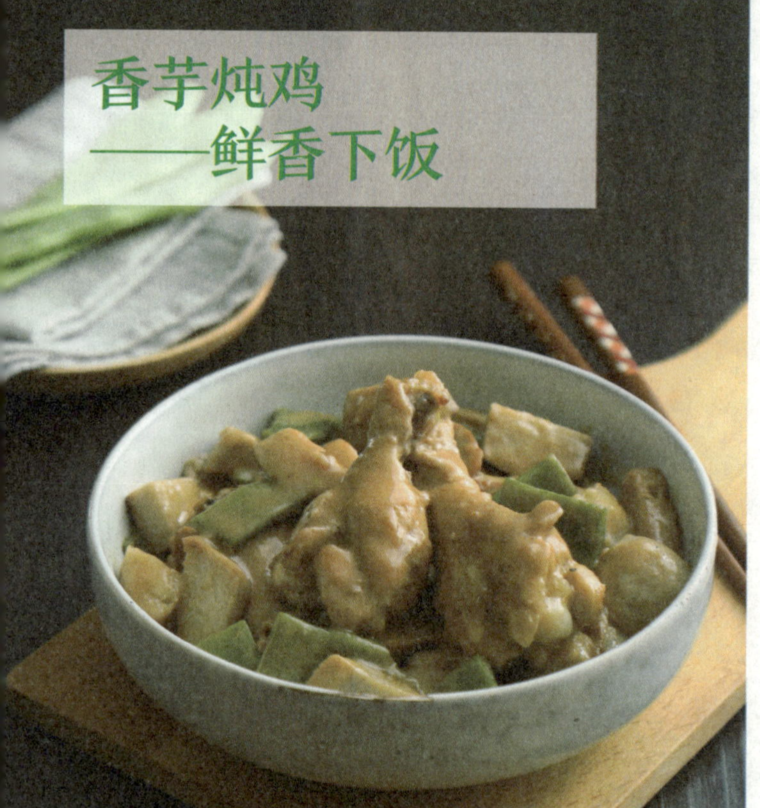

### 特 色

香芋和鸡翅单独拿出来都好吃，炖在一起更美味。热腾腾的厨房，锅里美味的食材翻滚着，食欲完全被香气勾起来了。

### 主 料

| | |
|---|---|
| 鸡翅根 | 250克 |
| 芋头 | 250克 |
| 豆角 | 100克 |

### 辅 料

| | |
|---|---|
| 菜籽油 | 1汤匙 |
| 味噌 | 2汤匙 |
| 料酒 | 1汤匙 |
| 味淋 | 2汤匙 |
| 糖 | 1茶匙 |

### 烹饪秘籍

最后炖煮的时间视豆角的熟度而定，只要豆角炖熟即可。

### 营养贴士

芋头是富含淀粉的食材，可以代替部分主食。一餐中如果有芋头，可以适量减少米面类主食的分量。

### 做 法

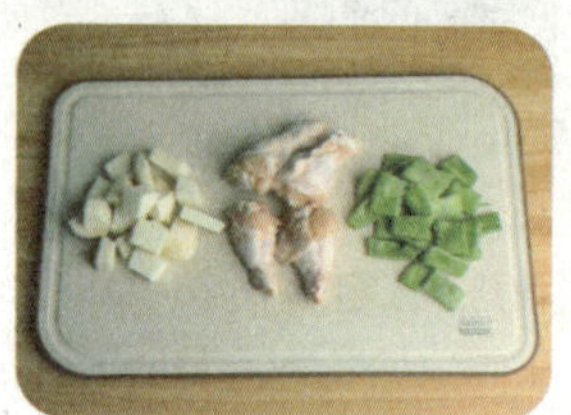

1. 鸡翅根洗净控水。芋头洗净去皮切块。豆角洗净切段。

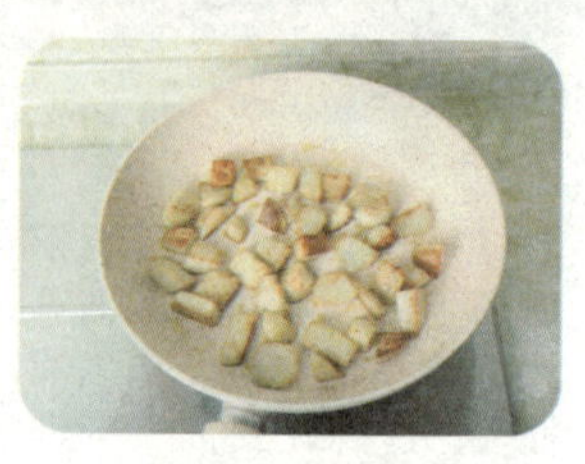

2. 炒锅中加菜籽油烧热，放入芋头小火煎至表面金黄，盛出备用。

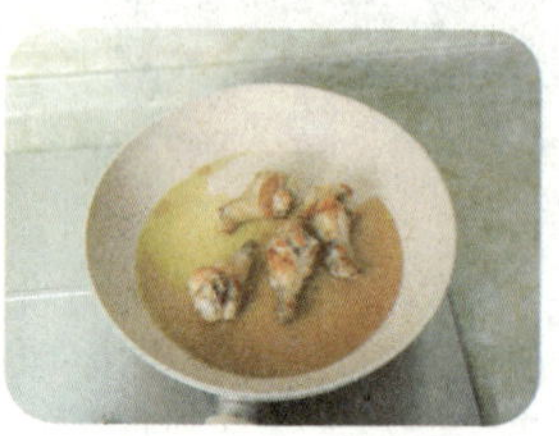

3. 原锅中加入鸡翅根小火煎至表面焦黄，转大火烹入料酒炒香。

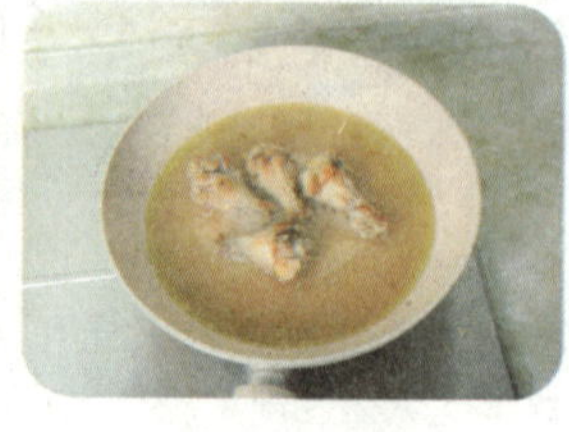

4. 加入200毫升热水、1汤匙味噌、味淋、糖煮沸，盖盖小火炖煮20分钟。

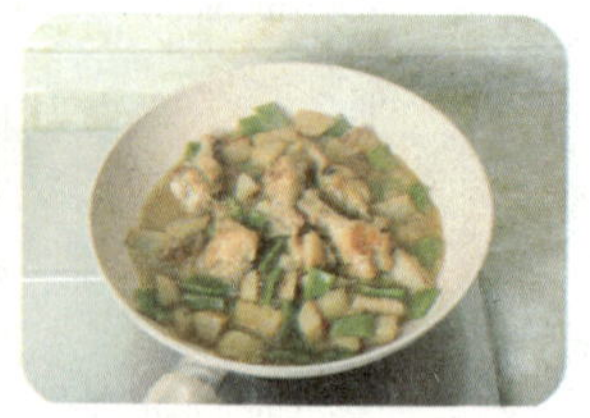

5. 加入芋头、豆角、1汤匙味噌翻拌均匀，继续炖煮10分钟即可。

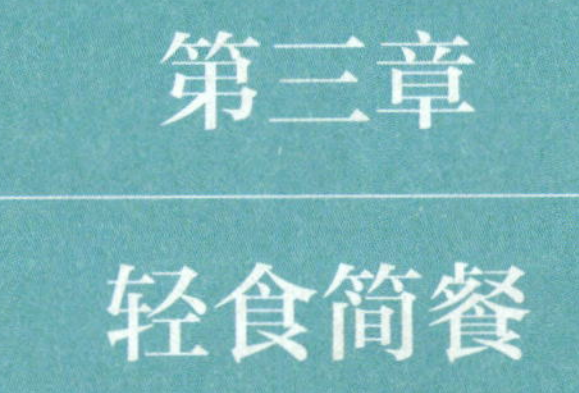

# 第三章

# 轻食简餐

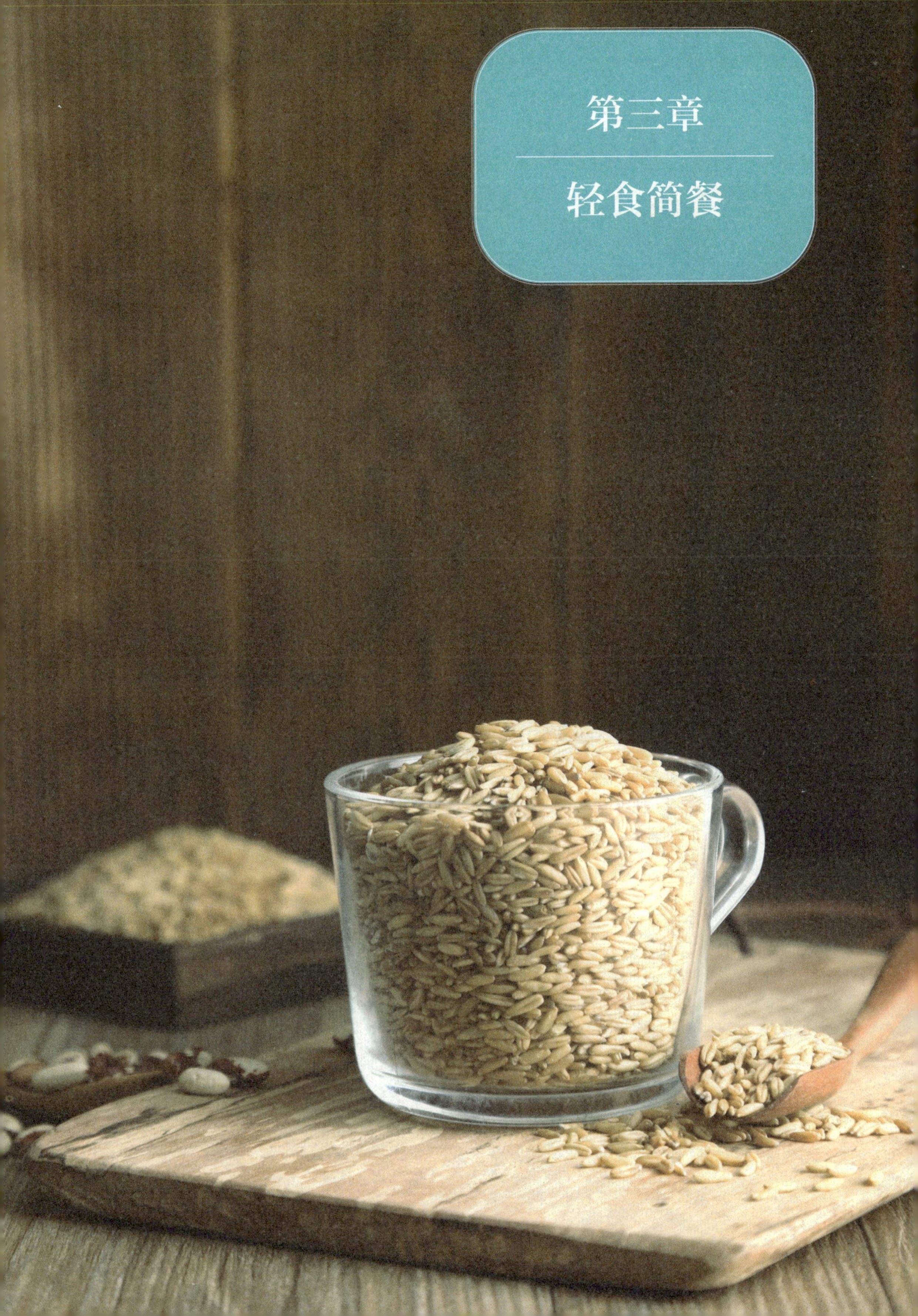

# 鹰嘴豆三文鱼沙拉
# ——清新的主食沙拉

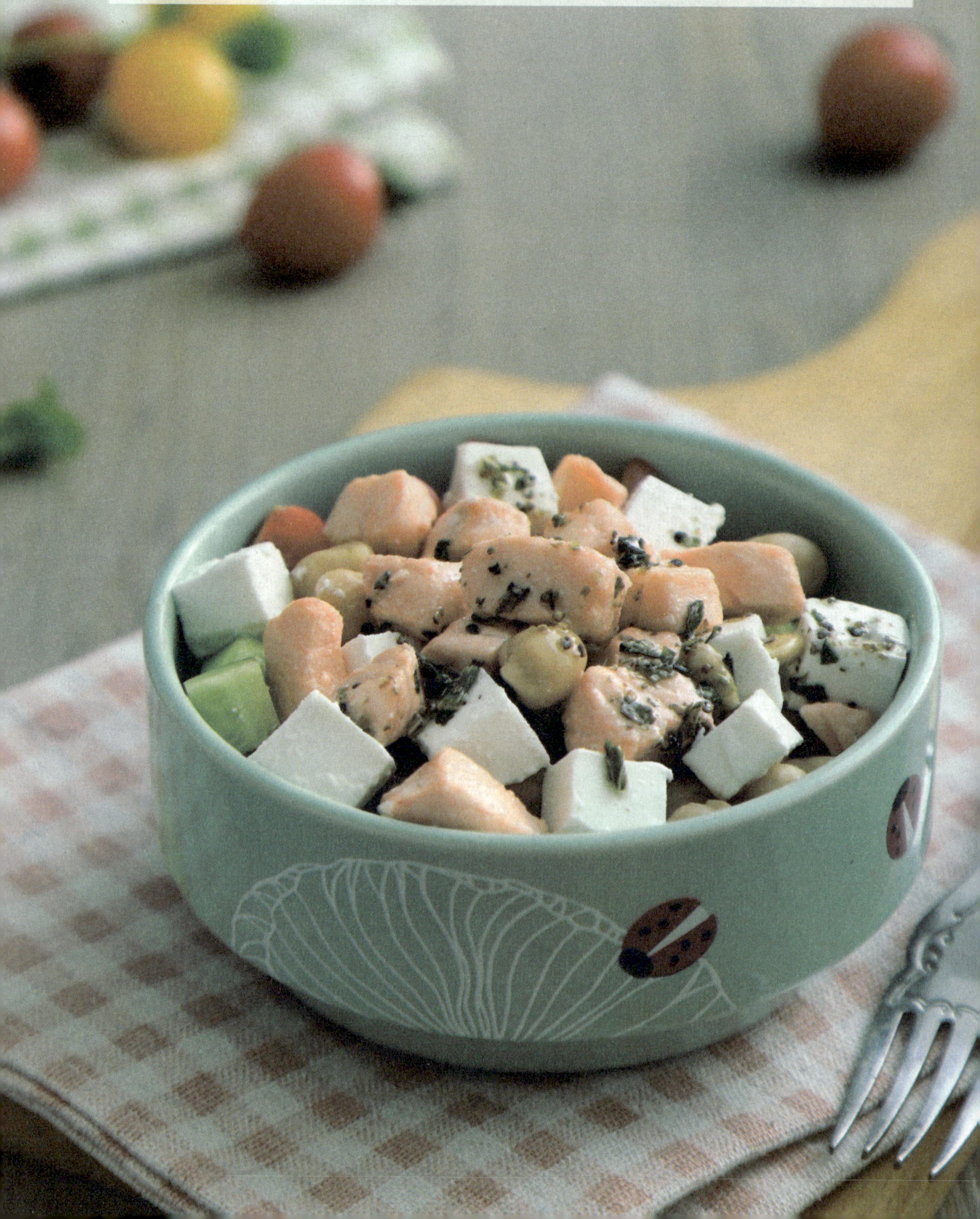

## 特色

鹰嘴豆入菜，天然又健康，煮熟的豆子口感绵软，特别百搭。沙拉里面还有三文鱼，心情自然也就美美的啦。

## 主料

| | |
|---|---|
| 三文鱼 | 100克 |
| 鹰嘴豆 | 50克 |
| 圣女果 | 50克 |
| 黄瓜 | 50克 |
| 飞达奶酪（Feta） | 30克 |

## 辅料

| | |
|---|---|
| 橄榄油 | 2汤匙 |
| 柠檬汁 | 1汤匙 |
| 海盐 | 1/2茶匙 |
| 黑胡椒碎 | 1/2茶匙 |
| 干牛至碎 | 1/2茶匙 |
| 干欧芹 | 1/2茶匙 |

## 烹饪秘籍

沙拉酱汁应分次拌入沙拉中，味道合适就可以。沙拉的口感宜清淡。

## 营养贴士

鹰嘴豆属于杂豆类。杂豆的蛋白质含量是大米的3倍左右，饱腹感强。用杂豆代替一部分白米白面对减肥非常有帮助。

## 做法

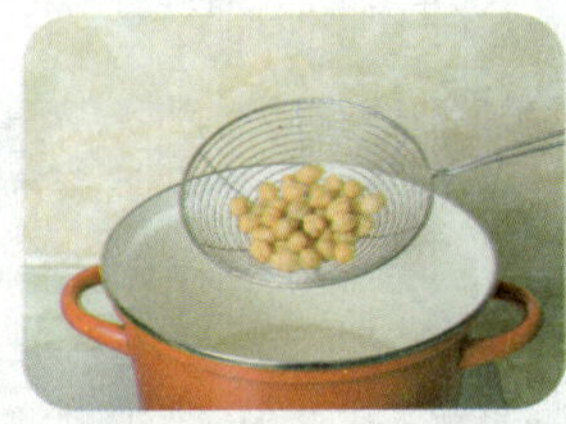

1. 鹰嘴豆用清水泡发，放入清水中煮熟。捞出控水备用。

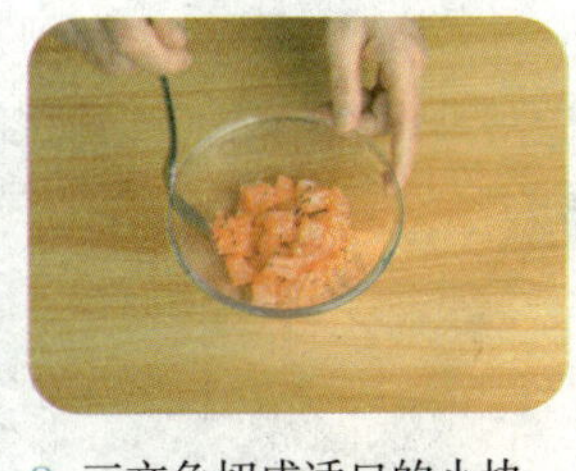

2. 三文鱼切成适口的小块，加少许海盐、黑胡椒碎、柠檬汁、橄榄油拌匀。

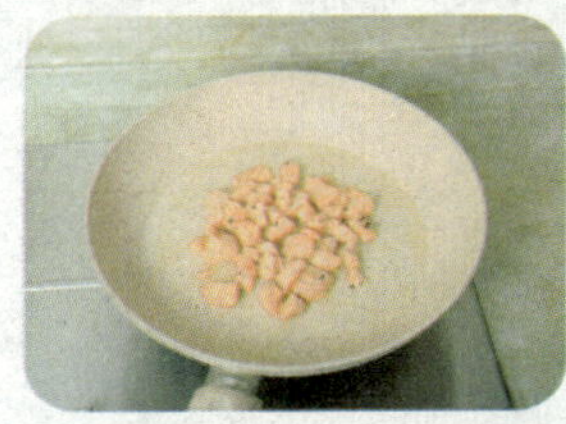

3. 不粘锅烧热，放入三文鱼块，中火煎至表面焦黄，盛出备用。

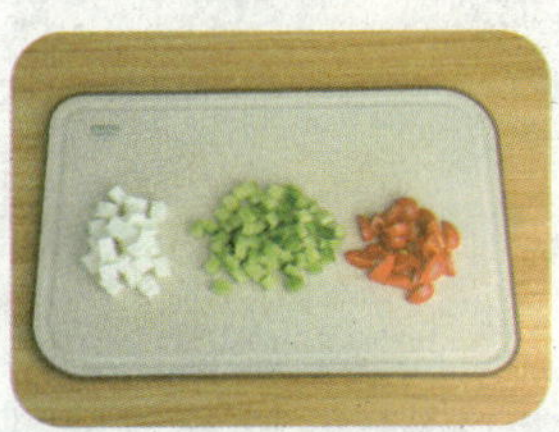

4. 圣女果洗净切块。黄瓜洗净切块。飞达奶酪切块。

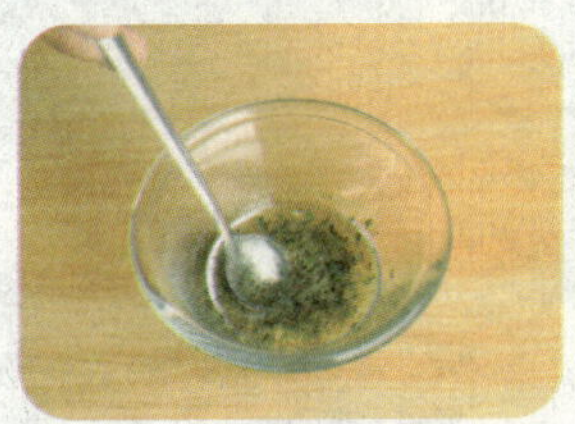

5. 将所有剩余辅料放入小碗中拌匀，混合成沙拉酱汁。

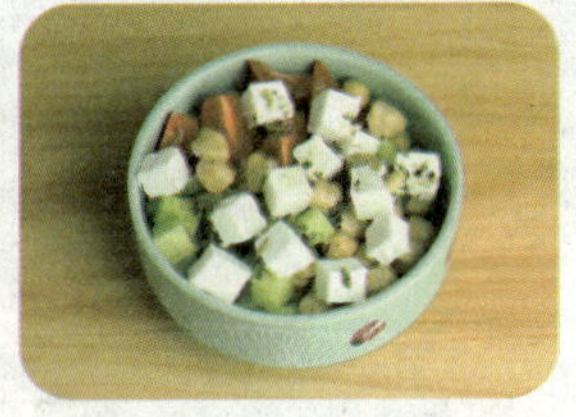

6. 沙拉碗中放入鹰嘴豆、圣女果、黄瓜、飞达奶酪，淋适量沙拉酱汁拌匀。

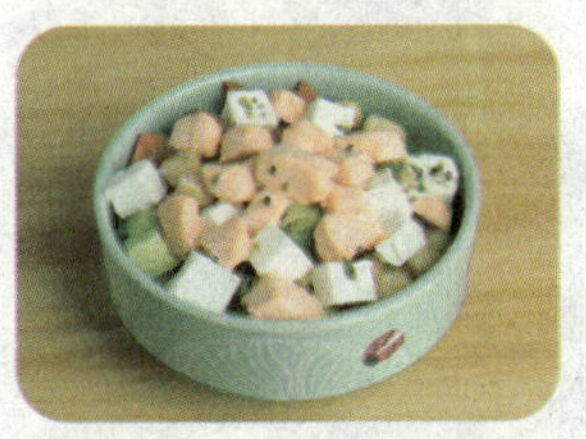

7. 拌好的沙拉最后放上三文鱼块即可。

# 藜麦煎鸡胸沙拉——健康饱腹

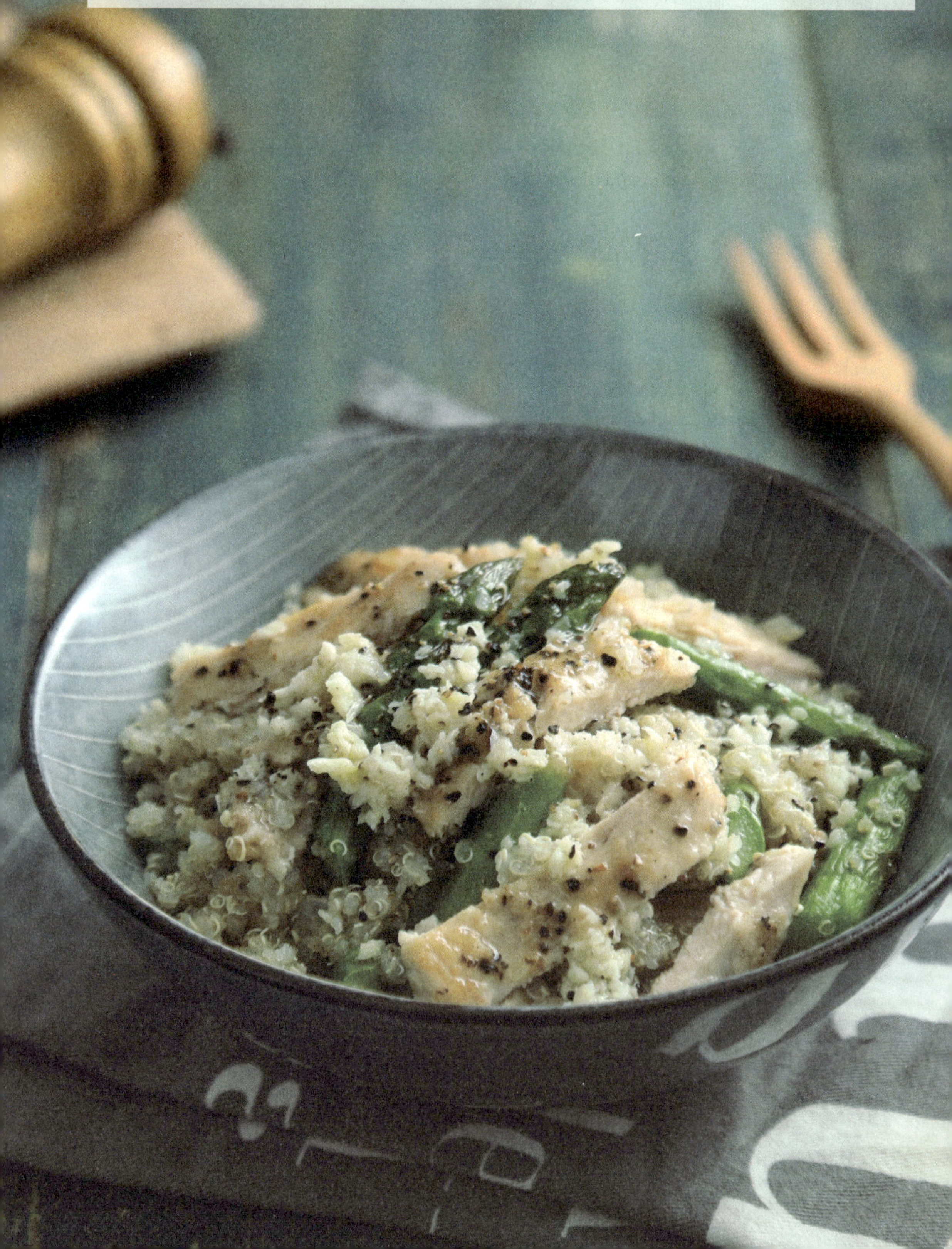

## 特色

三色藜麦颗粒饱满弹牙，搭配这样的口感，选用了比较有质感的蔬菜。满满一盘沙拉色彩非常丰富，营养十足。

## 主料

| | |
|---|---|
| 水浸金枪鱼 | 80克 |
| 三色藜麦 | 50克 |
| 紫甘蓝 | 30克 |
| 青豆 | 30克 |
| 红彩椒 | 30克 |
| 水萝卜 | 30克 |

## 辅料

| | |
|---|---|
| 香油 | 1汤匙 |
| 柠檬汁 | 2汤匙 |
| 生抽 | 3汤匙 |
| 芝麻酱 | 1茶匙 |
| 小葱 | 10克 |
| 蒜 | 5克 |

## 烹饪秘籍

沙拉酱汁不必用完，根据自己的口味添加即可。紫甘蓝切成块后口感比较硬，不要多放，适量即可。

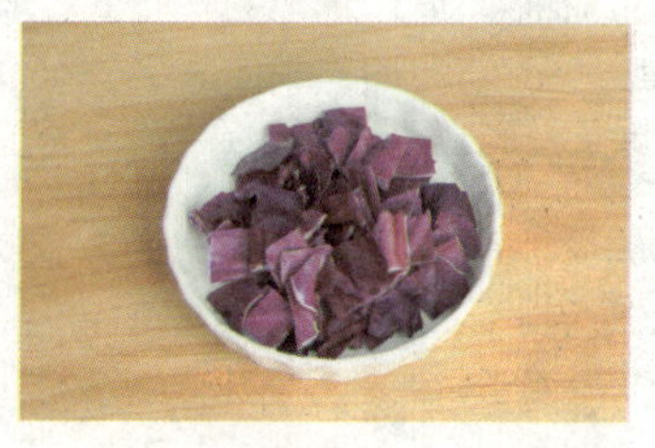

## 营养贴士

藜麦易消化，口感好，含有人体必需的氨基酸、多种矿物质、维生素、膳食纤维等，非常适合日常食用。

## 做法

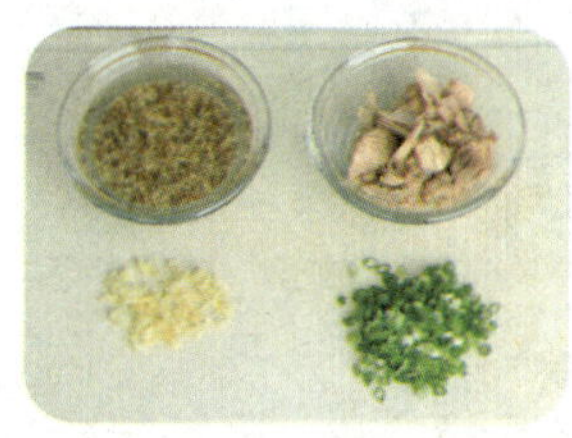

1. 三色藜麦用清水浸泡30分钟。水浸金枪鱼控水。小葱洗净切末。蒜压成蒜泥。

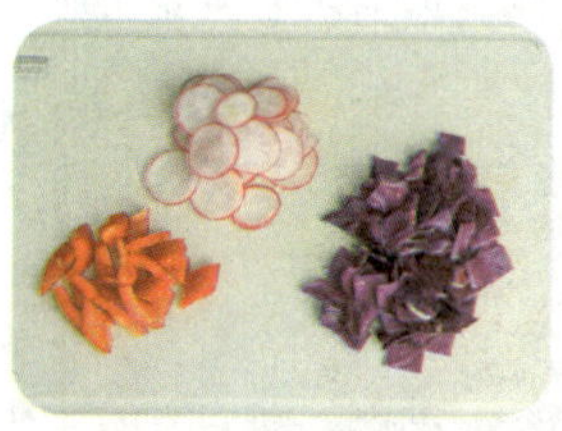

2. 紫甘蓝洗净切小块。红彩椒洗净切小块。水萝卜洗净切小片。

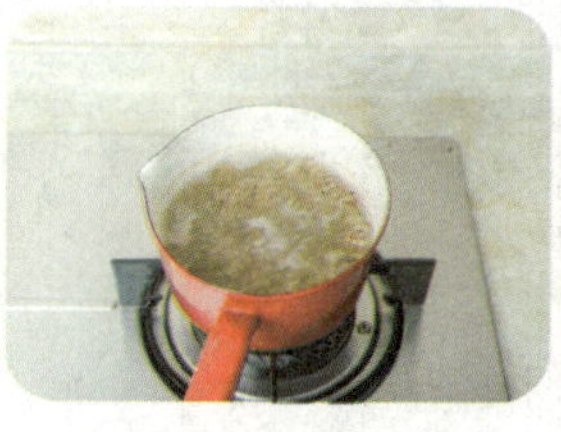

3. 藜麦放入小锅中，加适量清水烧开，煮10分钟。

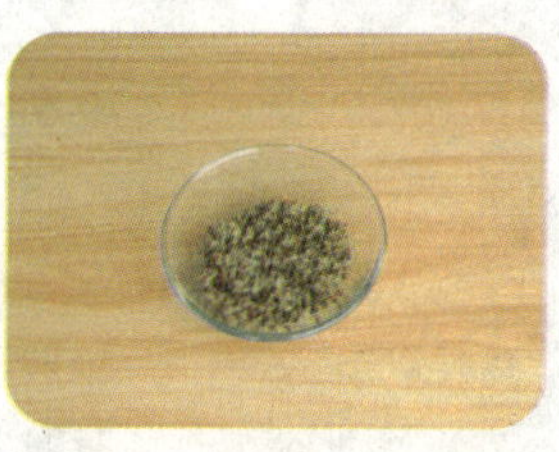

4. 将煮好的藜麦过一遍纯净水，控水备用。

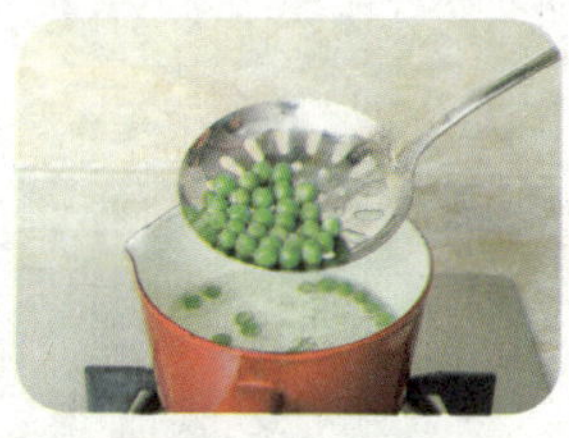

5. 原锅中放入青豆煮熟，捞出控水备用。

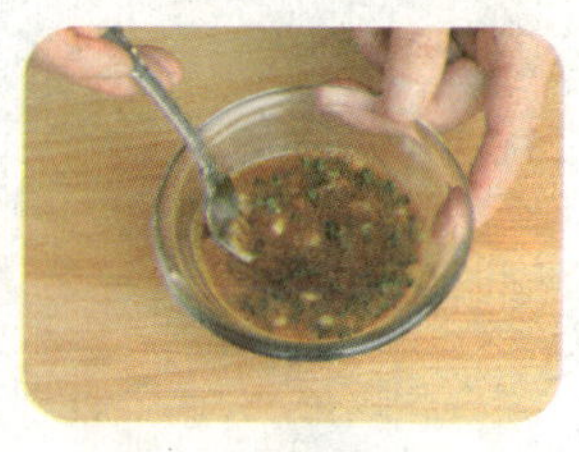

6. 小碗中加入所有辅料拌匀成沙拉酱汁。

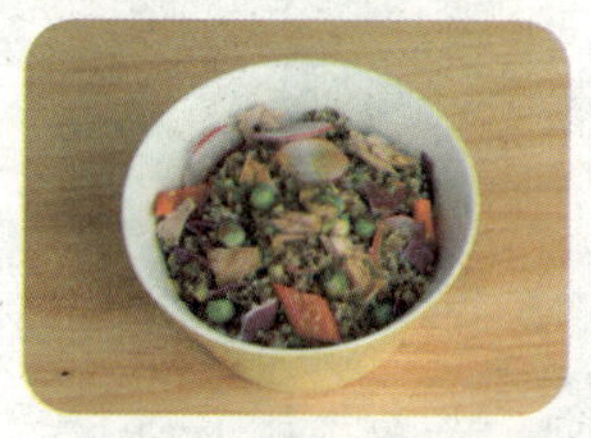

7. 将所有主料放入沙拉碗中，淋适量沙拉酱汁拌匀即可。

# 玉米片鲜虾沙拉
# ——清新美味营养

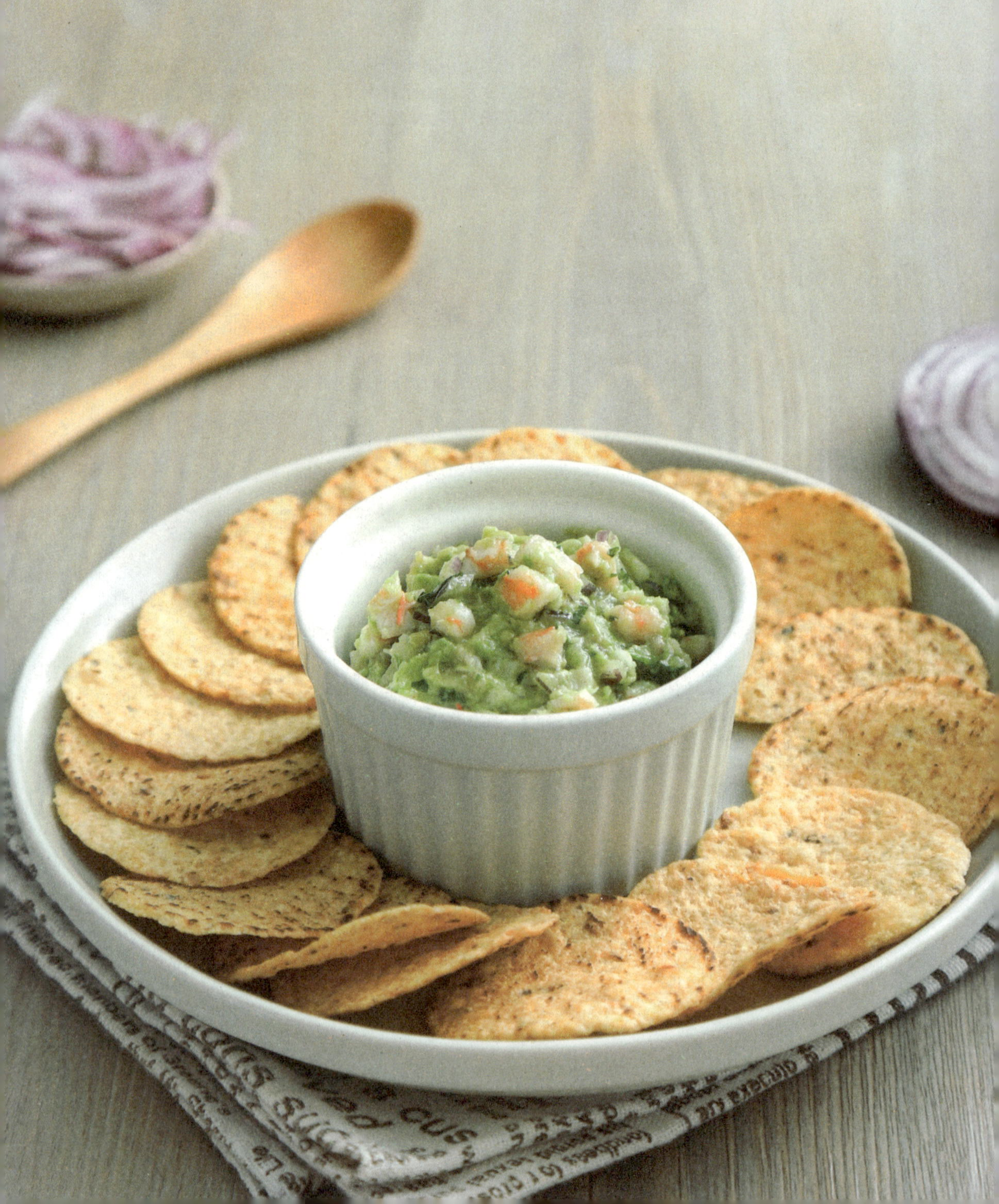

## 特 色

这个夏天需要来点“热情料理”，用墨西哥玉米片来入菜正合适。玉米片又香又脆，搭配弹牙的虾肉和浓郁的牛油果泥，口感有惊喜。

## 烹饪秘籍

虾仁烫熟即可，不要烫太久，然后马上用冰水降温。这样做好的虾仁肉质特别有弹性，口感鲜甜。

## 营养贴士

将玉米片与沙拉混合食用，能够均衡营养，易饱腹。搭配健康的食材一起吃，能控制热量的摄入。

## 主 料

| | |
|---|---|
| 墨西哥玉米片 | 适量 |
| 牛油果 | 1个 |
| 虾仁 | 100克 |
| 洋葱 | 40克 |

## 辅 料

| | |
|---|---|
| 橄榄油 | 1汤匙 |
| 海盐 | 少许 |
| 黑胡椒碎 | 少许 |
| 青柠汁 | 1汤匙 |
| 蒜 | 5克 |
| 香菜 | 15克 |

## 做 法

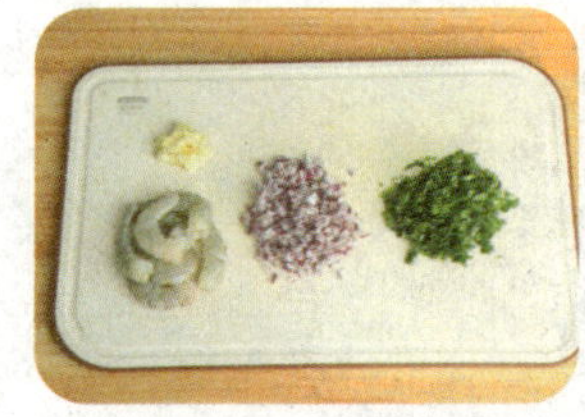

1. 虾仁挑去虾线。洋葱洗净切细末。蒜压成蒜泥。香菜洗净切末。

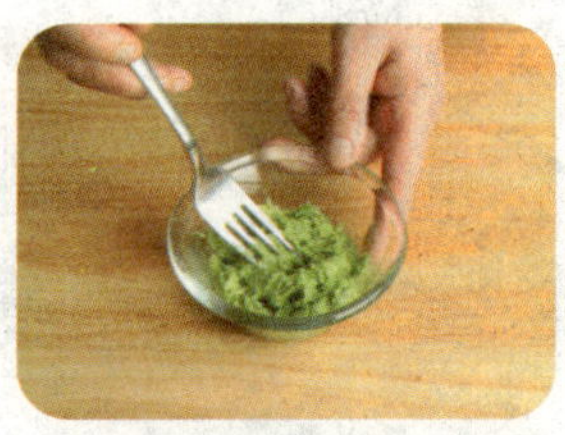

2. 牛油果去皮去核，用叉子压碎成牛油果泥。

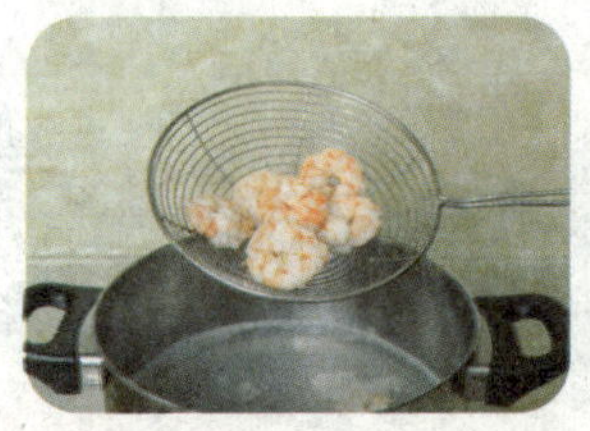

3. 小锅中加适量清水烧开，放入虾仁汆烫至熟。

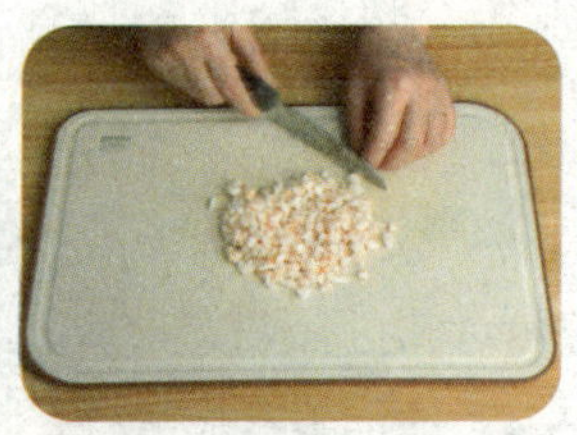

4. 捞出虾仁迅速放入冰水中降温，之后控干水分切粒。

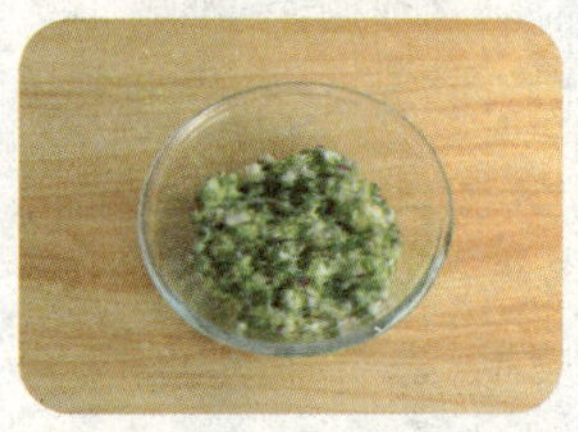

5. 将除墨西哥玉米片以外的所有食材放入沙拉碗中拌匀。

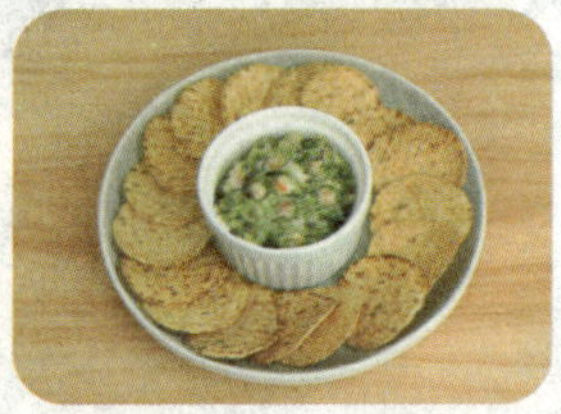

6. 搭配墨西哥玉米片装盘食用即可。

# 煎牛排玉米沙拉
# ——热情洋溢的沙拉

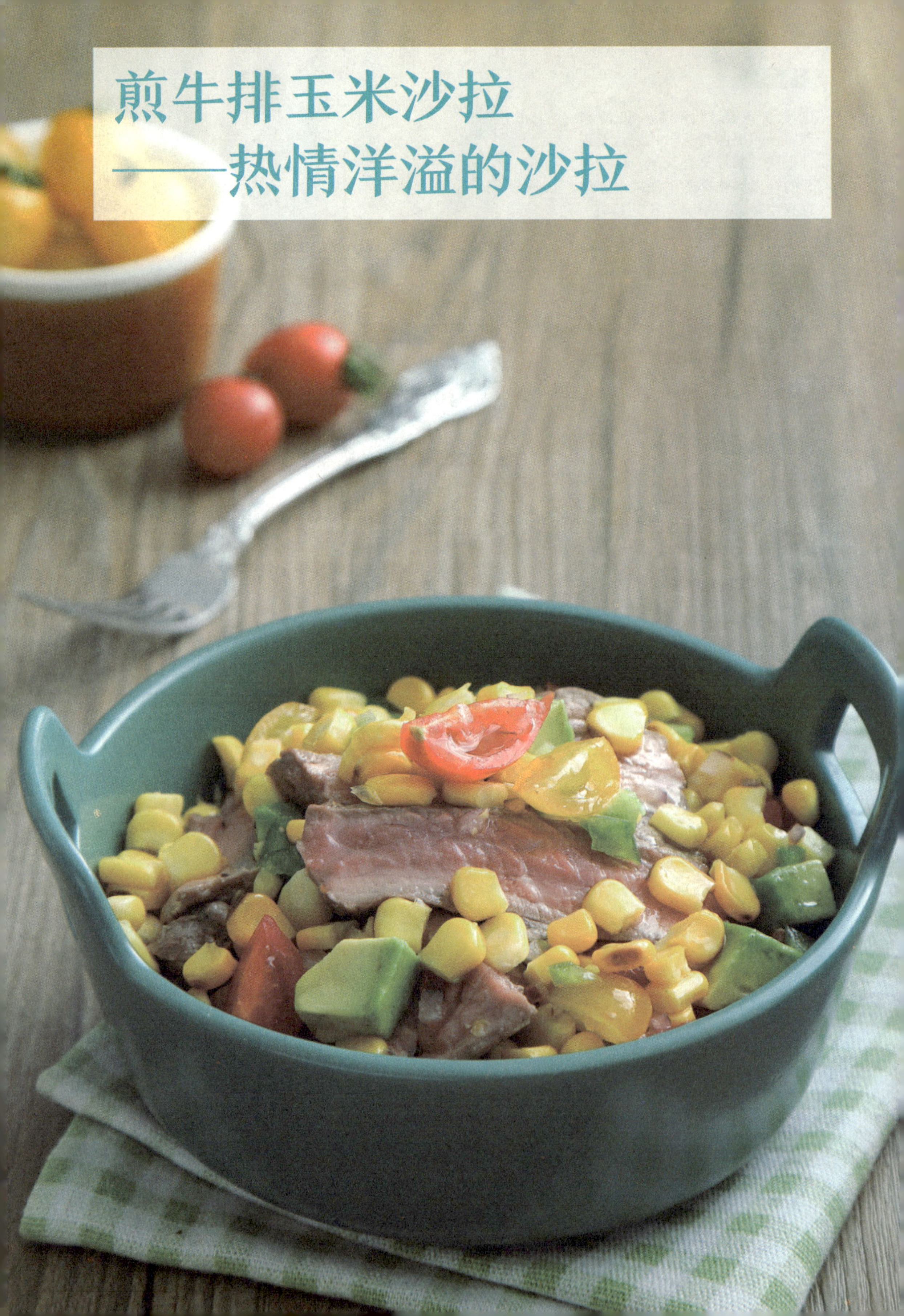

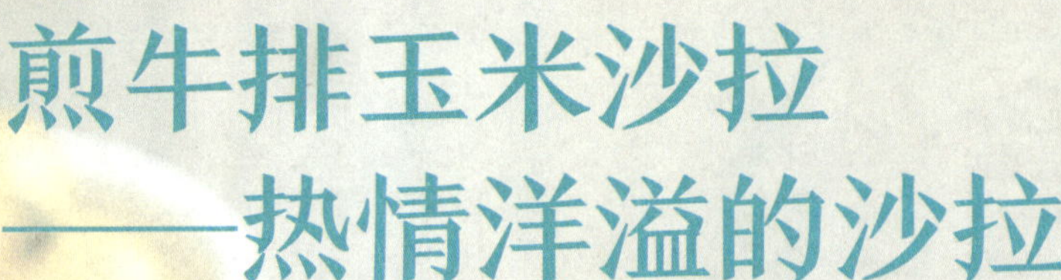

## 特色

玉米沙拉配牛排，就是这么硬气。借点牛排的肉香，煎烤的玉米太勾人食欲了。

## 主料

| | |
|---|---|
| 牛排 | 250克 |
| 玉米 | 1根 |
| 牛油果 | 30克 |
| 红洋葱 | 30克 |
| 红圣女果 | 30克 |
| 黄圣女果 | 30克 |
| 青椒 | 30克 |

## 辅料

| | |
|---|---|
| 橄榄油 | 2汤匙 |
| 海盐 | 1/2茶匙 |
| 黑胡椒碎 | 1/2茶匙 |
| 柠檬汁 | 1汤匙 |
| 蜂蜜 | 2茶匙 |

## 烹饪秘籍

将盛放牛排的空盘子放入微波炉加热后再盛牛排，牛排表面覆盖锡纸，这样可以起到保温的作用。

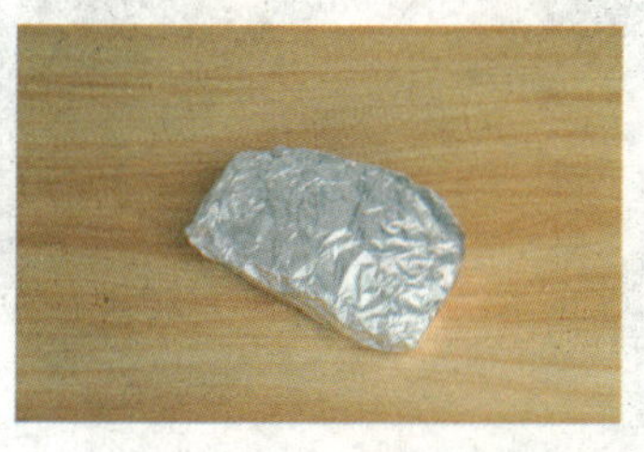

## 营养贴士

玉米中的蛋白质含量比较低，放入沙拉里面搭配高蛋白的食物，可以补充这方面的不足。

## 做法

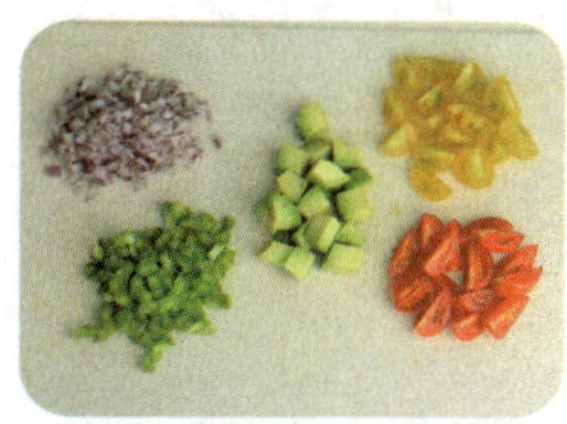

1. 牛油果去皮去核切小块。红洋葱洗净切末。红、黄圣女果洗净切块。青椒洗净切粒。

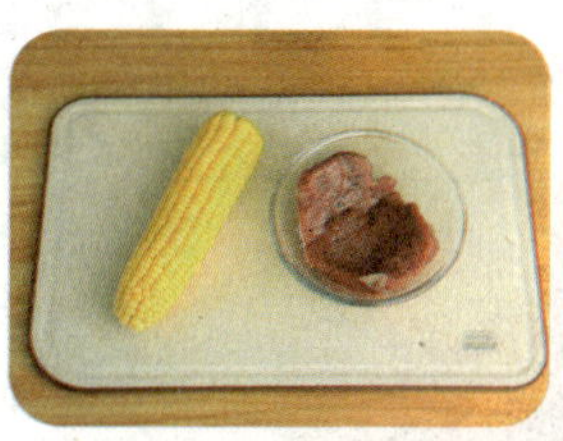

2. 玉米表面抹少许橄榄油。牛排表面撒少许海盐、黑胡椒碎，淋橄榄油。

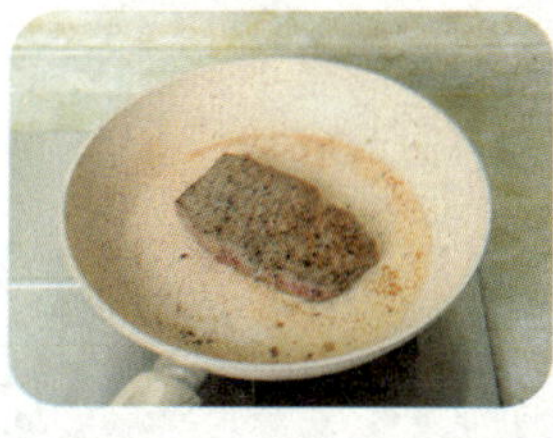

3. 平底锅烧热，淋入适量橄榄油，放入牛排煎至两面焦黄，盛出放在温暖的地方醒制。

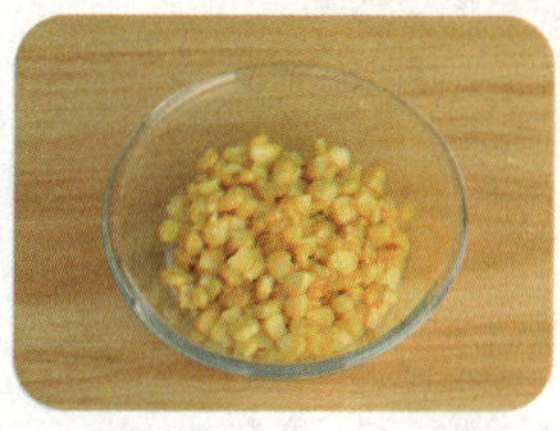

4. 原锅中放入玉米，煎至表面金黄。取出切下玉米粒。

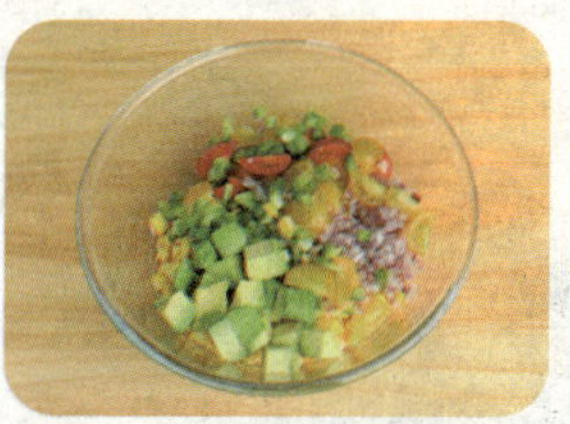

5. 沙拉碗中放入玉米粒、牛油果、红洋葱、红圣女果、黄圣女果、青椒。

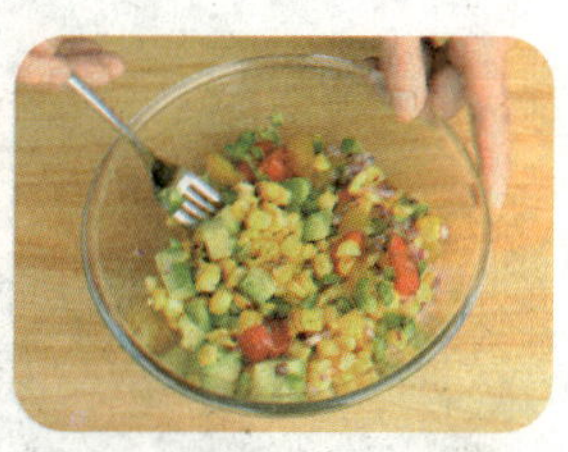

6. 向沙拉碗中加入所有剩余辅料翻拌均匀。

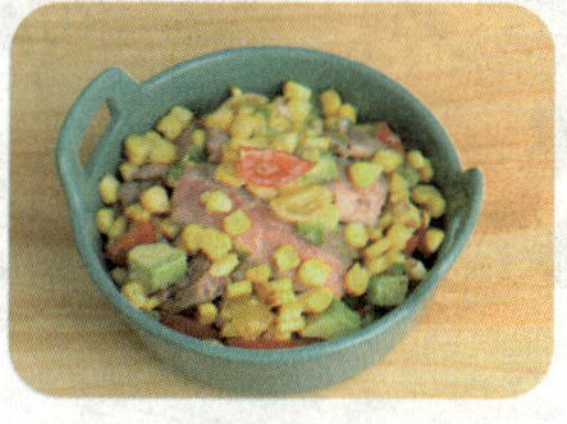

7. 牛排斜切成厚片摆入盘中，拌入做好的沙拉即可。

# 烤牛肉糙米沙拉
## ——给你力量的沙拉

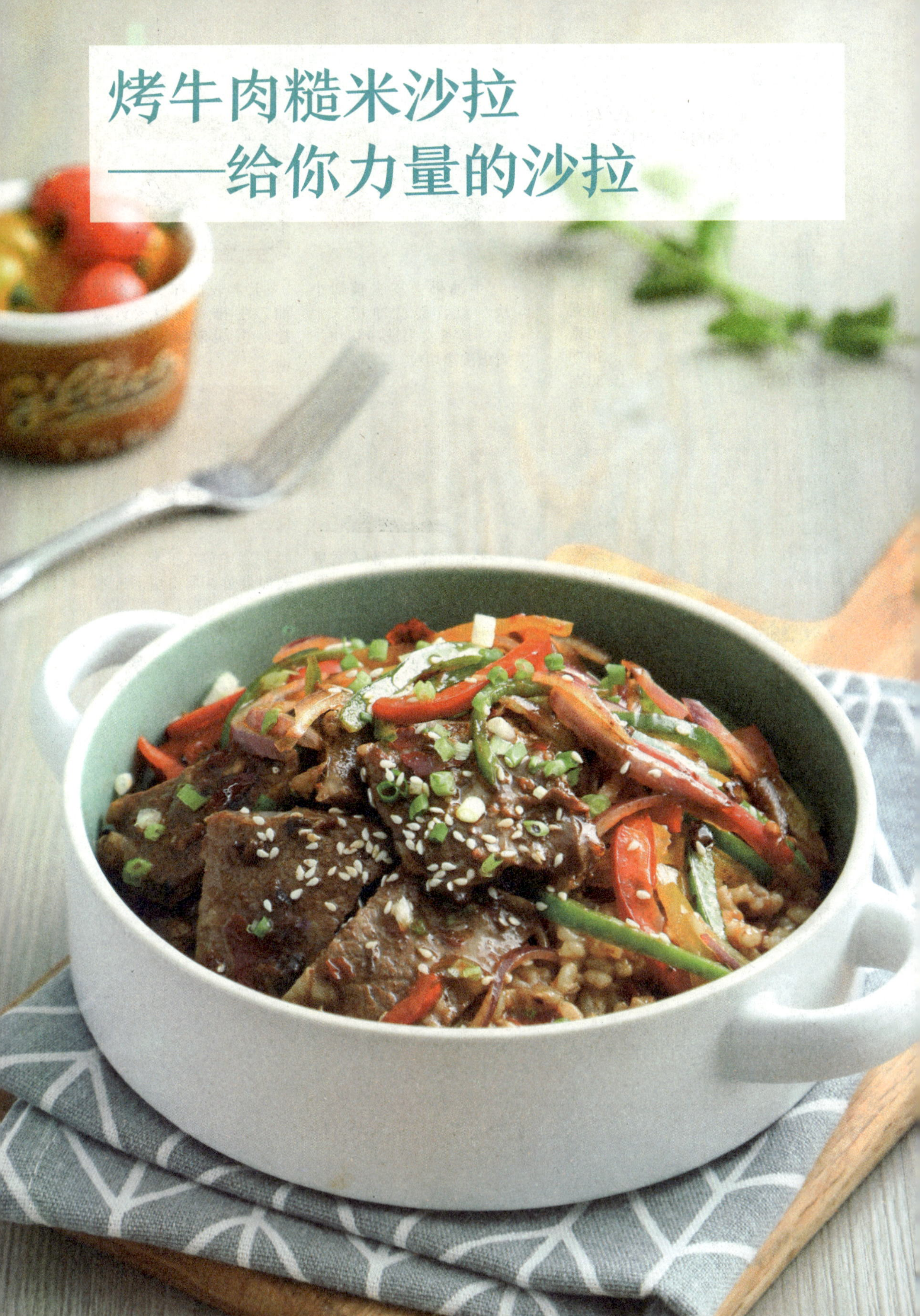

## 特色

用健康的糙米饭垫底，调味后每一粒米都有滋有味。烤蔬菜可比白水煮的好吃多了。最上面是烤牛仔骨，鲜嫩又多汁。这真是一款饱腹沙拉。

## 主料

| | |
|---|---|
| 糙米 | 100克 |
| 牛仔骨 | 200克 |
| 红彩椒 | 30克 |
| 黄彩椒 | 30克 |
| 青椒 | 30克 |
| 洋葱 | 30克 |

## 辅料

| | |
|---|---|
| 花生油 | 1茶匙 |
| 韩式烤肉酱 | 3汤匙 |
| 白芝麻 | 1茶匙 |
| 小葱 | 10克 |

## 烹饪秘籍

用烤盘烤牛仔骨时，在放入牛仔骨之前要擦干水分，以免在烤制过程中汁水飞溅。

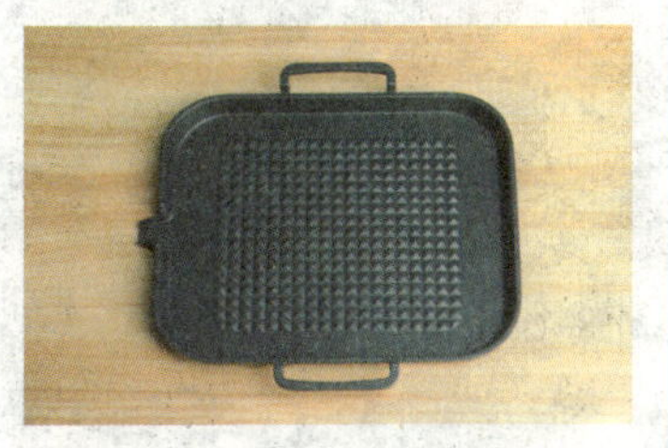

## 营养贴士

糙米是保留了稻米全部营养成分的谷粒。不喜欢吃糙米饭的时候可以试试将它拌入沙拉中，经过调味，糙米的可接受度明显好了很多。

## 做法

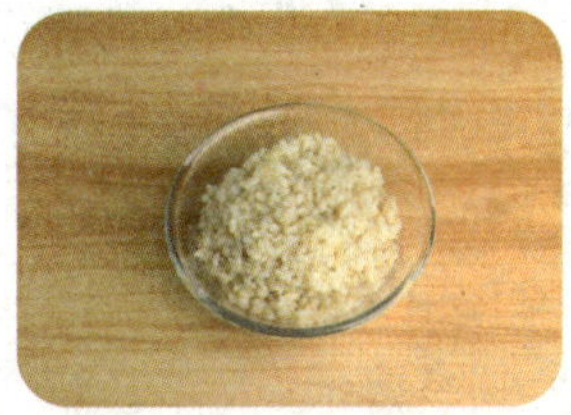

1. 糙米用清水浸泡3小时，放入电饭锅加2倍清水煮成糙米饭。

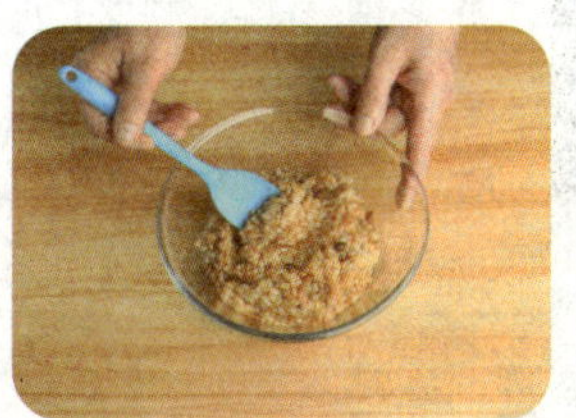

2. 小锅中加1汤匙韩式烤肉酱、1汤匙清水煮滚，拌入糙米饭中。

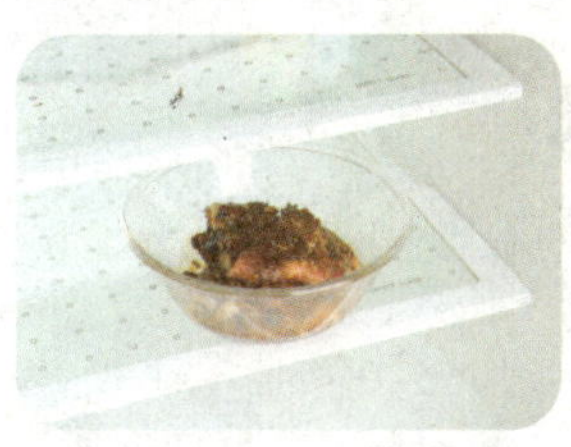

3. 碗中放入牛仔骨、2汤匙韩式烤肉酱抓匀，冷藏腌制2小时。

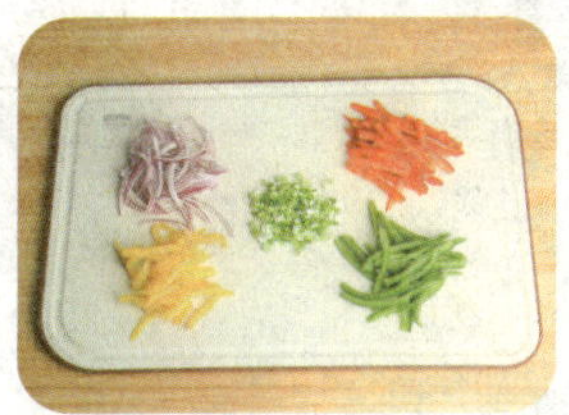

4. 红彩椒、黄彩椒、青椒洗净切丝。洋葱洗净切丝。小葱洗净切末。

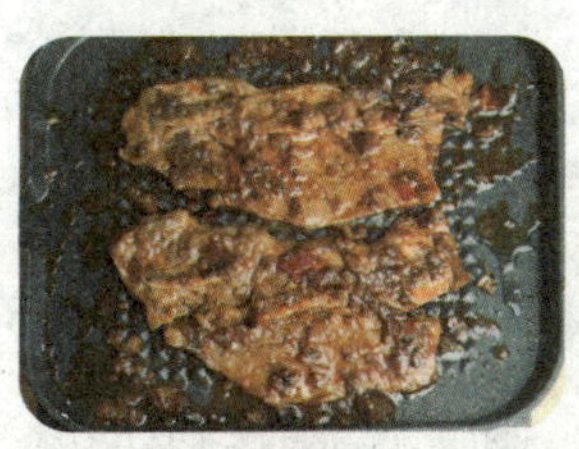

5. 烤盘烧热后刷一层花生油，均匀铺上牛仔骨，两面烤至嫩熟，盛出备用。

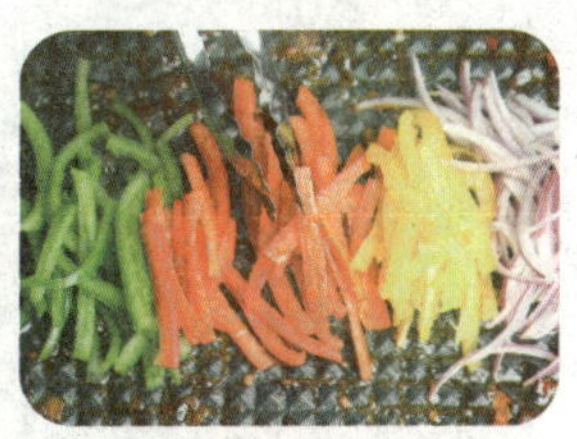

6. 原锅中放入红彩椒、黄彩椒、青椒、洋葱铺平，略微翻烤几下。

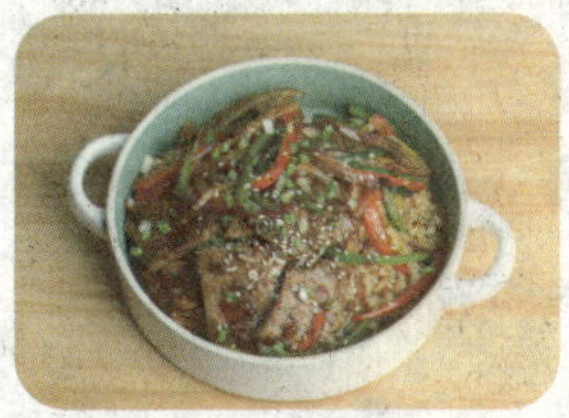

7. 盘中依次放入拌好的糙米饭、各色烤蔬菜、烤牛仔骨，表面撒上小葱末、白芝麻即可。

# 芋头里脊肉沙拉——清爽又饱腹

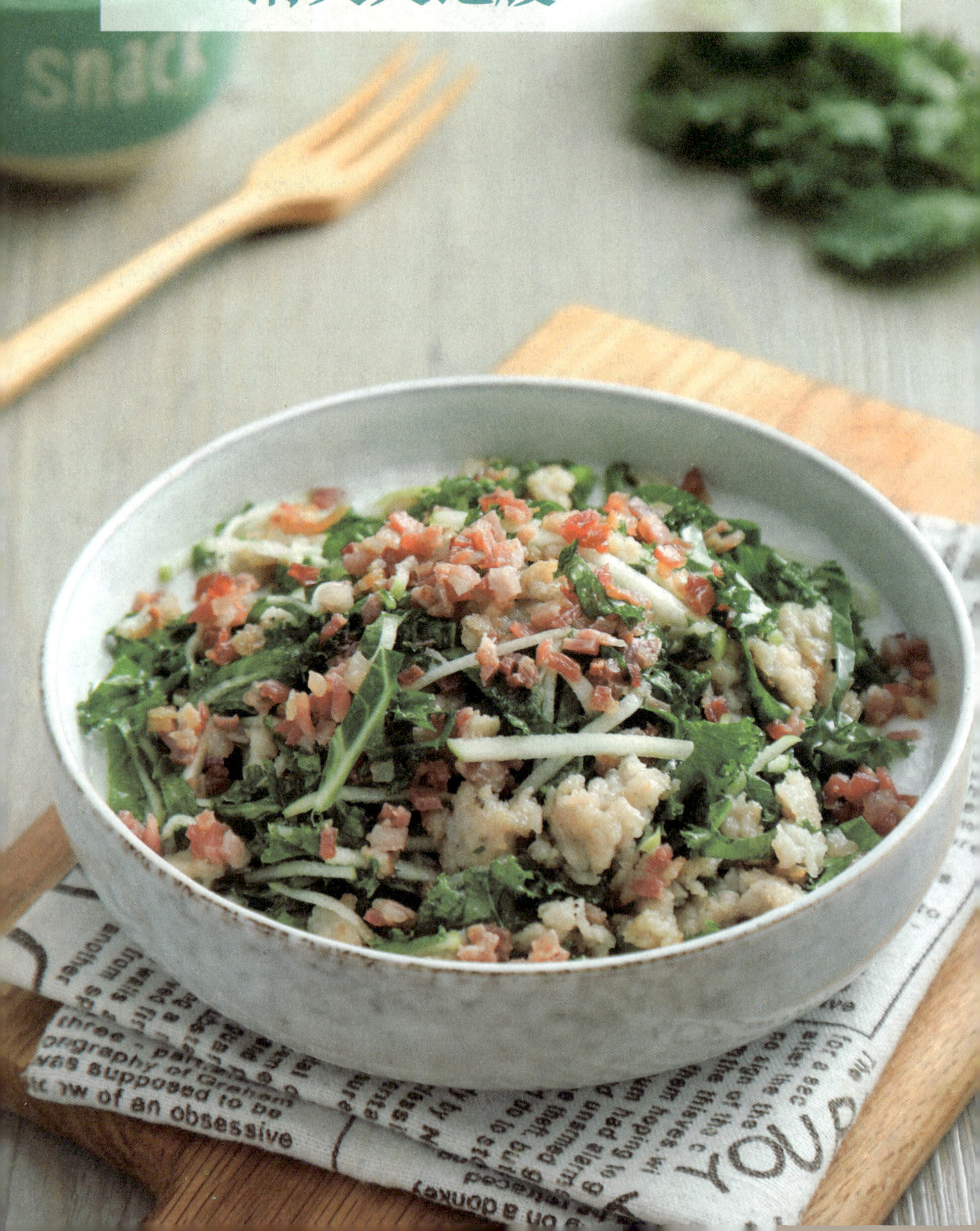

## 特色

都说羽衣甘蓝是沙拉里面最像草的蔬菜了。不妨将这粗糙的绿叶子细细地切碎，与香软细滑的芋泥一起吃，再加点美味的蛋白质，绝对能给味蕾制造快乐。

## 主料

| 主料 | |
|---|---|
| 里脊肉 | 80克 |
| 培根 | 30克 |
| 芋头 | 150克 |
| 羽衣甘蓝 | 60克 |
| 青苹果 | 60克 |
| 牛奶 | 100毫升 |

## 辅料

| 辅料 | |
|---|---|
| 橄榄油 | 1汤匙 |
| 海盐 | 1/2茶匙 |
| 苹果醋 | 2汤匙 |
| 蜂蜜 | 2茶匙 |
| 白胡椒粉 | 少许 |
| 淀粉 | 1茶匙 |

## 做法

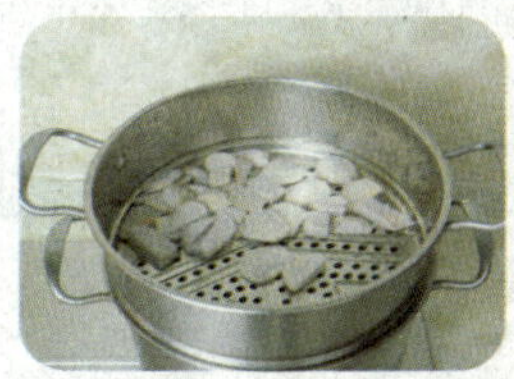

1. 芋头洗净去皮，切成小块，放入蒸锅蒸熟。

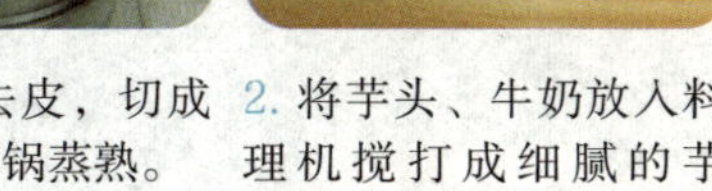

2. 将芋头、牛奶放入料理机搅打成细腻的芋泥。

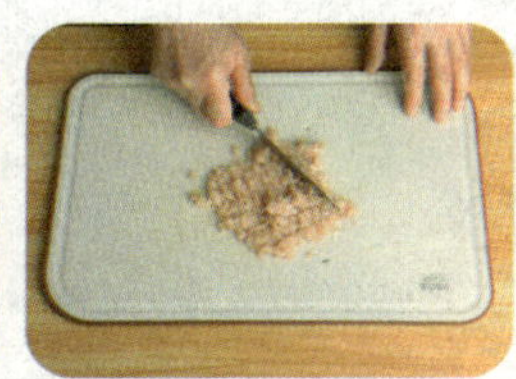

3. 将里脊肉放在砧板上剁碎，撒少许海盐、白胡椒粉、淀粉继续剁匀。

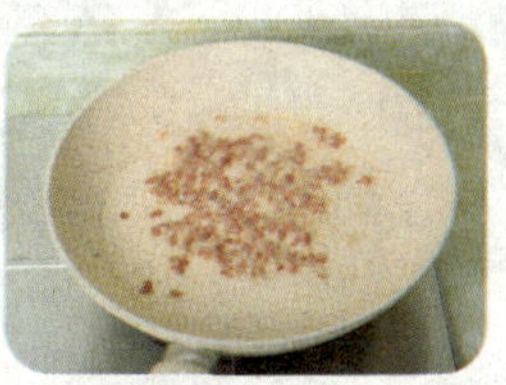

4. 培根切小粒，放入不粘锅中小火煎至焦脆，盛出备用。

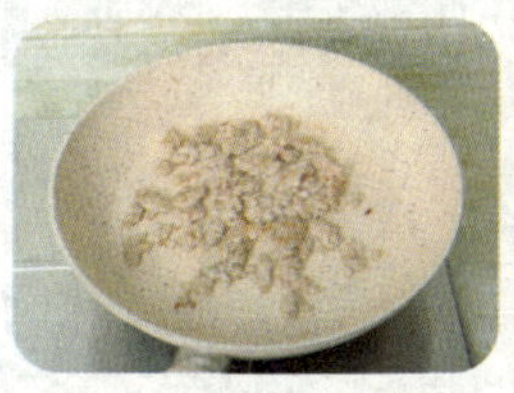

5. 原锅中放入里脊肉，拨散炒匀，炒至焦黄，盛出备用。

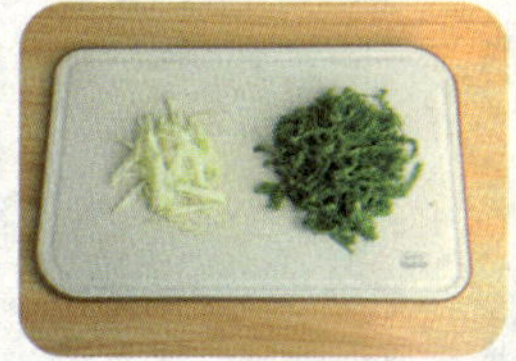

6. 羽衣甘蓝洗净去梗，切成细丝。青苹果洗净切丝。

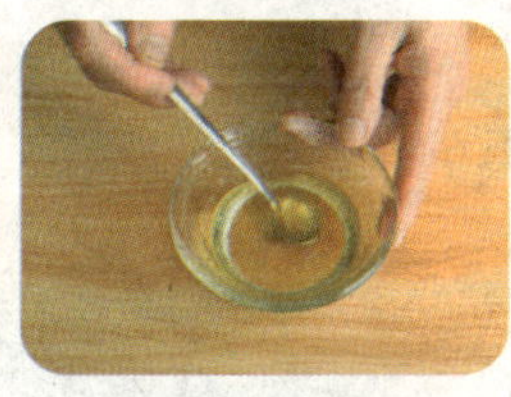

7. 小碗中加入橄榄油、少许海盐、苹果醋、蜂蜜搅匀成沙拉酱汁。

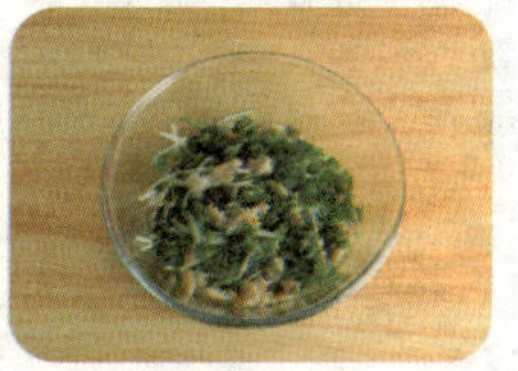

8. 沙拉碗中放入羽衣甘蓝、青苹果、里脊肉，淋沙拉酱汁，搅拌均匀。

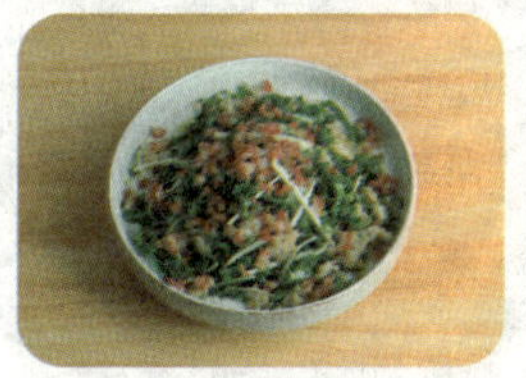

9. 盘中抹一层芋泥，铺上拌好的沙拉，最后撒上培根粒即可。

## 烹饪秘籍

羽衣甘蓝不易入味，淋入沙拉酱汁后可以戴上一次性厨房手套，用手轻轻抓揉入味。

## 营养贴士

芋头中含有丰富的维生素C和钾，膳食纤维含量也比较高，放入沙拉中能均衡营养。

# 洋葱木耳拌莜面鱼鱼
# ——粗粮也筋道

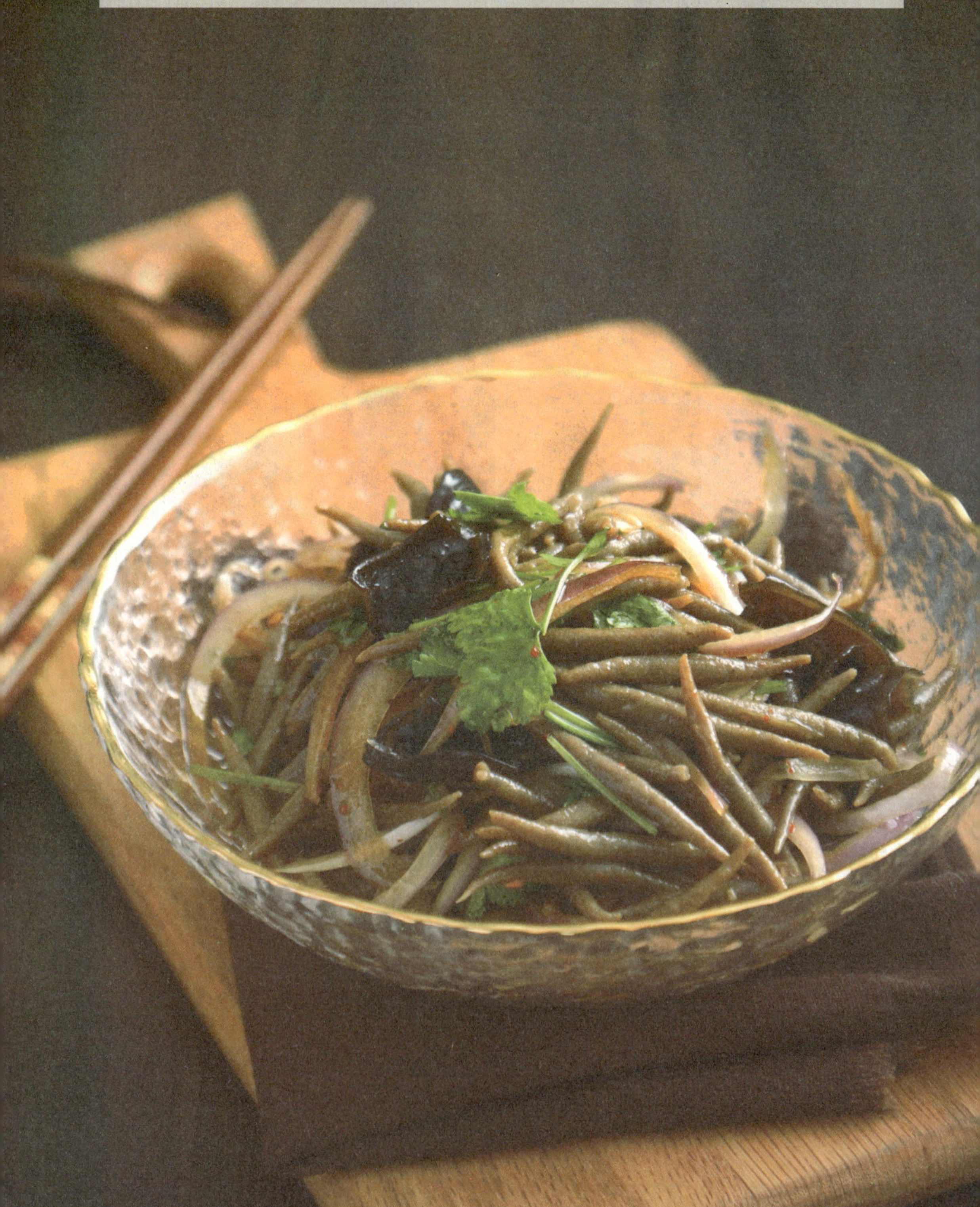

## 特色

莜面鱼鱼、莜面窝窝、莜面墩墩，说不完的莜面美食。搓点莜面鱼鱼，蒸出筋道的口感，凉拌起来也好吃，有独特的面香。

## 主料

| | |
|---|---|
| 莜面 | 150克 |
| 紫洋葱 | 100克 |
| 干木耳 | 5克 |
| 香菜 | 15克 |

## 辅料

| | |
|---|---|
| 花生油 | 1汤匙 |
| 盐 | 1克 |
| 蒸鱼豉油 | 1汤匙 |
| 醋 | 2茶匙 |
| 花椒 | 2克 |
| 辣椒粉 | 1茶匙 |

## 做法

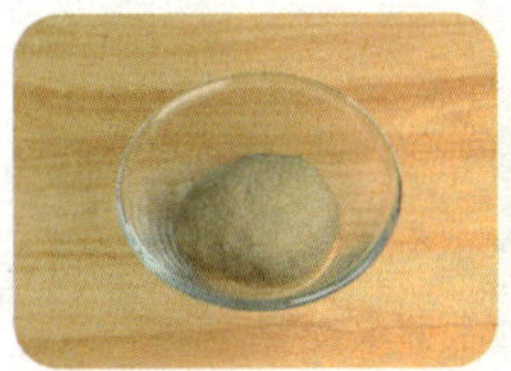

1. 莜面放入盆中，加150毫升开水搅成面疙瘩。稍微放凉后，揉成光滑的面团。

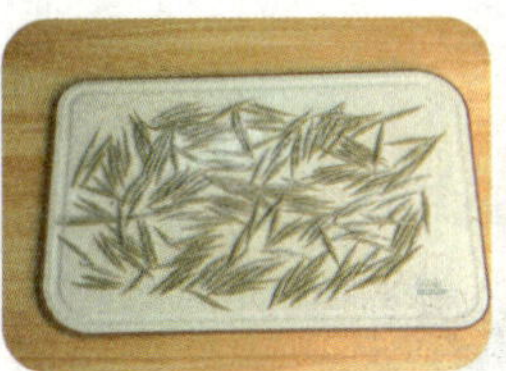

2. 将面团搓成细长条，切成指尖大小的剂子。将面剂子搓成两头尖尖的长条。

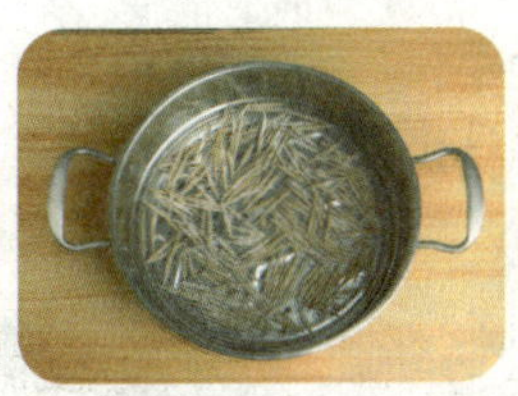

3. 蒸锅中加适量清水烧开，蒸屉中垫屉布，放入莜面鱼鱼铺散。

4. 大火蒸8分钟。出锅晾凉，拨散备用。

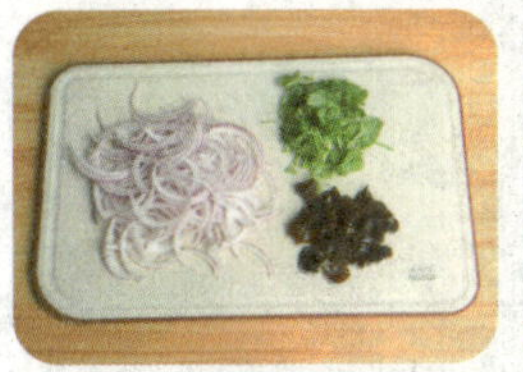

5. 干木耳用清水泡发，洗净撕成小朵。紫洋葱洗净切细丝。香菜洗净切段。

6. 小锅中加适量清水烧开，放入木耳汆烫至熟，捞出控水。

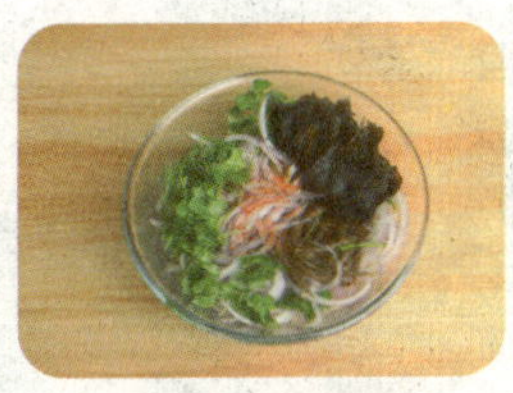

7. 大碗中放入莜面鱼鱼、木耳、紫洋葱、香菜，表面撒上辣椒粉、盐。

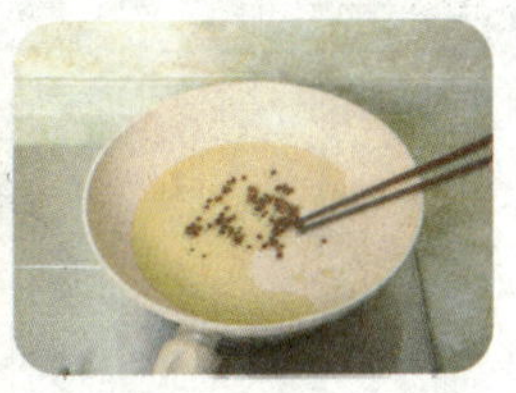

8. 炒锅中放入花生油烧热，加花椒，小火炸至变色，捞出花椒不要，花椒油留用。

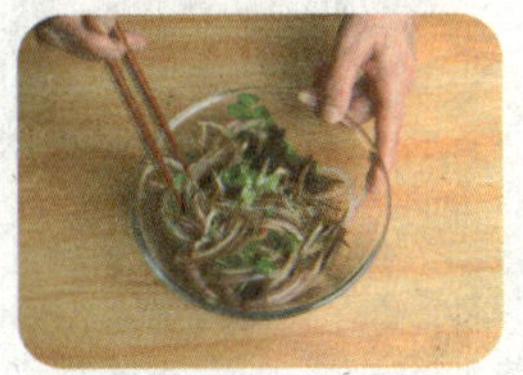

9. 将花椒油淋入大碗中的辣椒粉上，放入蒸鱼豉油、醋拌匀即可。

### 烹饪秘籍

切好的小面剂子注意保持湿度，暂时不用的面剂子表面要覆盖保鲜膜或打湿的厨房布。

### 营养贴士

莜面作主食比米饭具有更低的血糖指数，膳食纤维含量丰富，维生素、矿物质含量也高。莜面的食用方式比较灵活多变。

# 紫菜糙米巨蛋包
## ——调皮的大饭团

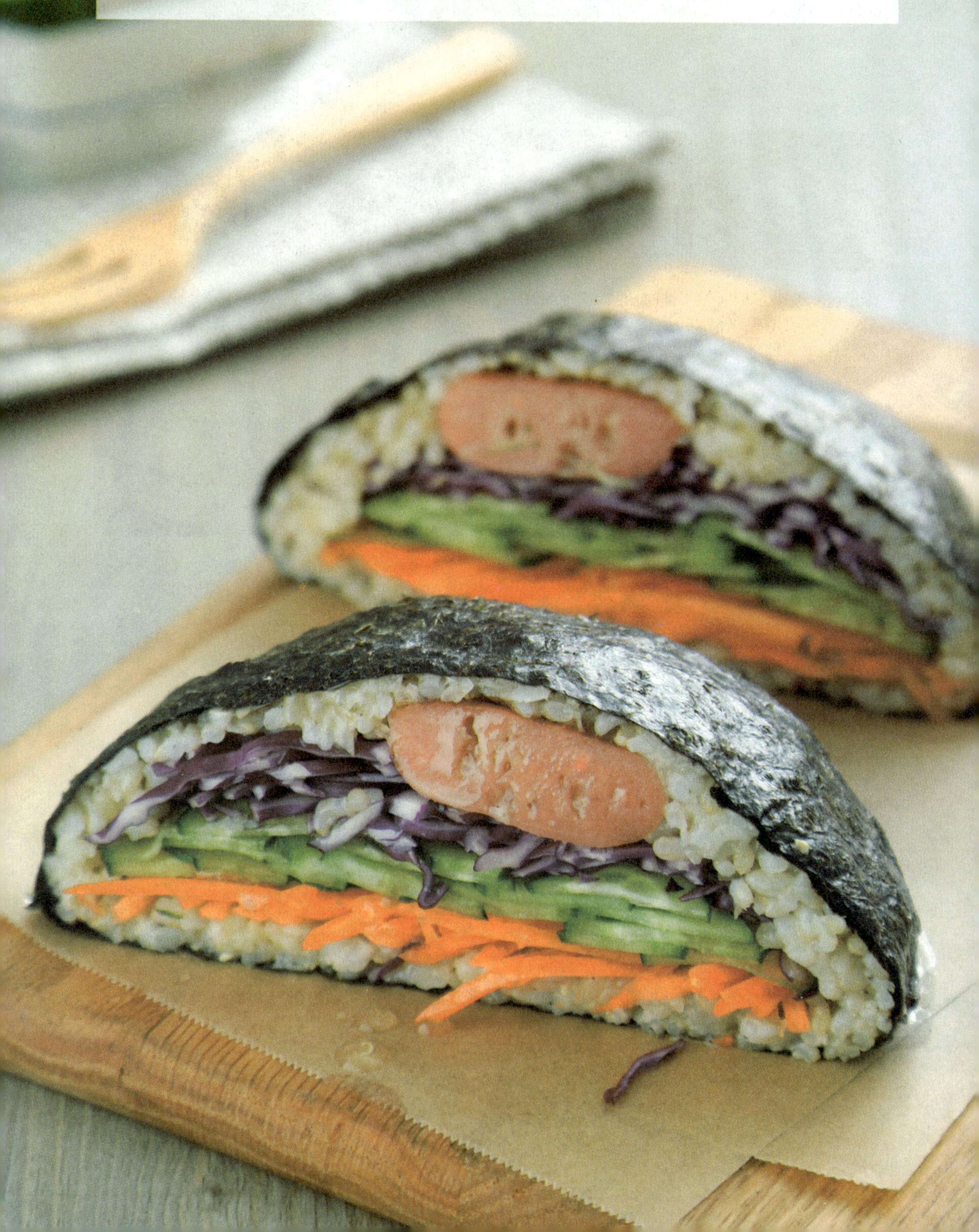

## 特色

可以捧在手心里的大饭团，用紫菜包住所有美味和营养。

## 主料

| 主料 | |
|---|---|
| 糙米 | 80克 |
| 糯米 | 20克 |
| 寿司海苔 | 2张 |
| 胡萝卜 | 30克 |
| 黄瓜 | 40克 |
| 紫甘蓝 | 30克 |
| 小香肠 | 3根 |

## 辅料

| 辅料 | |
|---|---|
| 花生油 | 1茶匙 |
| 香油 | 1茶匙 |
| 盐 | 少许 |

## 做法

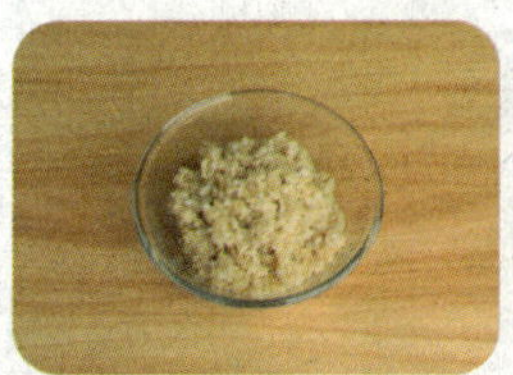

1. 糙米、糯米洗净放入高压锅，加120毫升清水蒸成糙米饭。

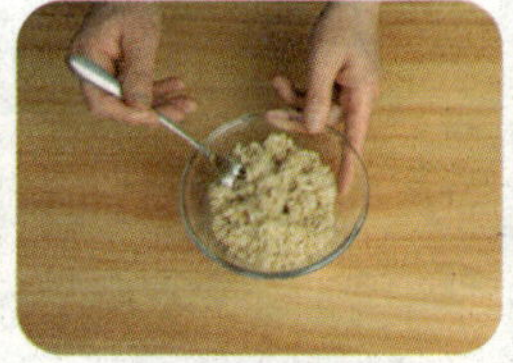

2. 在糙米饭中加入盐、香油翻拌均匀，保温备用。

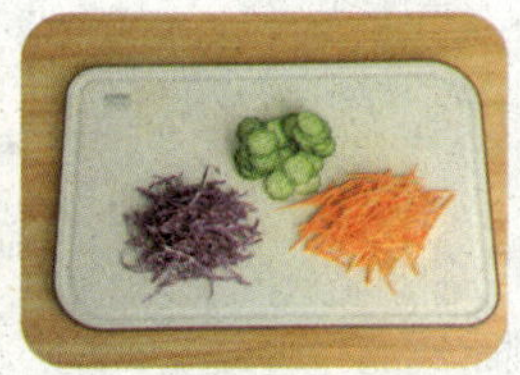

3. 胡萝卜洗净去皮擦成细丝。紫甘蓝洗净擦成细丝。黄瓜洗净切片。

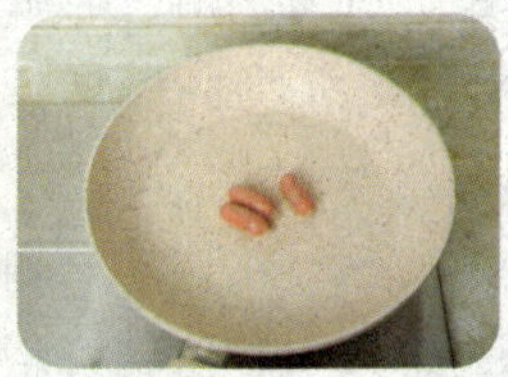

4. 平底锅中加花生油烧热，放入小香肠煎至表面焦脆。

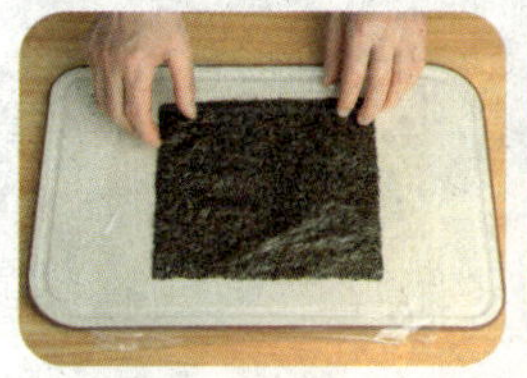

5. 操作台上铺一大张保鲜膜，放一张寿司海苔。

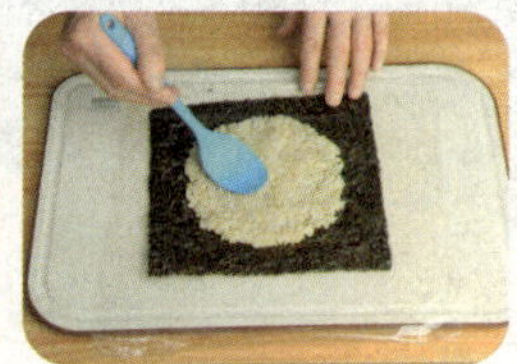

6. 取适量糙米饭放入寿司海苔中心，铺成比手掌略大的圆饼形状。

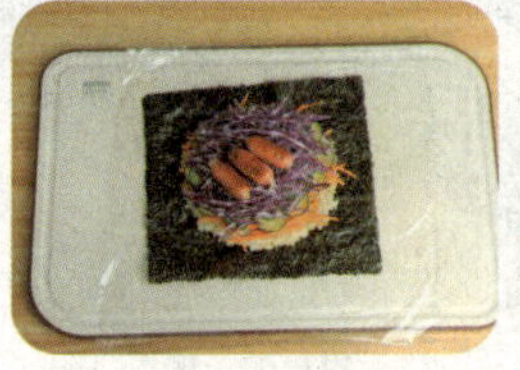

7. 在糙米饭上依次铺上胡萝卜丝、黄瓜片、紫甘蓝丝、小香肠。

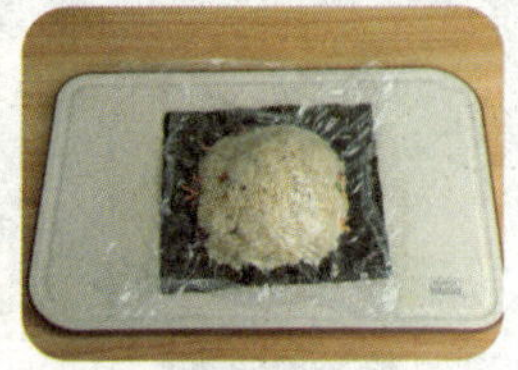

8. 再取适量糙米饭，在保鲜膜上整理成圆饼状，盖在香肠上。

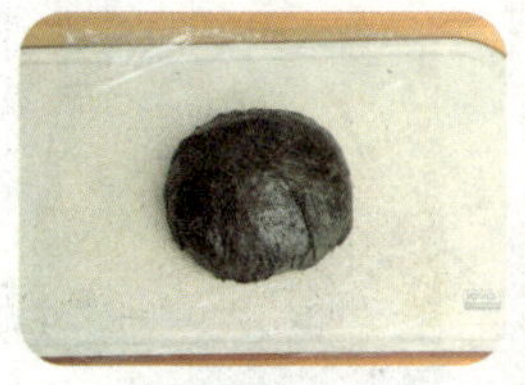

9. 将寿司海苔向上包起饭团，另一张寿司海苔从上向下包住饭团。

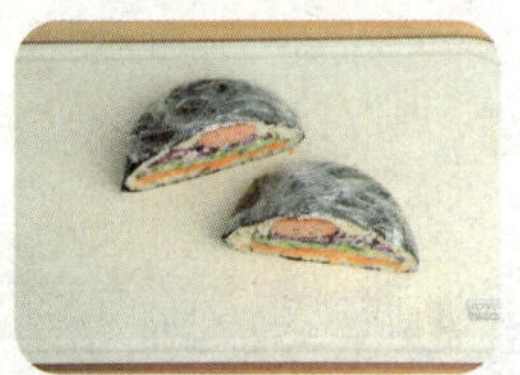

10. 用保鲜膜包紧饭团，连保鲜膜一起对半切开即可。

## 烹饪秘籍

第一层糙米饭面积铺得大一点，放入的蔬菜、香肠不要超过糙米饭的面积。

## 营养贴士

把白米换成糙米，能使淀粉食物的营养质量更高，更饱腹，在同等情况下能摄入更多的维生素、矿物质和膳食纤维。

# 煎豆饼鸡胸三明治
## ——豆渣也是宝

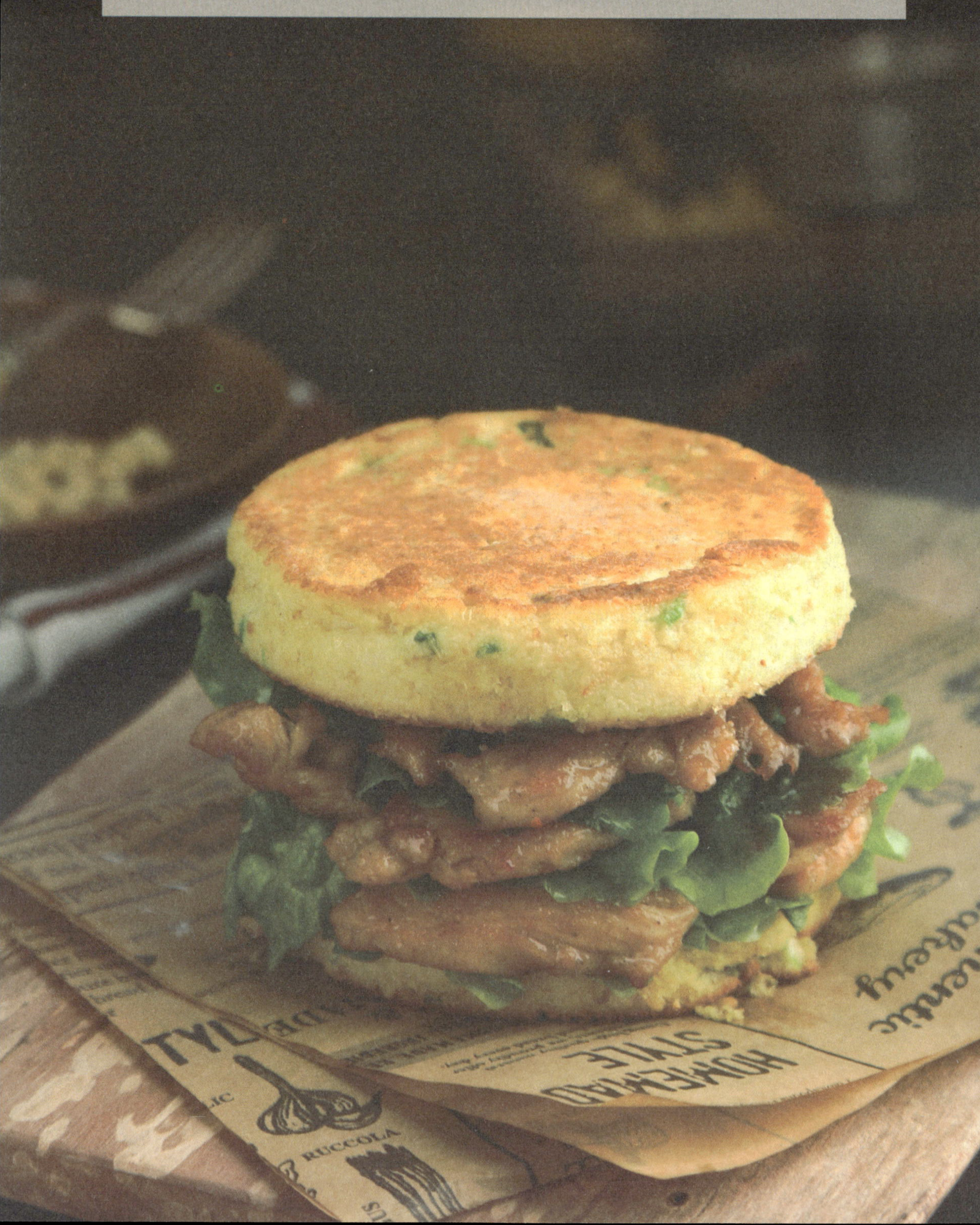

## 特色

若不想浪费豆渣，可以小火慢煎成两块豆饼，香酥可口，外焦里糯。夹块鸡胸肉，就成了中西合璧的美食。

## 主料

| | |
|---|---|
| 豆渣 | 150克 |
| 鸡胸肉 | 100克 |
| 鸡蛋 | 1个 |
| 生菜 | 50克 |

## 辅料

| | |
|---|---|
| 花生油 | 2茶匙 |
| 盐 | 少许 |
| 黑胡椒碎 | 1/2茶匙 |
| 生抽 | 1/2茶匙 |
| 淀粉 | 2茶匙 |
| 小葱 | 15克 |

## 烹饪秘籍

若没有模具，就用勺子将豆渣糊整理成圆形。挤干豆渣的水分，做成稠一点的糊，比较好成型。

## 营养贴士

豆渣非常适合用来做煎饼，口感柔软，能提高饱腹感，减少热量的摄入。

## 做法

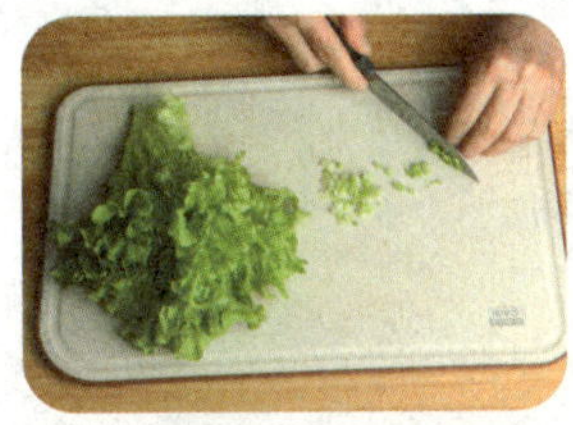

1. 生菜洗净擦干水分。小葱洗净切末。

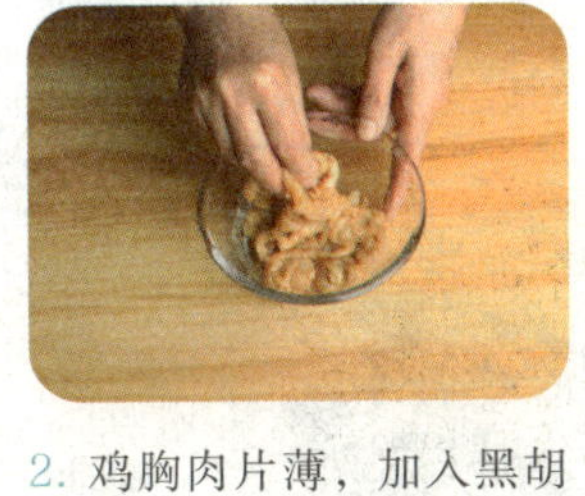

2. 鸡胸肉片薄，加入黑胡椒碎、生抽、淀粉抓匀。

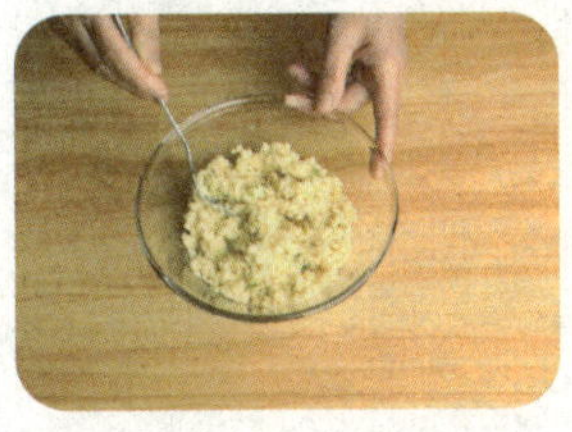

3. 大碗中放入豆渣、盐、小葱末、鸡蛋搅拌均匀。

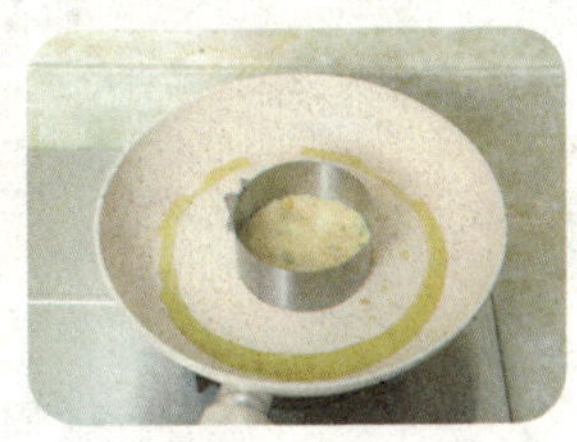

4. 不粘锅中加花生油烧热，放入一个圆形煎蛋模具，将适量豆渣放入模具内压平。

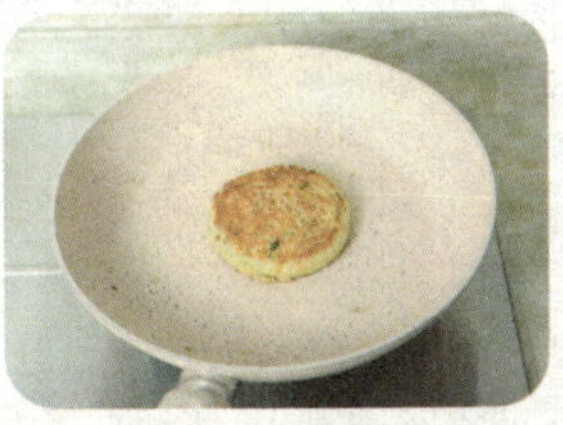

5. 煎至豆渣饼定型后，取下模具，将豆渣饼煎至两面金黄。

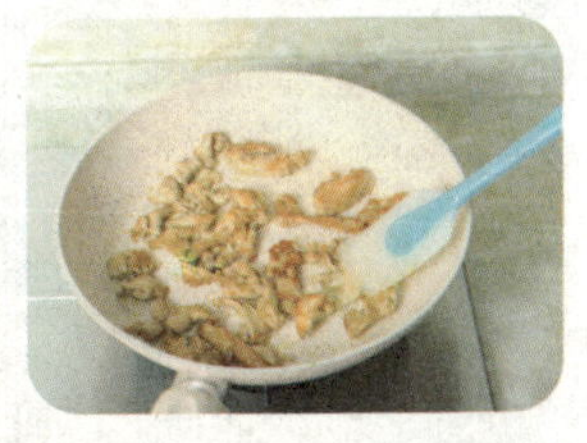

6. 原锅中放入鸡胸肉，煎至两面焦黄，取出备用。

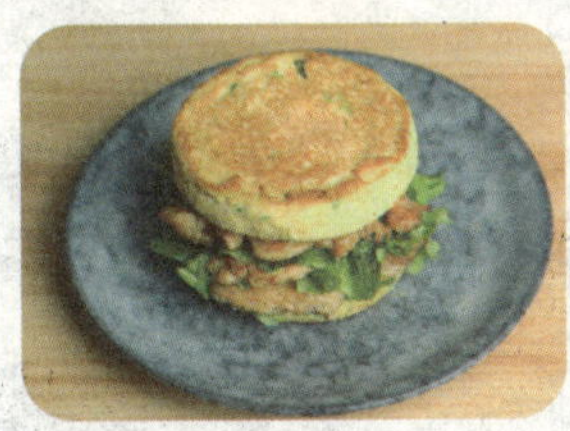

7. 在煎好的豆渣饼上放上生菜、鸡胸肉，再盖上一个豆渣饼即可。

# 酱牛肉菠菜全麦三明治
# ——焦香可口

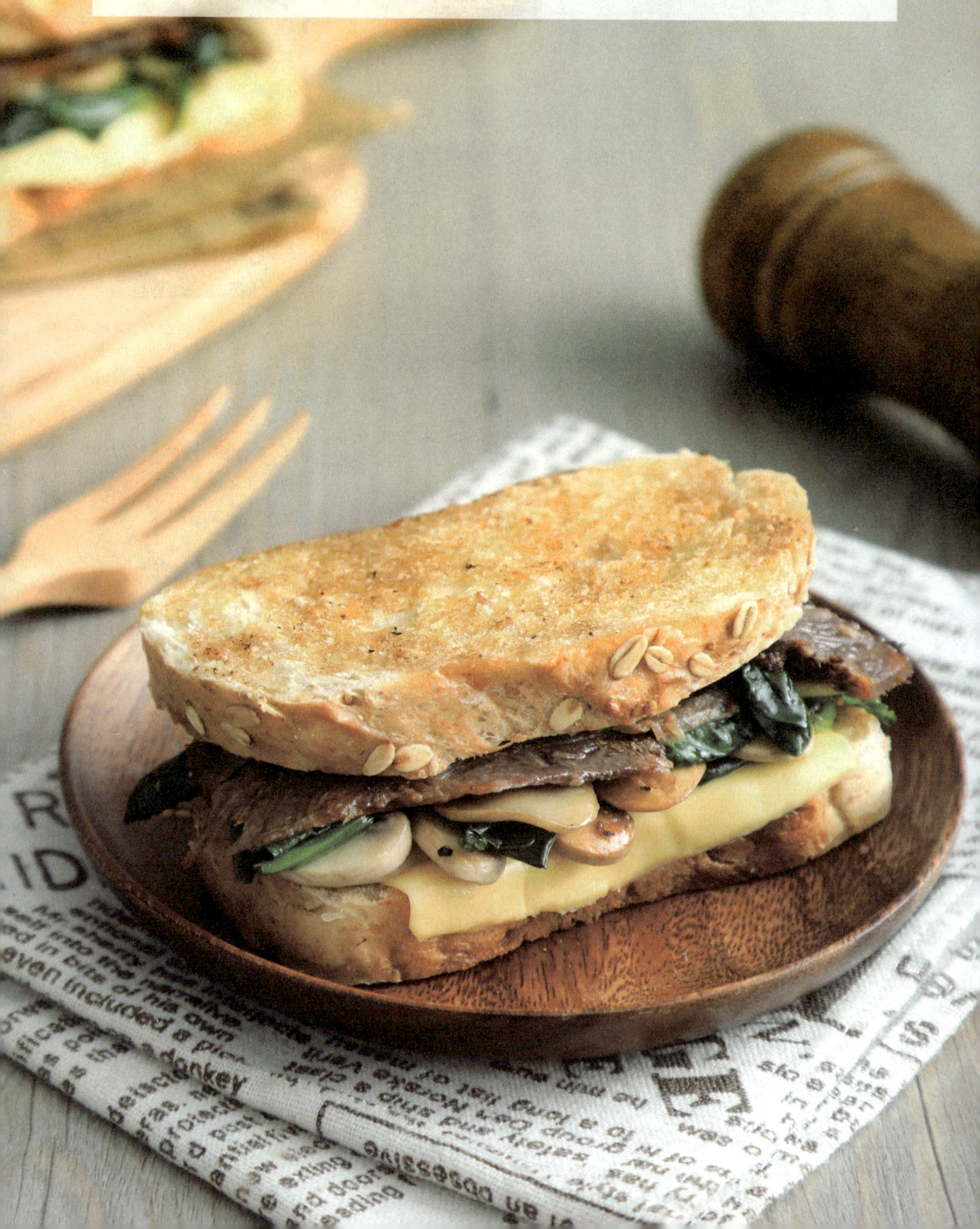

## 特色

烤脆的欧包是最美味的，一口咬下去，能听到咔嚓咔嚓的声音，用来做三明治十分适合。

## 烹饪秘籍

选购香料味较轻的酱牛肉，西式烤牛肉也非常适合放入三明治中。

## 营养贴士

主食加上优质蛋白、蔬菜，营养就比较均衡了。主食中的杂粮也需要多样化，应各种不同的杂粮换着样吃。

## 主料

|  |  |
| --- | --- |
| 全麦欧包 | 2片 |
| 酱牛肉 | 100克 |
| 菠菜 | 150克 |
| 口蘑 | 100克 |
| 大孔奶酪片 | 30克 |

## 辅料

|  |  |
| --- | --- |
| 黄油 | 5克 |
| 橄榄油 | 2茶匙 |
| 海盐 | 少许 |
| 黑胡椒碎 | 少许 |
| 蒜 | 5克 |

## 做法

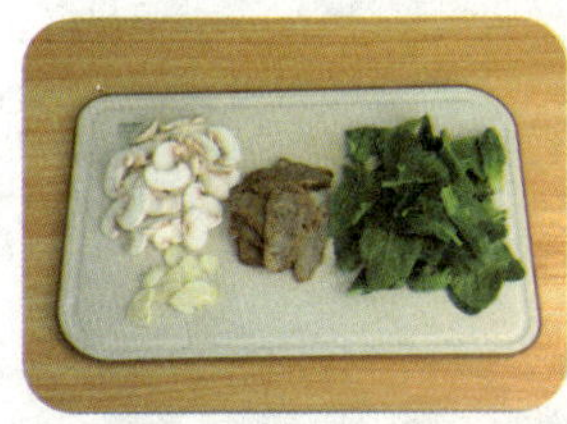

1. 酱牛肉切薄片。菠菜洗净取菠菜叶。口蘑洗净切片。蒜去皮切片。

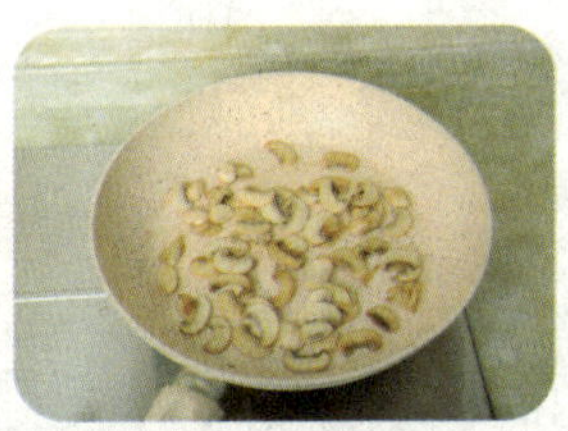

2. 炒锅中加橄榄油烧热，放入口蘑、蒜片煎至口蘑表面焦黄。

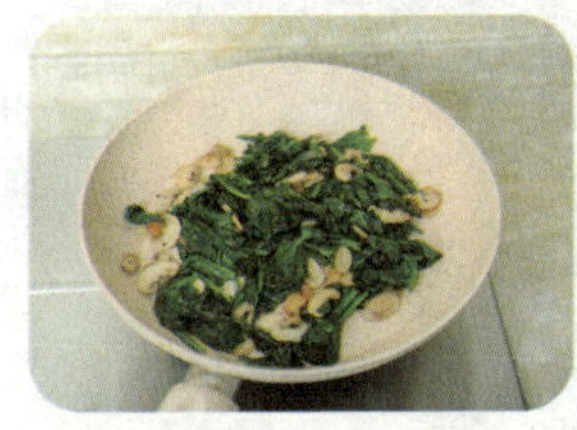

3. 加少许海盐、黑胡椒碎调味，放入菠菜叶炒软，盛出备用。

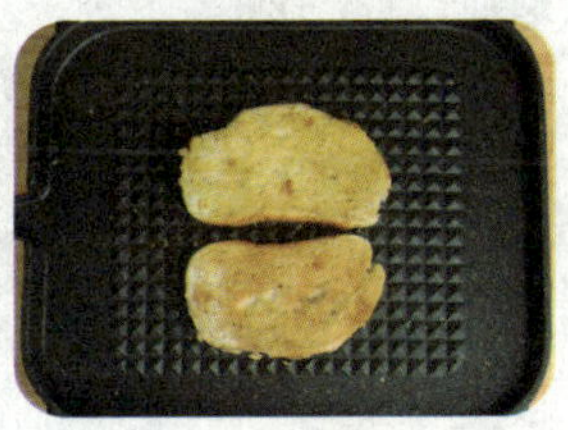

4. 全麦欧包上抹黄油，放入烤盘烤至表面焦脆。

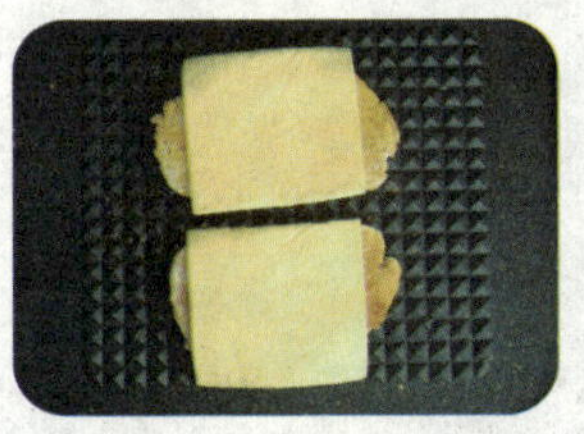

5. 趁热在全麦欧包上铺上大孔奶酪片。

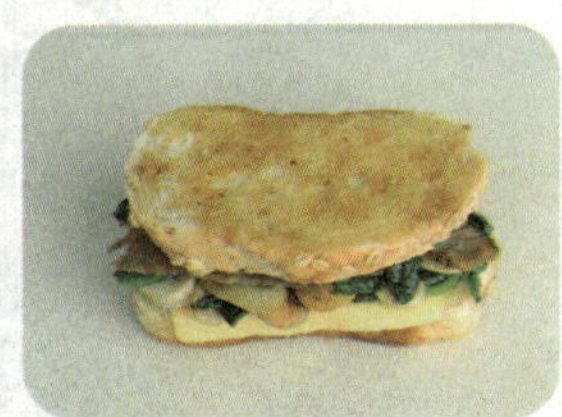

6. 在一片全麦欧包上放上菠菜口蘑、酱牛肉片，盖上另一片全麦欧包即可。

# 玉米馒头蛋夹馍
# ——最朴实最家常

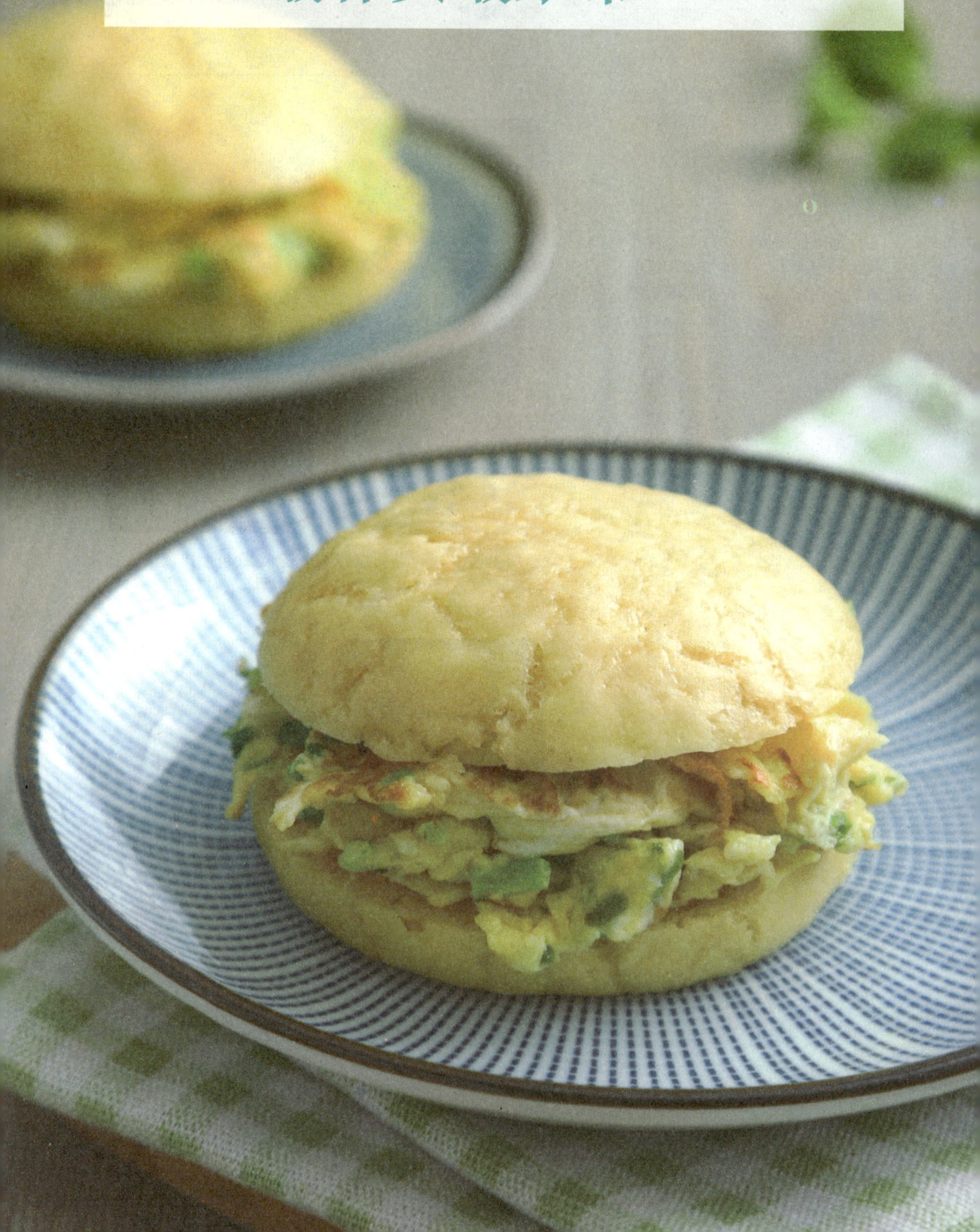

## 特色

玉米面馒头简单好做，虽然是杂粮却也暄腾柔软。换着花样吃馒头，夹鸡蛋、夹蔬菜、做汉堡都超级棒，怎么吃都有新鲜感。

## 主料

| | |
|---|---|
| 中筋面粉 | 120克 |
| 玉米面粉 | 80克 |
| 鸡蛋 | 2个 |

## 辅料

| | |
|---|---|
| 酵母粉 | 2克 |
| 花生油 | 2茶匙 |
| 盐 | 1克 |
| 小葱 | 20克 |
| 酱豆腐 | 5克 |

## 做法

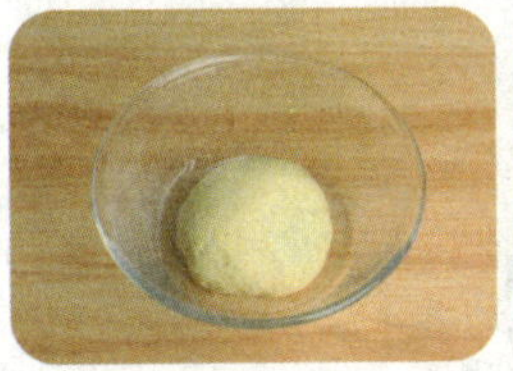

1. 将中筋面粉、玉米面粉、酵母粉放入盆中，加110毫升清水揉成光滑的面团。

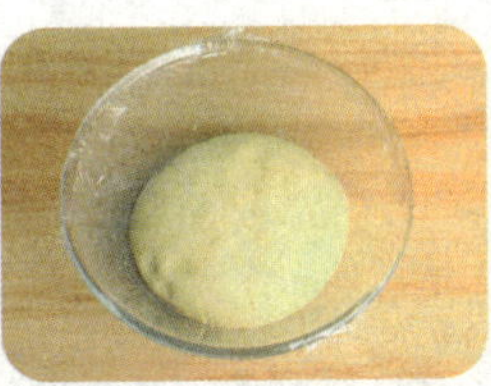

2. 盆上覆盖保鲜膜，放在温暖处发酵至两倍大。

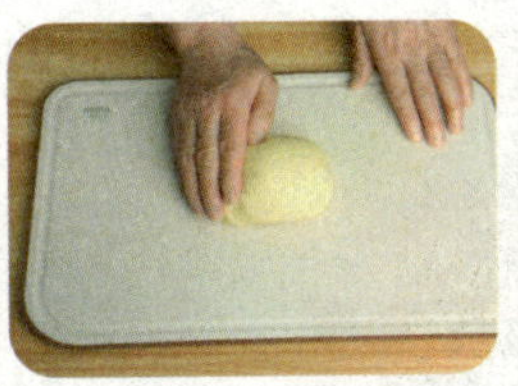

3. 取出面团揉10分钟，将面团充分揉匀。

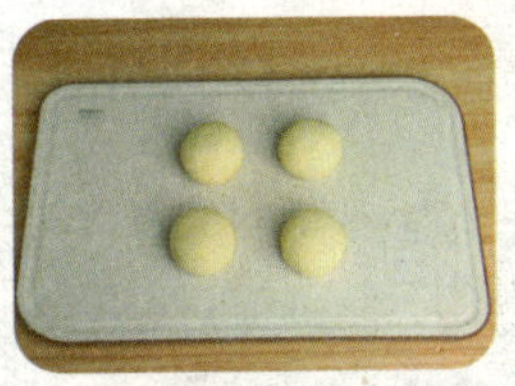

4. 面团分成4份，揉匀搓成馒头坯。

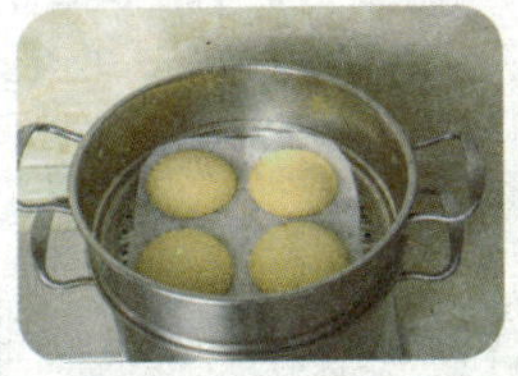

5. 蒸锅中加入适量温水，将馒头坯放入蒸屉中，盖盖二次发酵30分钟。

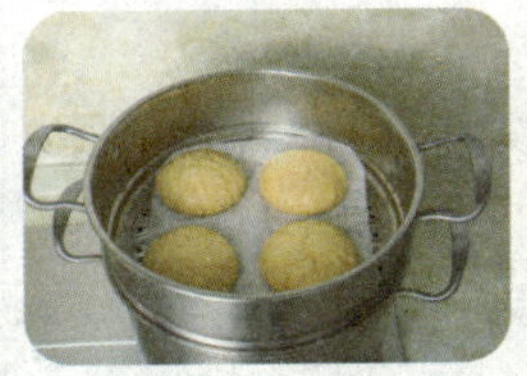

6. 大火烧开蒸锅中的水，转中火蒸18分钟，关火闷5分钟。

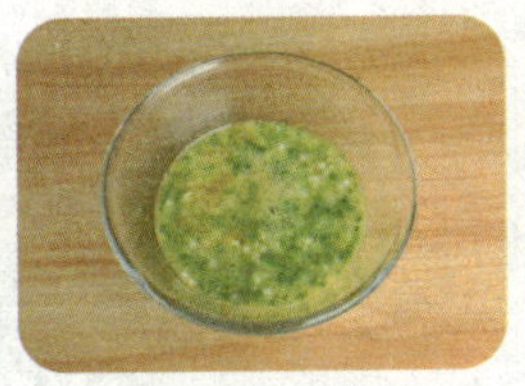

7. 小葱洗净切末。鸡蛋磕入碗中打散，加入盐、葱末拌匀。

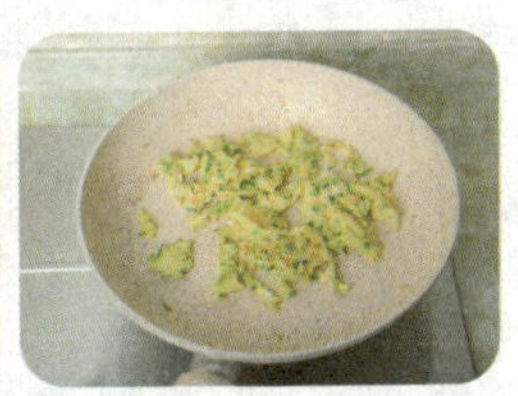

8. 不粘锅中加入花生油烧热，倒入蛋液摊开，煎至表面金黄。

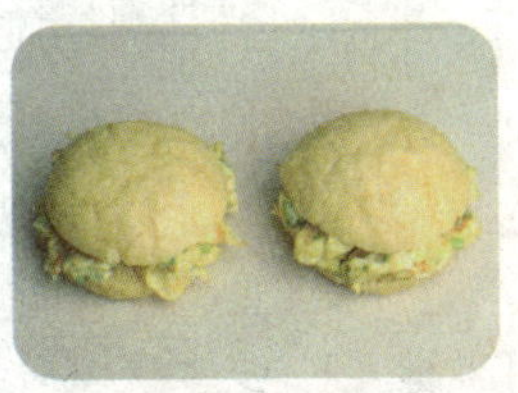

9. 玉米面馒头横向切开，切面抹上酱豆腐，两片馒头中间夹上炒鸡蛋即可。

## 烹饪秘籍

其余的馒头晾凉后放入保鲜袋，可以冷冻保存。冷冻保存的馒头能更好地留住玉米面的风味。

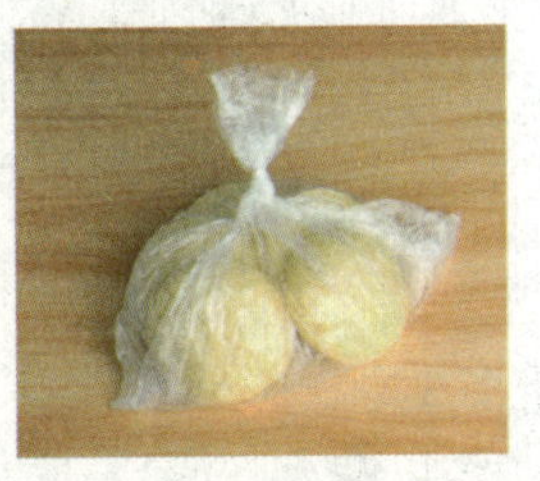

## 营养贴士

菜谱中一个馒头大约为50克，对于一餐饭来说不太够，可以增加一碗纯杂粮粥补足主食所需的营养。

# 三文鱼海草拌燕麦饭
# ——好吃得停不下来

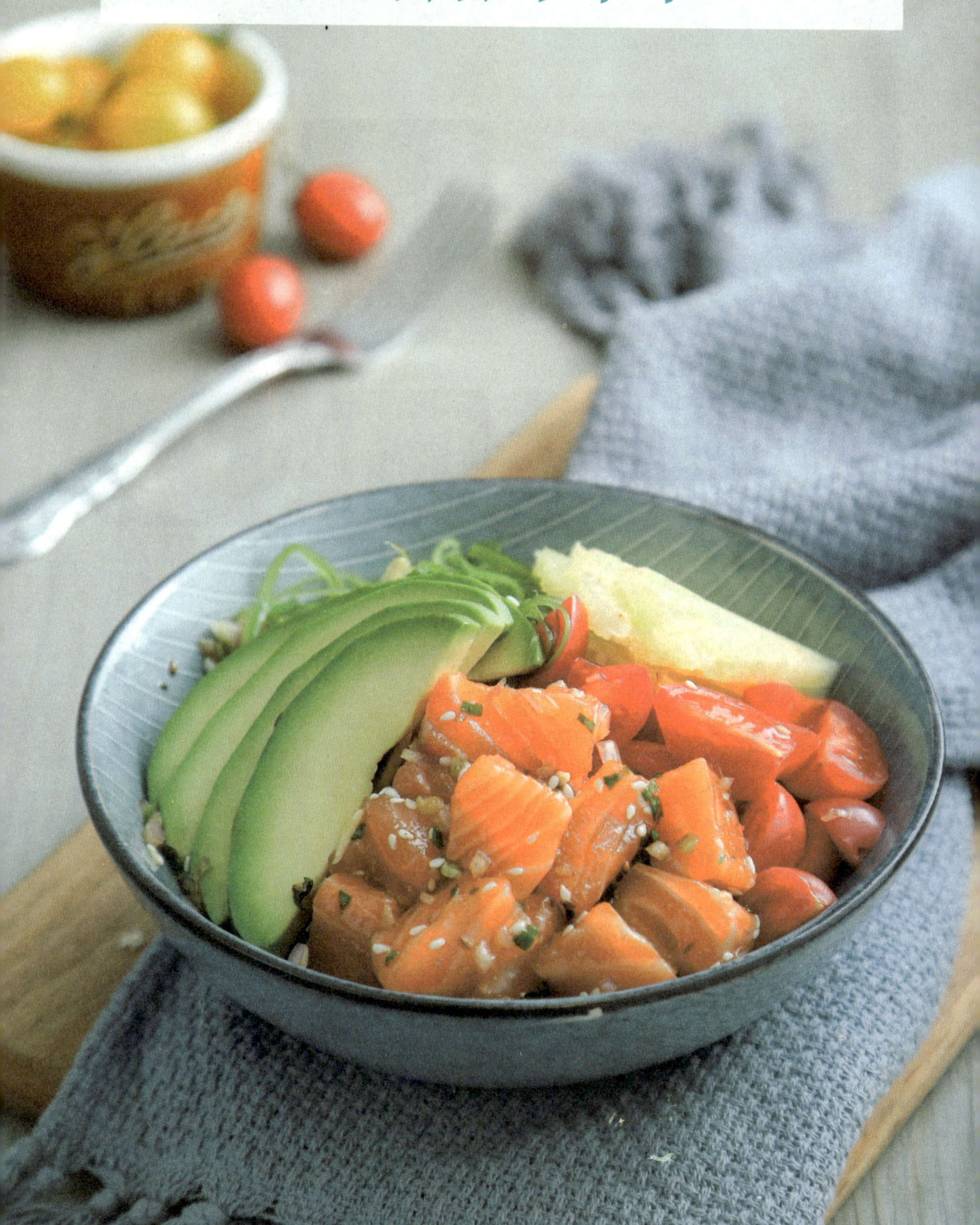

## 特 色

这是一碗色彩纷呈、营养丰富、口感一流的燕麦饭。最赞的是将所有食材拌在一起放入口中的那一刻，简直完美。

## 主 料

| | |
|---|---|
| 燕麦米 | 50克 |
| 大米 | 50克 |
| 三文鱼（刺身） | 100克 |
| 海草沙拉 | 50克 |
| 牛油果 | 50克 |
| 圣女果 | 30克 |
| 菠萝 | 30克 |

## 辅 料

| | |
|---|---|
| 香油 | 1茶匙 |
| 寿司醋 | 1茶匙 |
| 生抽 | 1汤匙 |
| 苹果醋 | 2茶匙 |
| 蜂蜜 | 2茶匙 |
| 洋葱 | 10克 |
| 蒜 | 3克 |
| 小葱 | 5克 |
| 白芝麻 | 1/2茶匙 |
| 日式拌饭料 | 1汤匙 |

## 烹饪秘籍

三文鱼生吃时，要购买新鲜的品质有保证的可生吃三文鱼。

## 营养贴士

没经过去皮的整粒燕麦需要较长时间的浸泡才会软，不磨皮的燕麦更有利于控制血糖、血脂。

## 做 法

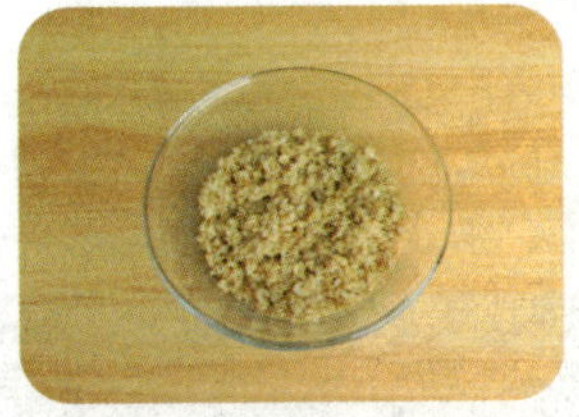

1. 燕麦米用清水浸泡一夜，加100毫升清水放入碗中，用高压锅隔水蒸成燕麦饭。

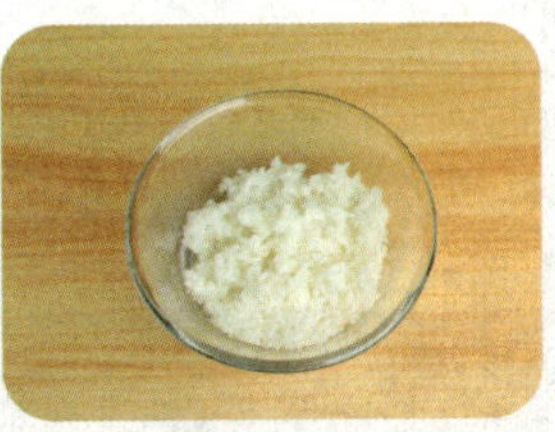

2. 大米洗净，加50毫升清水放入碗中，用电饭锅隔水蒸成米饭。

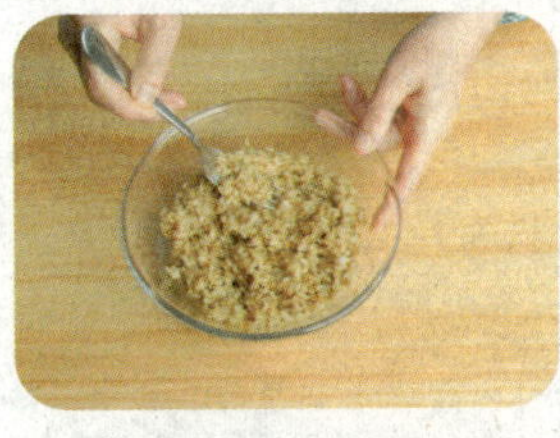

3. 大米饭中加入寿司醋翻拌均匀，与燕麦饭混合拌匀。

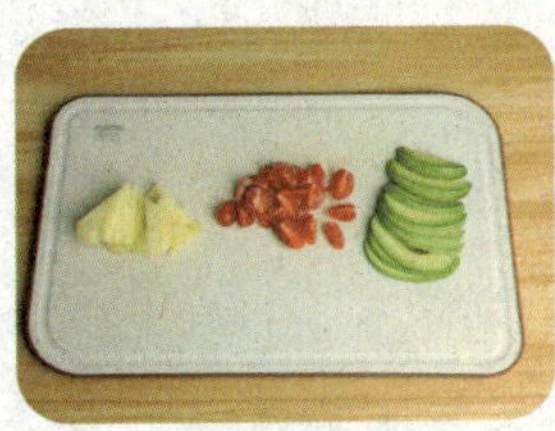

4. 牛油果去皮去核切片。圣女果洗净切块。菠萝去皮切小片。

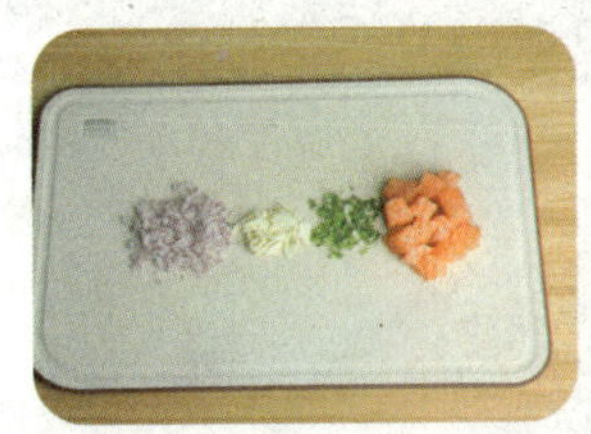

5. 三文鱼切小块。洋葱洗净切细末。蒜去皮切片。小葱洗净切末。

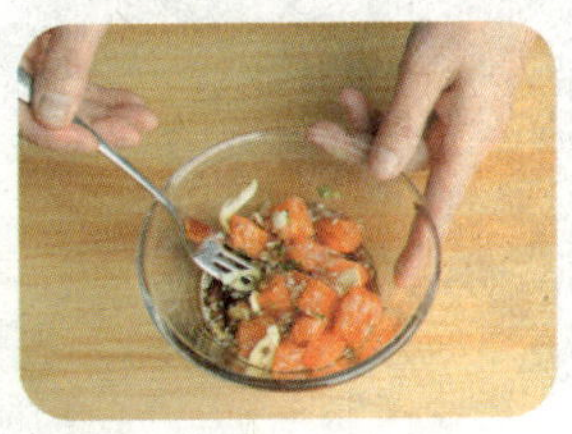

6. 小碗中加入香油、生抽、苹果醋、蜂蜜、洋葱、蒜、小葱、白芝麻、三文鱼拌匀。

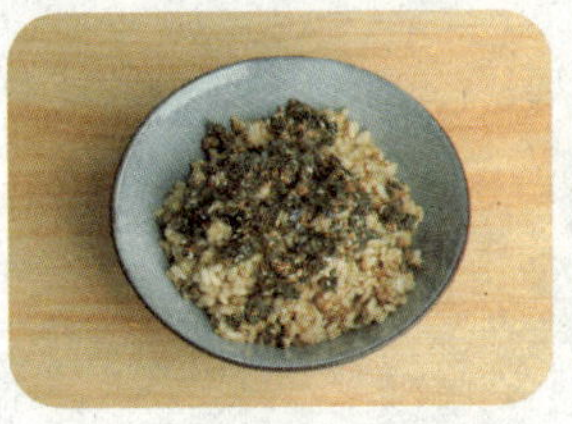

7. 碗中盛入大米燕麦饭，撒上日式拌饭料。

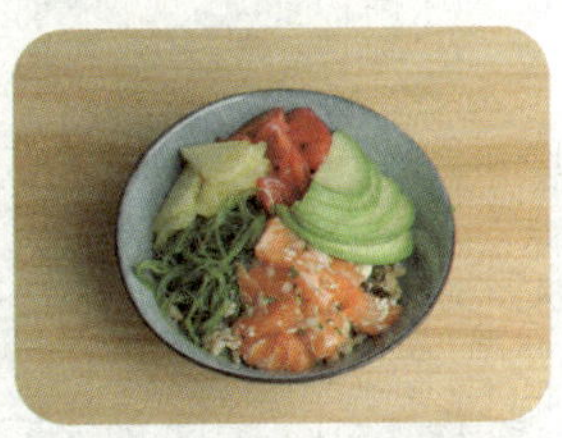

8. 依次摆上海草沙拉、三文鱼、牛油果、圣女果、菠萝即可。

# 里脊肉绿豆面煎饼
# ——热腾腾美味在手

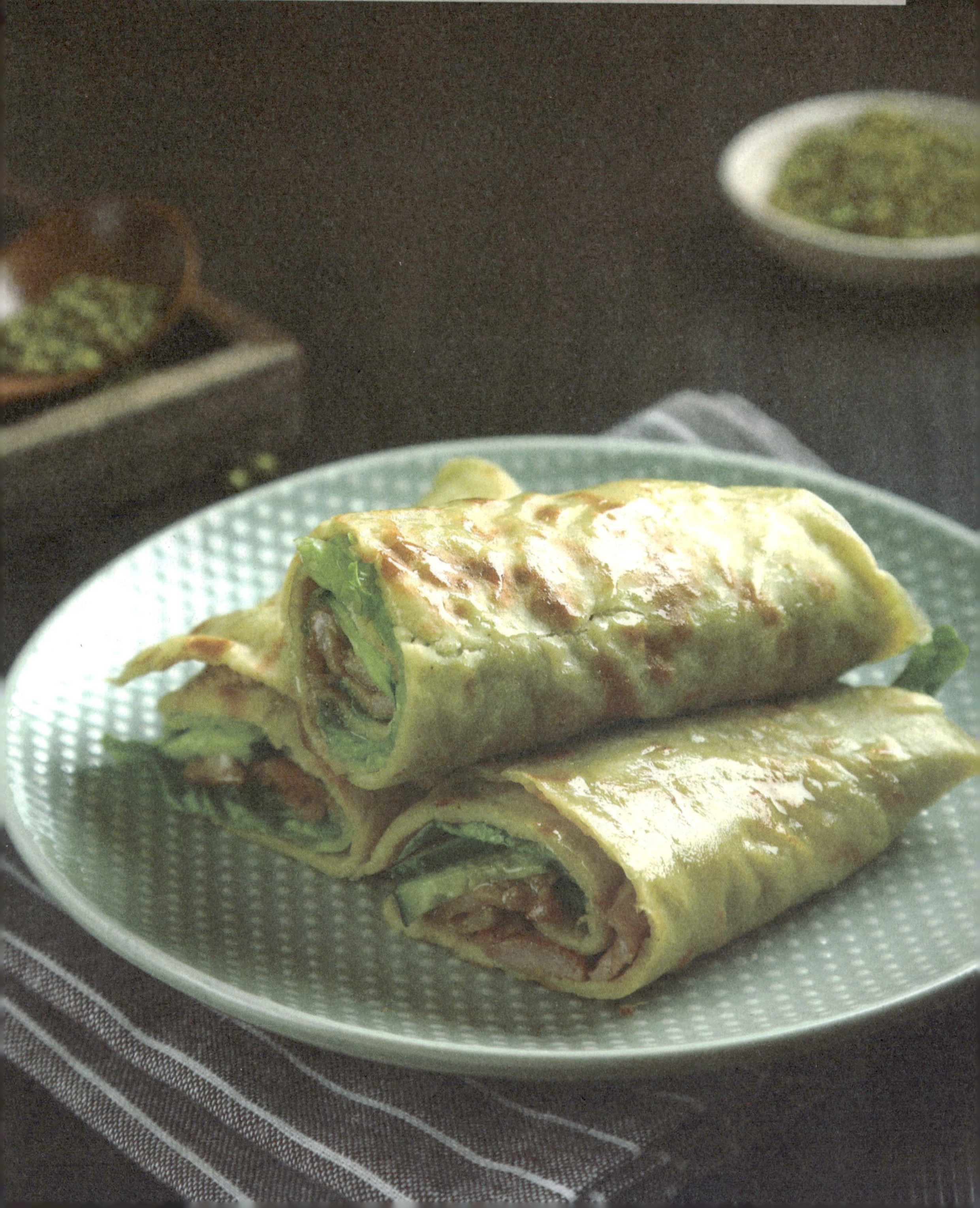

## 特 色

面糊中要加绿豆面粉，才有清香的味道。加点小米面粉才能吃出香甜来。因为不是正宗的煎饼果子，所以就省略了薄脆和油条，而增加了一些蛋白质和蔬菜。

## 主 料

| | |
|---|---|
| 绿豆面粉 | 30克 |
| 小米面粉 | 30克 |
| 中筋面粉 | 30克 |
| 里脊肉 | 100克 |
| 生菜 | 50克 |
| 黄瓜 | 50克 |

## 辅 料

| | |
|---|---|
| 花生油 | 1汤匙 |
| 生抽 | 1茶匙 |
| 蚝油 | 1茶匙 |
| 蜂蜜 | 1茶匙 |
| 腐乳汁 | 1茶匙 |
| 五香粉 | 少许 |

## 烹饪秘籍

蜂蜜可以用糖替代。向面粉中加水时，先加一半量，搅匀后再加入剩余的水，这样做面糊中不容易出现面疙瘩。

## 营养贴士

豆类食物中的膳食纤维含量比糙米、小米还高，是非常好的膳食纤维来源。

## 做 法

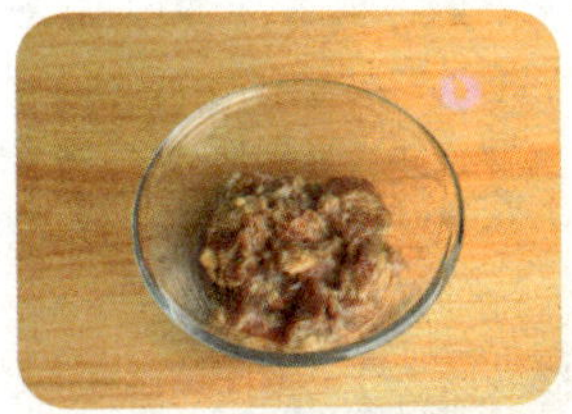

1. 里脊肉切片，加入所有辅料拌匀，腌制1小时。

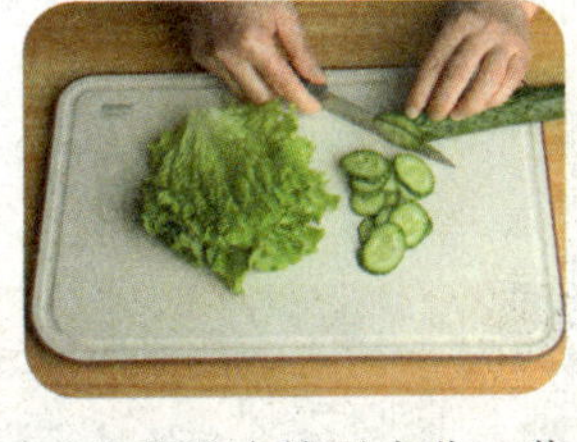

2. 生菜洗净擦干水分。黄瓜洗净切片。

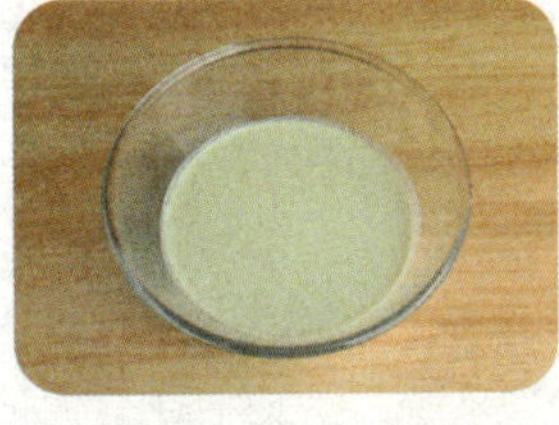

3. 绿豆面粉、小米面粉、中筋面粉放入大碗中，加180毫升清水拌匀。

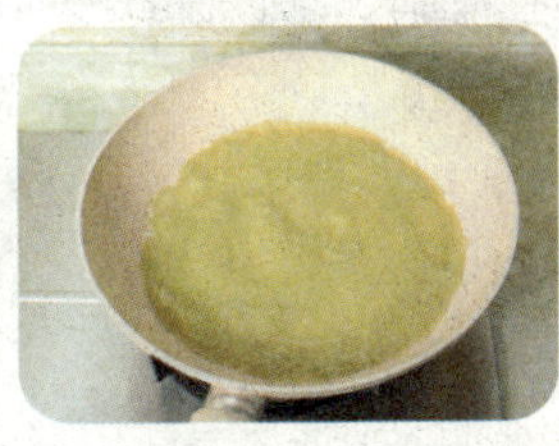

4. 不粘锅烧热，倒入适量面糊摊成圆饼。

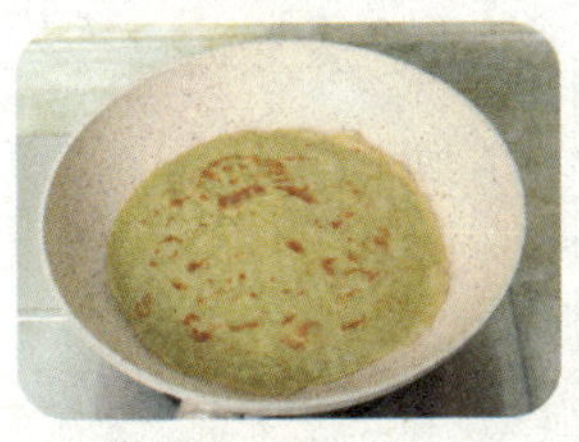

5. 中火烙至面糊定型，翻面将饼烙熟，盛出备用。

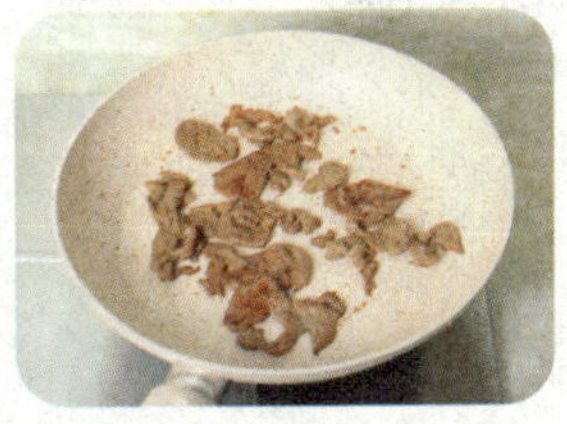

6. 原锅中放入腌制好的里脊肉片，煎至两面焦黄，盛出备用。

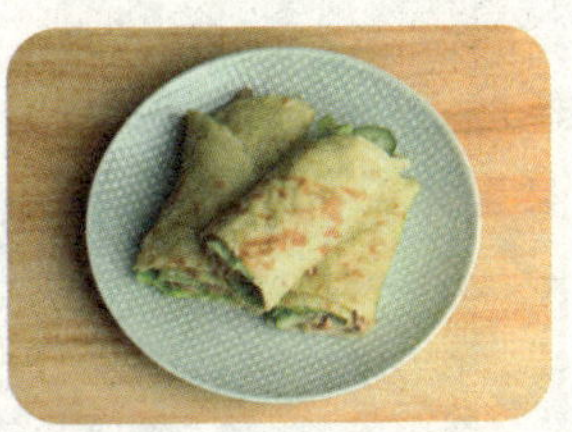

7. 在烙好的煎饼上放上生菜、黄瓜片、里脊肉片，卷起即可。

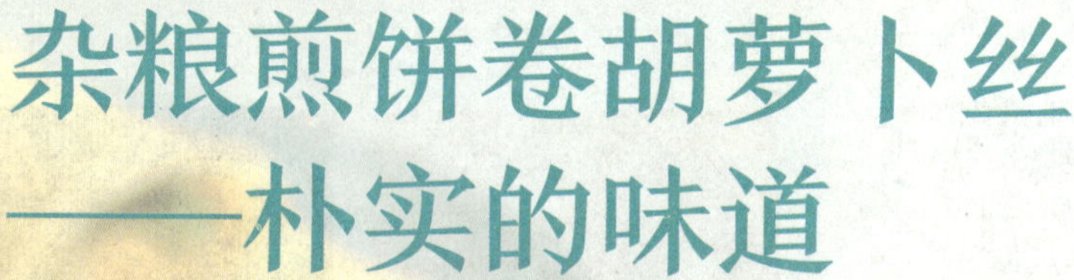

# 杂粮煎饼卷胡萝卜丝
# ——朴实的味道

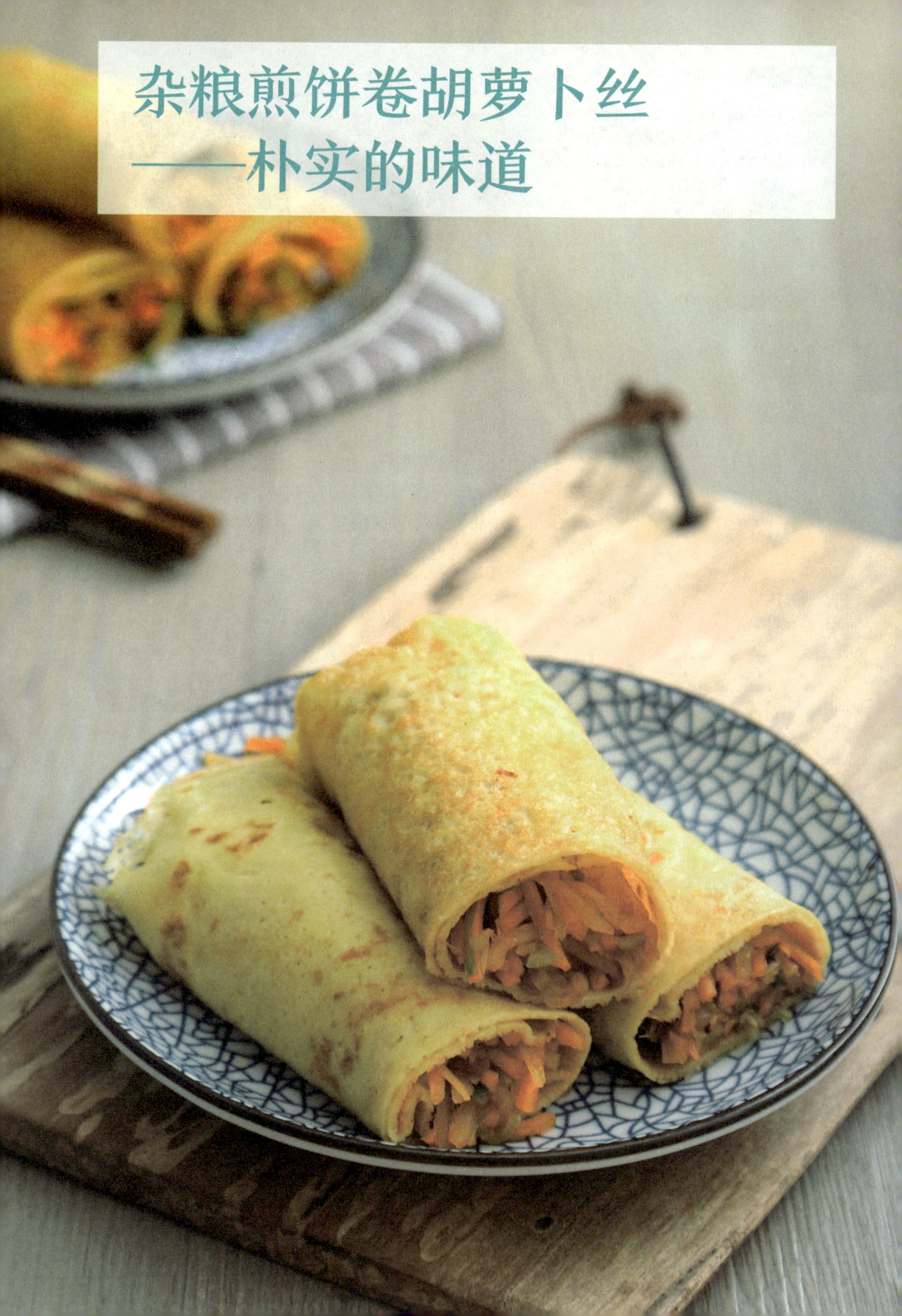

## 特色

加了鸡蛋摊出的杂粮小饼，又香又软，超级好吃。多卷点蔬菜，做一个健康的煎饼卷。

## 主料

| | |
|---|---|
| 玉米面粉 | 30克 |
| 中筋面粉 | 20克 |
| 黄豆面粉 | 10克 |
| 鸡蛋 | 1个 |
| 胡萝卜 | 100克 |
| 土豆 | 100克 |
| 西芹 | 50克 |
| 黄瓜 | 50克 |
| 香菜 | 15克 |

## 辅料

| | |
|---|---|
| 盐 | 1/2茶匙 |
| 糖 | 1茶匙 |
| 生抽 | 1茶匙 |
| 醋 | 1汤匙 |
| 老干妈辣酱 | 1茶匙 |

## 烹饪秘籍

面糊中的小面疙瘩如果比较多，可以过滤一遍再使用。

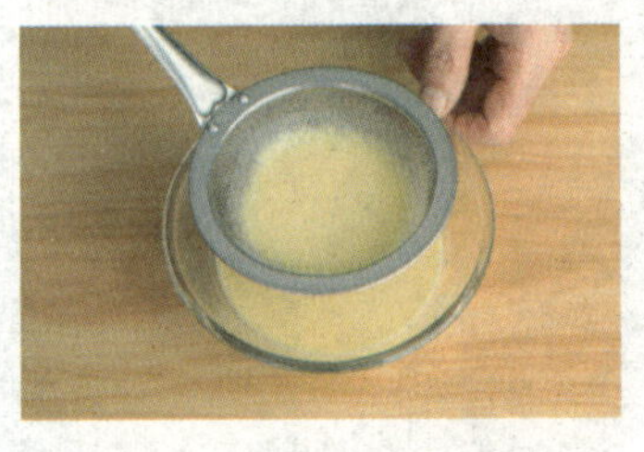

## 营养贴士

天然食物中的膳食纤维能够促进肠道运动，并且帮助预防肠道疾病。

## 做法

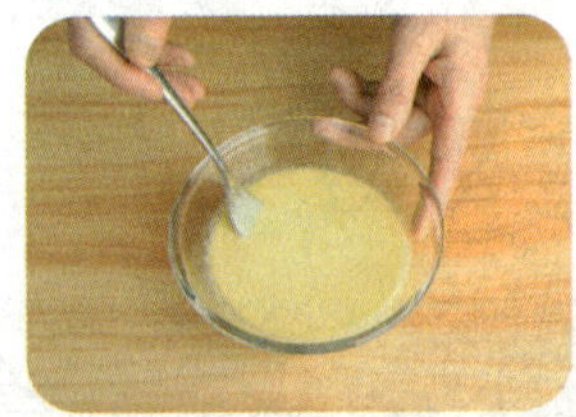

1. 大碗中放入所有面粉，加入鸡蛋和120毫升清水拌匀。

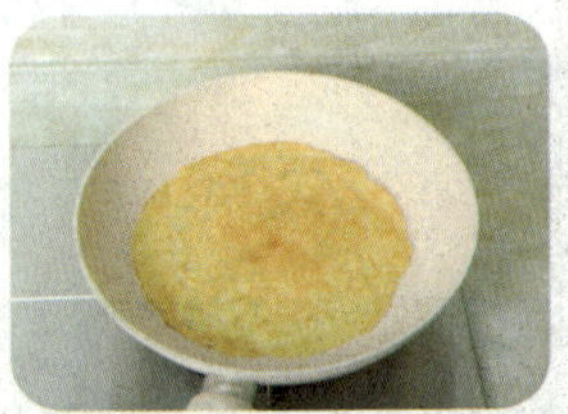

2. 不粘锅烧热，倒入适量面糊，将面糊摊成圆饼，两面煎至金黄。

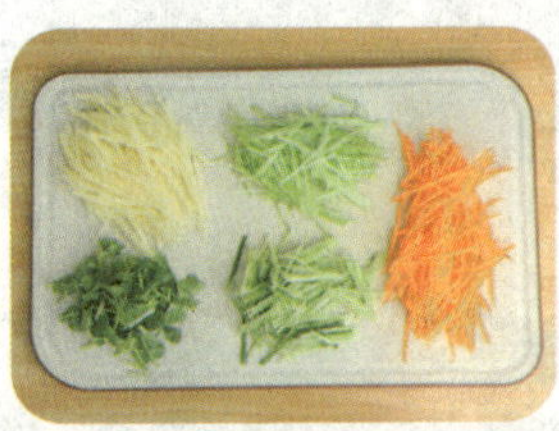

3. 胡萝卜、土豆洗净去皮擦成丝。西芹、黄瓜洗净切丝。香菜洗净切段。

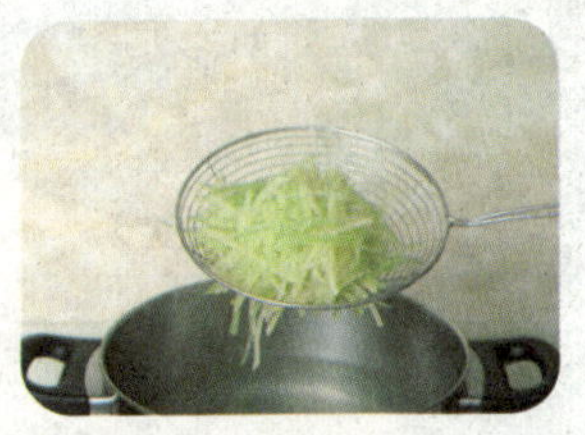

4. 汤锅中加适量清水烧开，放入土豆丝、西芹丝汆烫30秒钟，捞出控水。

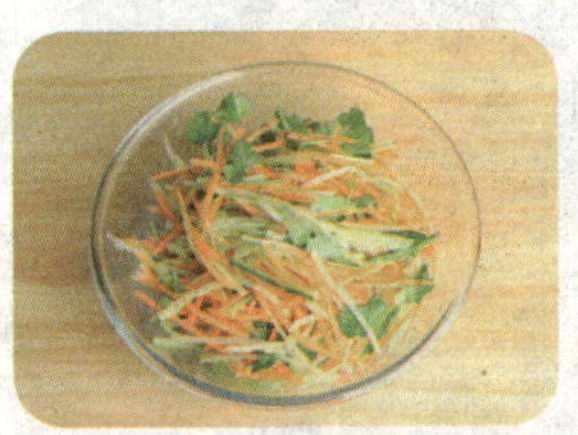

5. 大碗中放入胡萝卜丝、土豆丝、西芹丝、黄瓜丝、香菜段拌匀。

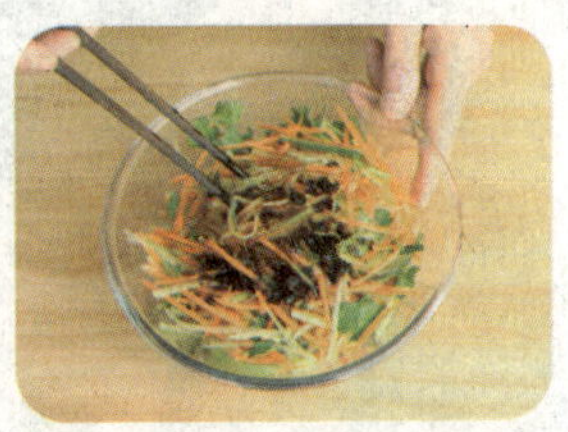

6. 加入盐、糖、生抽、醋、老干妈辣酱翻拌均匀。

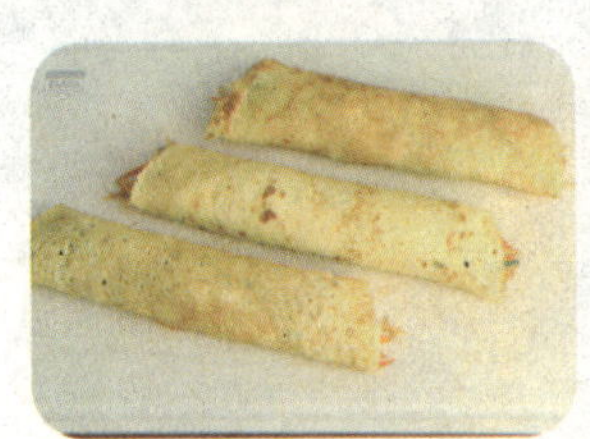

7. 在摊好的煎饼上放上适量拌菜，卷起即可。

# 什锦蔬菜荞麦面比萨
## ——风味分明

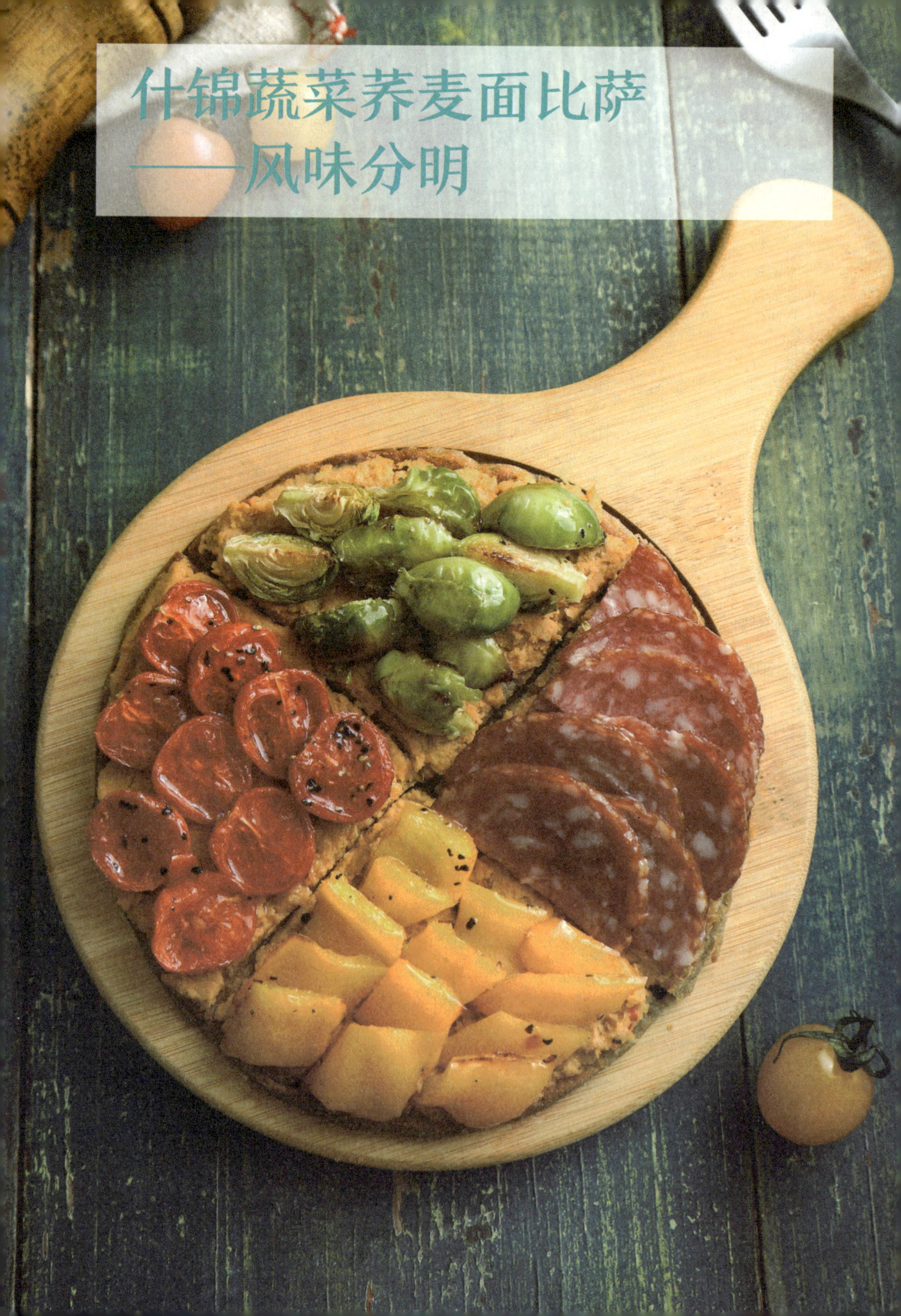

## 特色

这个“比萨”不一般，饼皮又薄又软，稍稍发暗的颜色原来是放了荞麦面。各色蔬菜分开放，想吃哪个口味就吃哪个口味。

## 主料

| | |
|---|---|
| 荞麦面粉 | 25克 |
| 中筋面粉 | 25克 |
| 鸡蛋 | 1个 |
| 孢子甘蓝 | 60克 |
| 圣女果 | 60克 |
| 黄彩椒 | 60克 |
| 萨拉米香肠 | 30克 |
| 鹰嘴豆（罐头） | 100克 |

## 辅料

| | |
|---|---|
| 橄榄油 | 1汤匙 |
| 海盐 | 1/2茶匙 |
| 黑胡椒碎 | 1/2茶匙 |
| 芝麻酱 | 1汤匙 |
| 蒜 | 5克 |
| 甜椒粉 | 1茶匙 |
| 柠檬汁 | 1茶匙 |

## 烹饪秘籍

鹰嘴豆泥如果太稠不好搅打，可以加少许纯净水搅拌。

## 营养贴士

多余的维生素$B_1$不会贮藏在体内，所以需要每天从食物中补充。多吃全谷物、薯类、杂豆是补充维生素$B_1$的好方法。

## 做法

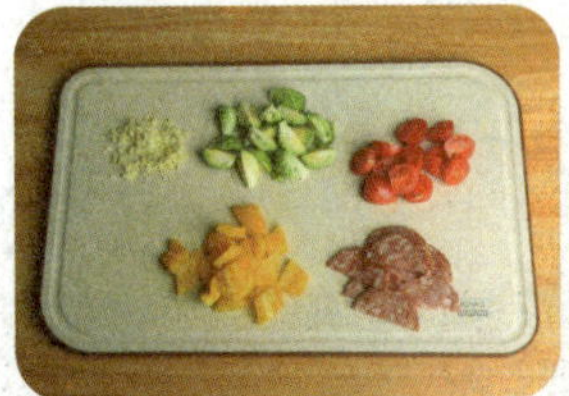

1. 孢子甘蓝洗净切4瓣。圣女果洗净对半切开。黄彩椒洗净切块。萨拉米香肠切片。蒜切末。

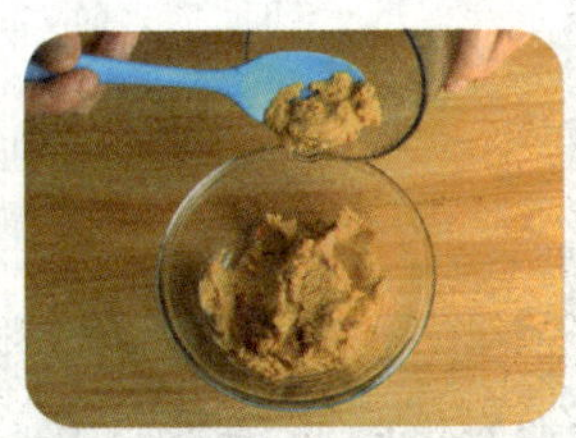

2. 将鹰嘴豆、芝麻酱、蒜、甜椒粉、柠檬汁、一点橄榄油放入料理机搅打成糊。

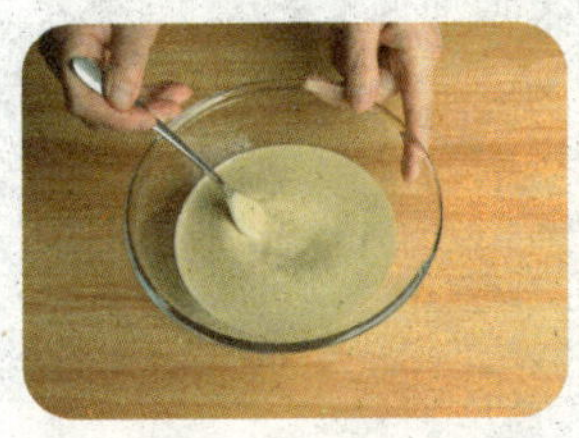

3. 大碗中加入荞麦面粉、中筋面粉、鸡蛋、50毫升清水，搅拌均匀。

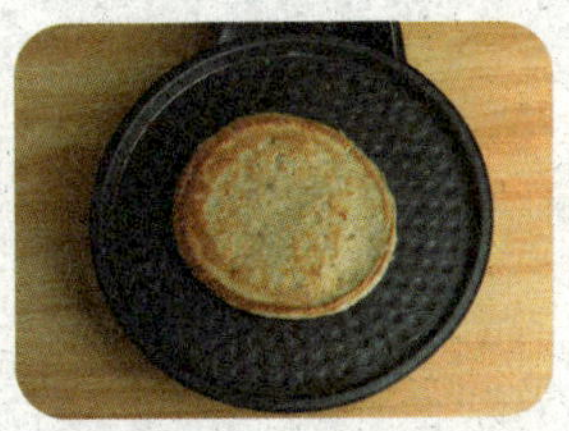

4. 电饼铛上下火预热，倒入面糊，摊成圆饼，盖盖将饼烙熟。

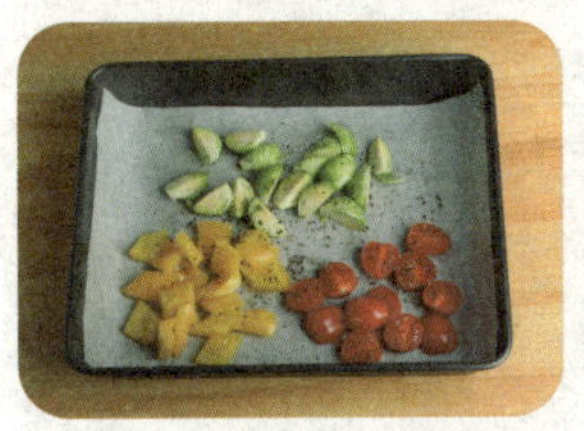

5. 烤盘中分别放入孢子甘蓝、圣女果、黄彩椒，撒上海盐、黑胡椒碎、剩余的橄榄油。

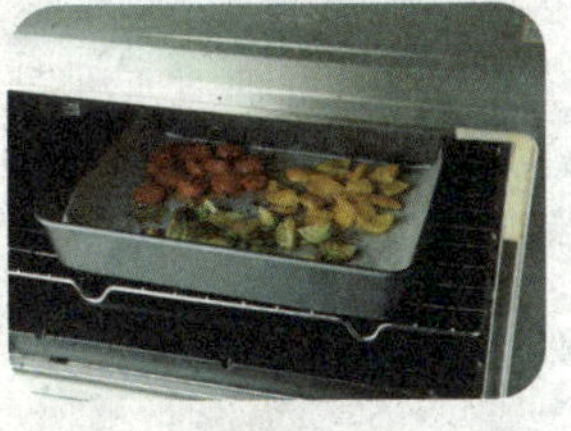

6. 烤箱预热至230℃，将蔬菜放入烤箱烤15分钟。

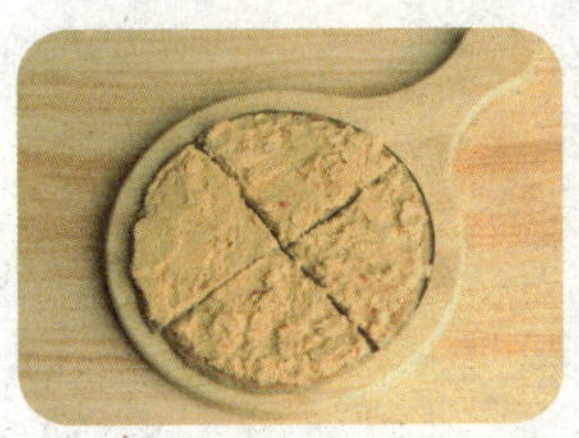

7. 在荞麦面饼表面均匀地涂抹上鹰嘴豆酱，用比萨刀十字切开放入盘中。

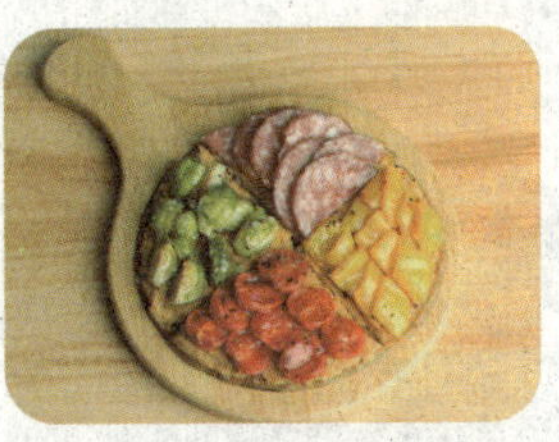

8. 在4块饼上分别摆上孢子甘蓝、圣女果、黄彩椒、萨拉米香肠即可。

# 全麦鸡肉饼汉堡
# ——健康的选择

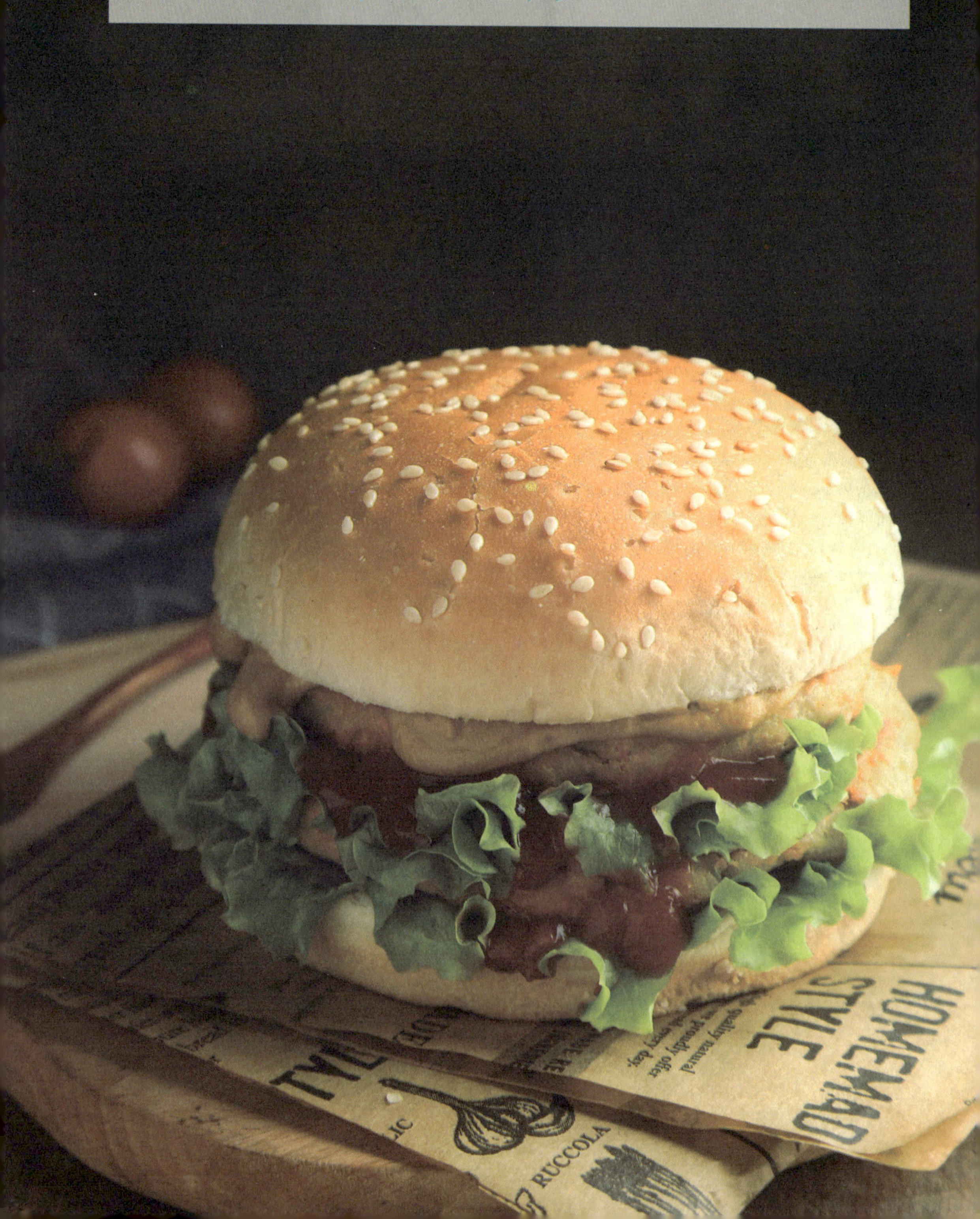

## 特色

汉堡爱好者也要追求健康了。全麦汉堡面包来一个，再加上自制的鸡胸肉蔬菜饼，少油少盐，非常健康。清淡口味吃惯了，就会自动远离高油高糖食品。

## 主料

| | |
|---|---|
| 全麦汉堡面包 | 1个 |
| 鸡胸肉 | 100克 |
| 鸡蛋 | 1/2个 |
| 莲藕 | 30克 |
| 冷冻蔬菜粒 | 20克 |
| 生菜 | 50克 |

## 辅料

| | |
|---|---|
| 橄榄油 | 1汤匙 |
| 盐 | 少许 |
| 白胡椒粉 | 少许 |
| 淀粉 | 1汤匙 |
| 番茄酱 | 1茶匙 |
| 黄芥末酱 | 1茶匙 |

## 烹饪秘籍

用竹扦插入鸡肉饼中，拔出竹扦，小洞中流出的汁液是清澈的，就说明鸡肉饼煎熟了。

## 营养贴士

购买全麦面包的时候，要看看配料表，确保面包中含有比较多的全麦面粉。

## 做法

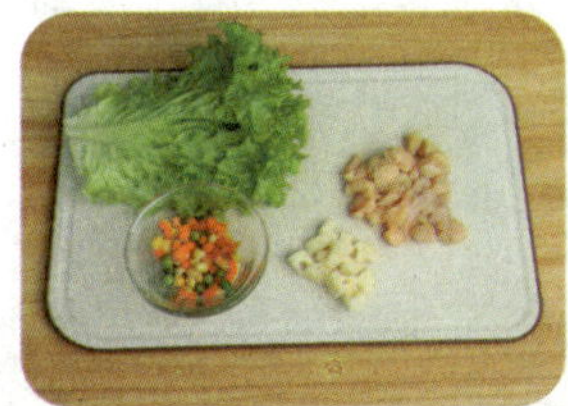

1. 鸡胸肉切块。莲藕洗净去皮切块。生菜洗净擦干。冷冻蔬菜粒化冻。

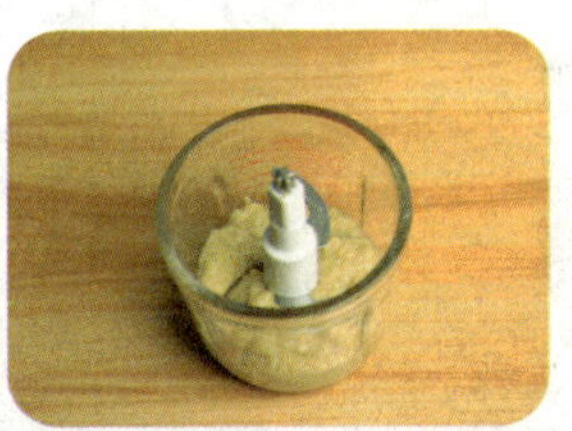

2. 将鸡胸肉、鸡蛋、莲藕、盐、白胡椒粉、淀粉放入料理机打成肉泥。

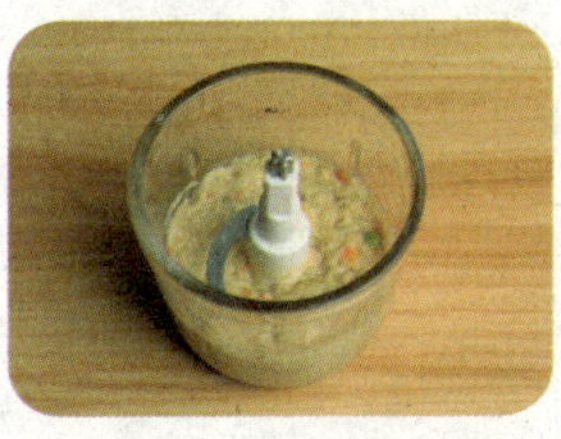

3. 加入冷冻蔬菜粒、一点橄榄油，中速搅打20秒钟。

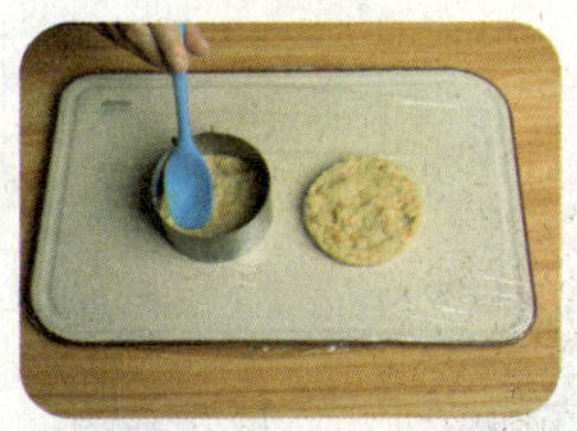

4. 盛出鸡肉泥，做成与面包直径相同、厚度为1.5厘米的肉饼。

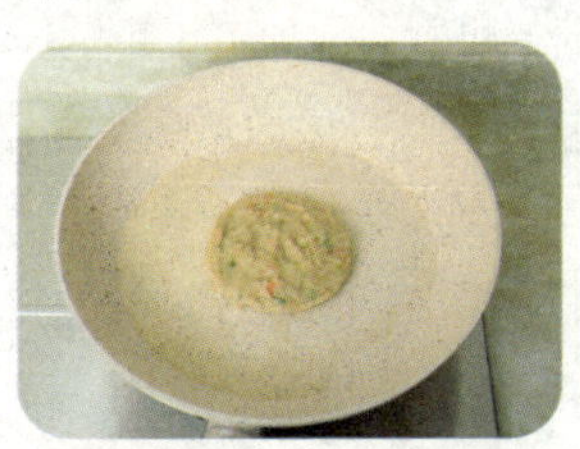

5. 不粘锅中加入剩余的橄榄油烧热，放入鸡肉饼。

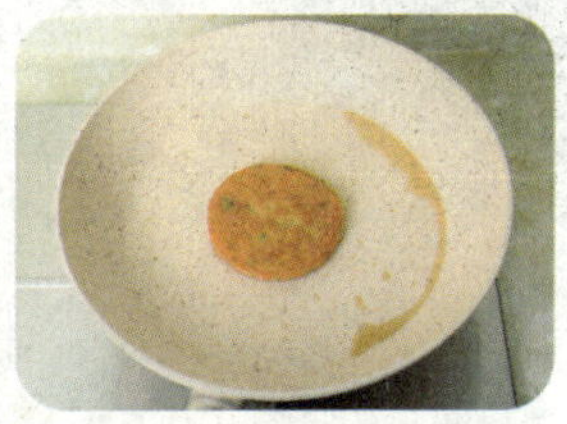

6. 将鸡肉饼一面煎至焦黄，翻面盖盖将另一面也煎至焦黄。

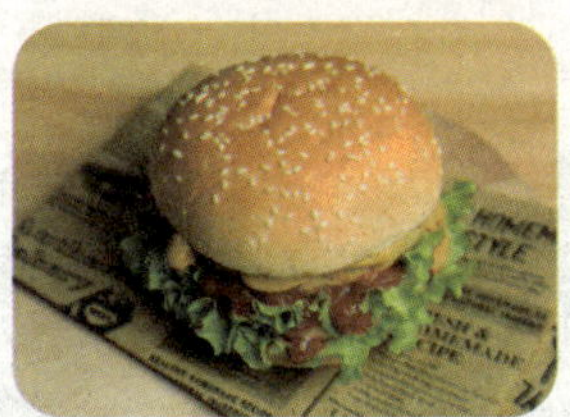

7. 在全麦汉堡底部面包上放生菜、鸡肉饼，挤上番茄酱、黄芥末酱，盖上顶部面包即可。

# 牛油果全麦帕尼尼
## ——外皮酥脆，内芯香软

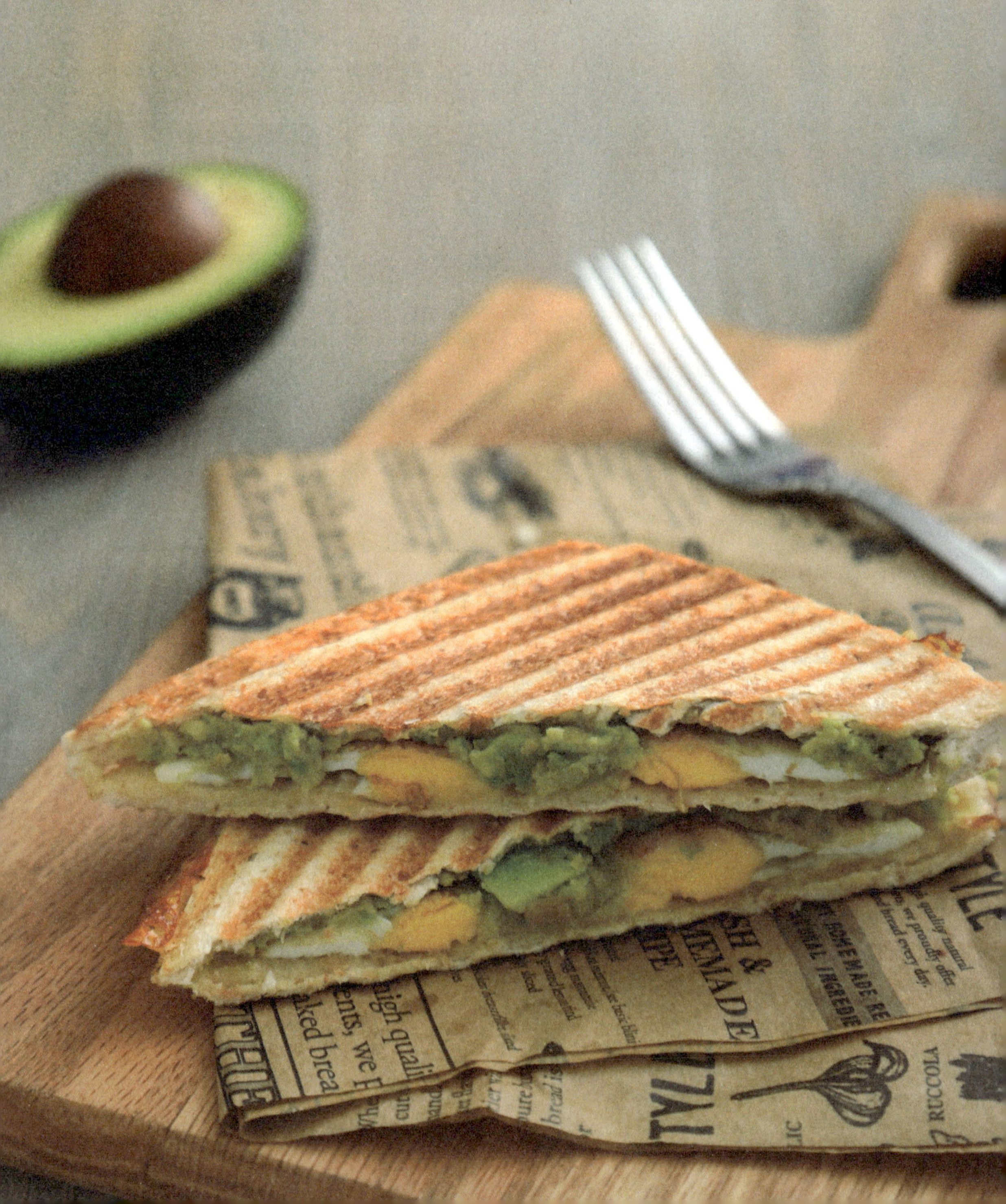

## 特色

全麦含量再多也不怕，做成帕尼尼都好吃。牛油果和全麦吐司也是绝配，鸡蛋必须要溏心的。如此美味的帕尼尼，隔段时间不吃就会想念。

## 烹饪秘籍

若没有帕尼尼机，可以直接使用带纹路的烤盘煎制。在上面压一个比较重的锅，边压边煎制，自制出帕尼尼的效果。

## 营养贴士

全麦面粉筋度低，做面包的时候不能添加得太多。可以在做三明治时通过加入鹰嘴豆来增加杂粮的摄入。

## 主料

| 全麦吐司 | 2片 |
| --- | --- |
| 牛油果 | 1/2个 |
| 鹰嘴豆（罐头） | 30克 |
| 鸡蛋 | 1个 |
| 奶酪片 | 1片 |

## 辅料

| 橄榄油 | 1茶匙 |
| --- | --- |
| 海盐 | 少许 |
| 黑胡椒碎 | 少许 |

## 做法

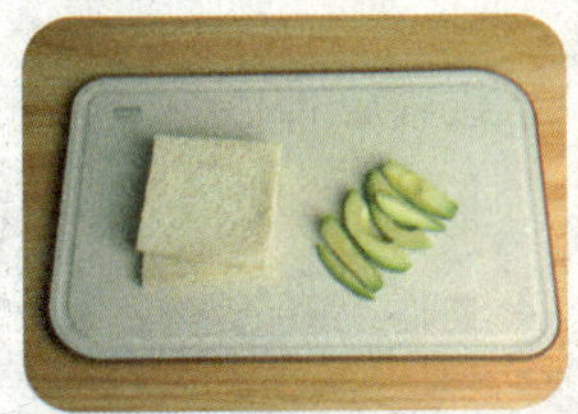

1. 牛油果去皮去核取出果肉。全麦吐司切去四边。

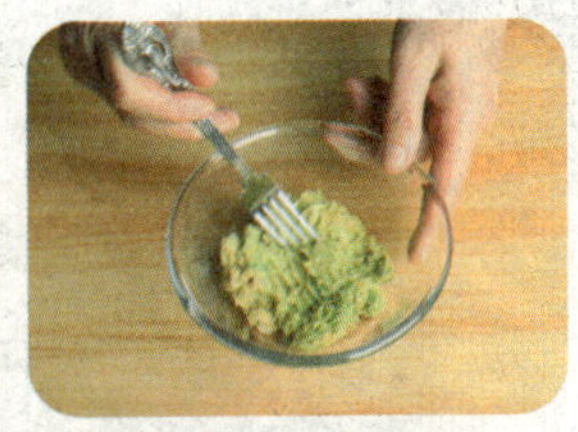

2. 将牛油果、鹰嘴豆放入碗中，用叉子压成泥。

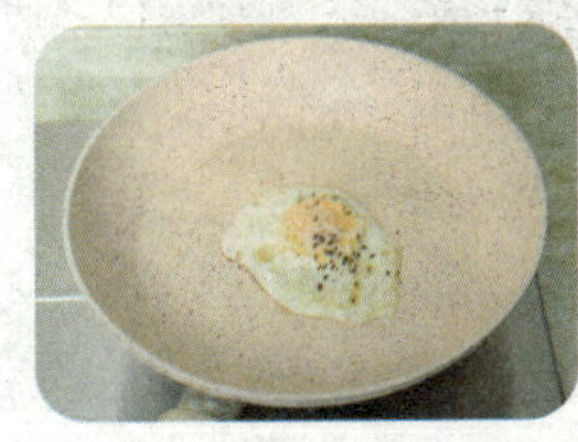

3. 不粘锅中加橄榄油烧热，磕入鸡蛋。表面撒海盐、黑胡椒碎，将鸡蛋两面煎至定型。

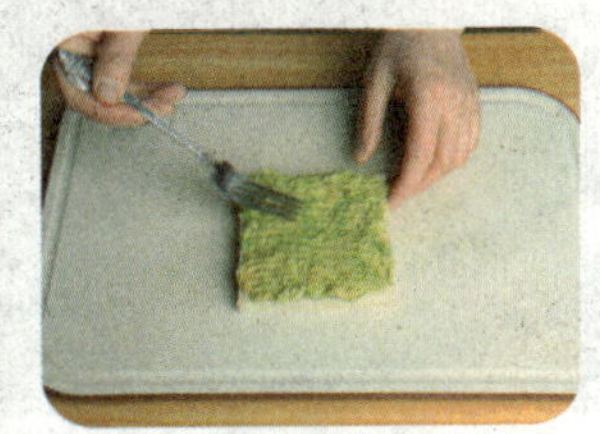

4. 在一片全麦吐司上涂抹牛油果鹰嘴豆泥。

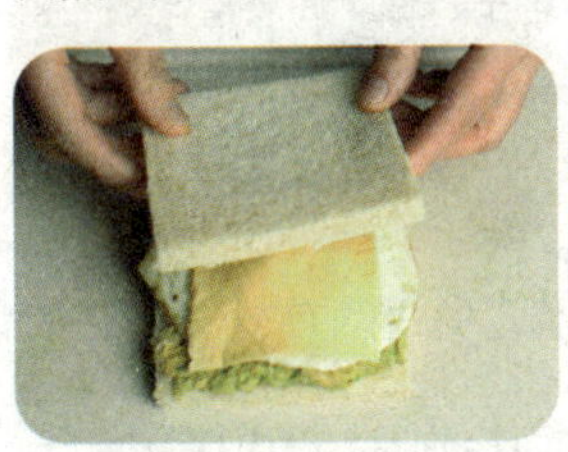

5. 按顺序放上煎鸡蛋、奶酪片，盖上另一片全麦吐司。

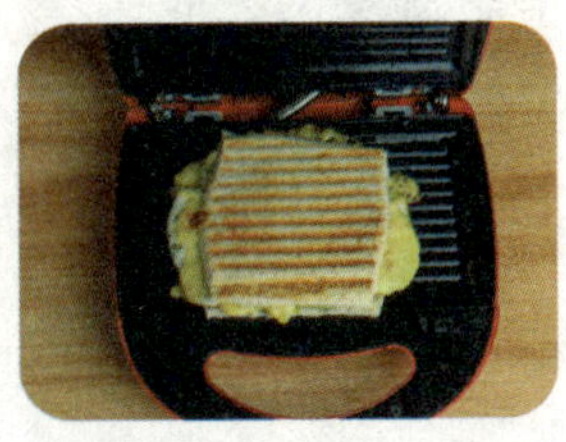

6. 帕尼尼机预热，放入夹好了各种食材的吐司加热3分钟即可。

# 西葫芦全麦糊塌子——无水蔬菜饼

**特 色**

小时候每次回家看见做好的糊塌子都会特别开心。香气扑鼻的糊塌子软嫩好吃，再蘸点醋蒜汁，简直吃不够。

**主 料**

| | |
|---|---|
| 全麦面粉 | 60克 |
| 西葫芦 | 150克 |
| 鸡蛋 | 1个 |
| 大葱 | 50克 |

**辅 料**

| | |
|---|---|
| 花生油 | 1汤匙 |
| 盐 | 少许 |
| 白胡椒粉 | 1/2茶匙 |

**烹饪秘籍**

糊塌子不需要做得很咸。做好的糊塌子可以蘸用生抽、醋、蒜泥、香油调成的汁来吃。

**营养贴士**

以前做糊塌子一般都是加白面粉，其实完全可以全部换成全麦面粉。煎制过程中再减少油的使用量，就成了非常好的健康食品。

**做 法**

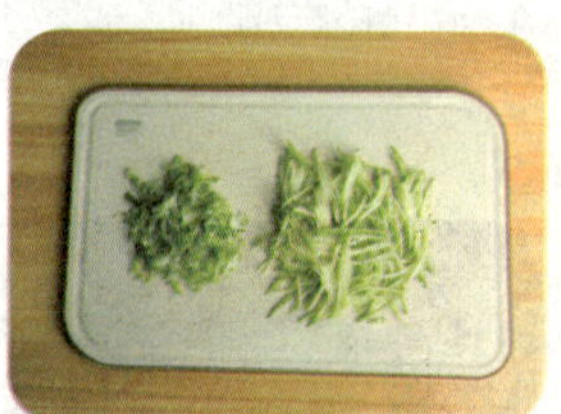

1. 西葫芦洗净擦成短粗丝。大葱洗净切末。

2. 将西葫芦、大葱、鸡蛋、盐、白胡椒粉、全麦面粉放入大碗中拌匀。

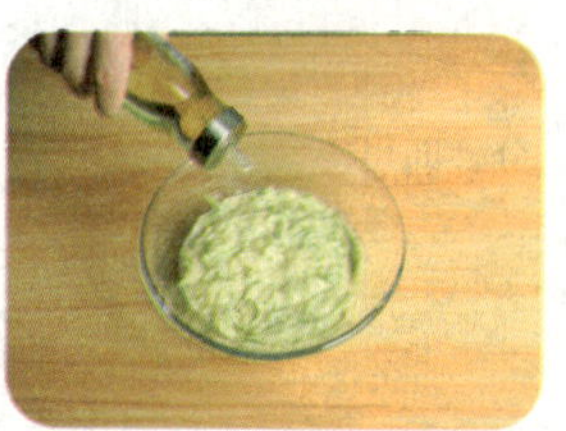

3. 拌好的面糊静置15分钟，加入适量花生油拌匀。

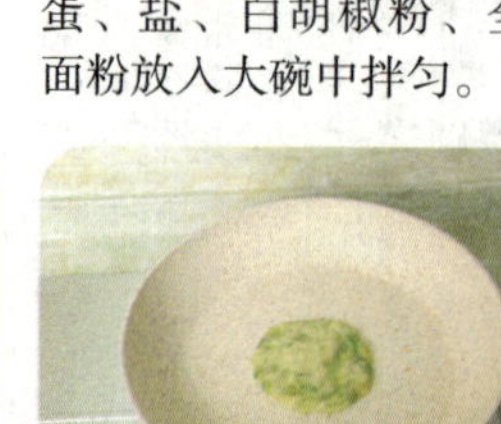

4. 不粘锅烧热，刷一层花生油，舀入适量面糊。

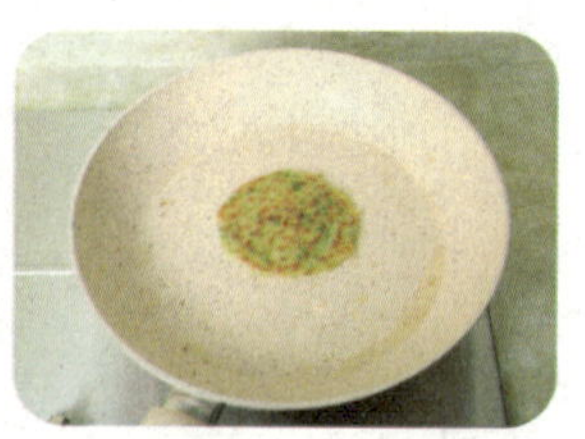

5. 摊成圆饼，一面煎至定型后翻面，将两面煎至金黄即可。

# 第四章

# 汤粥与饮品

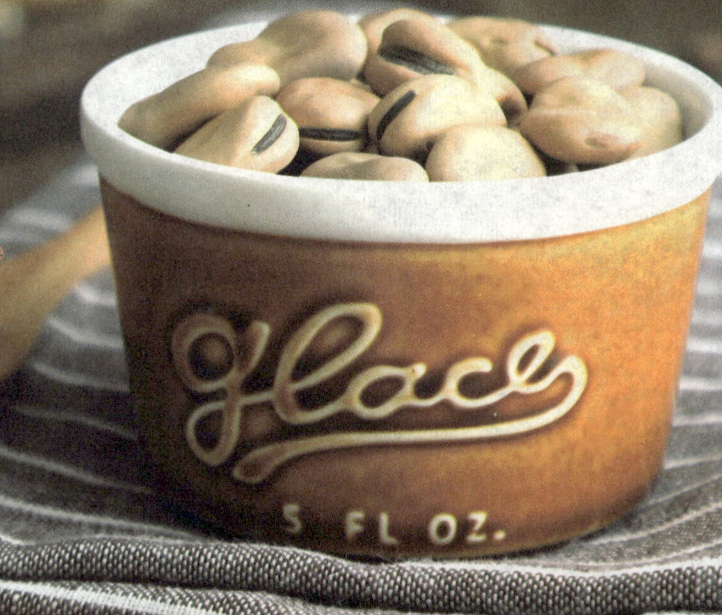

# 海带绿豆龙骨汤——清新鲜美

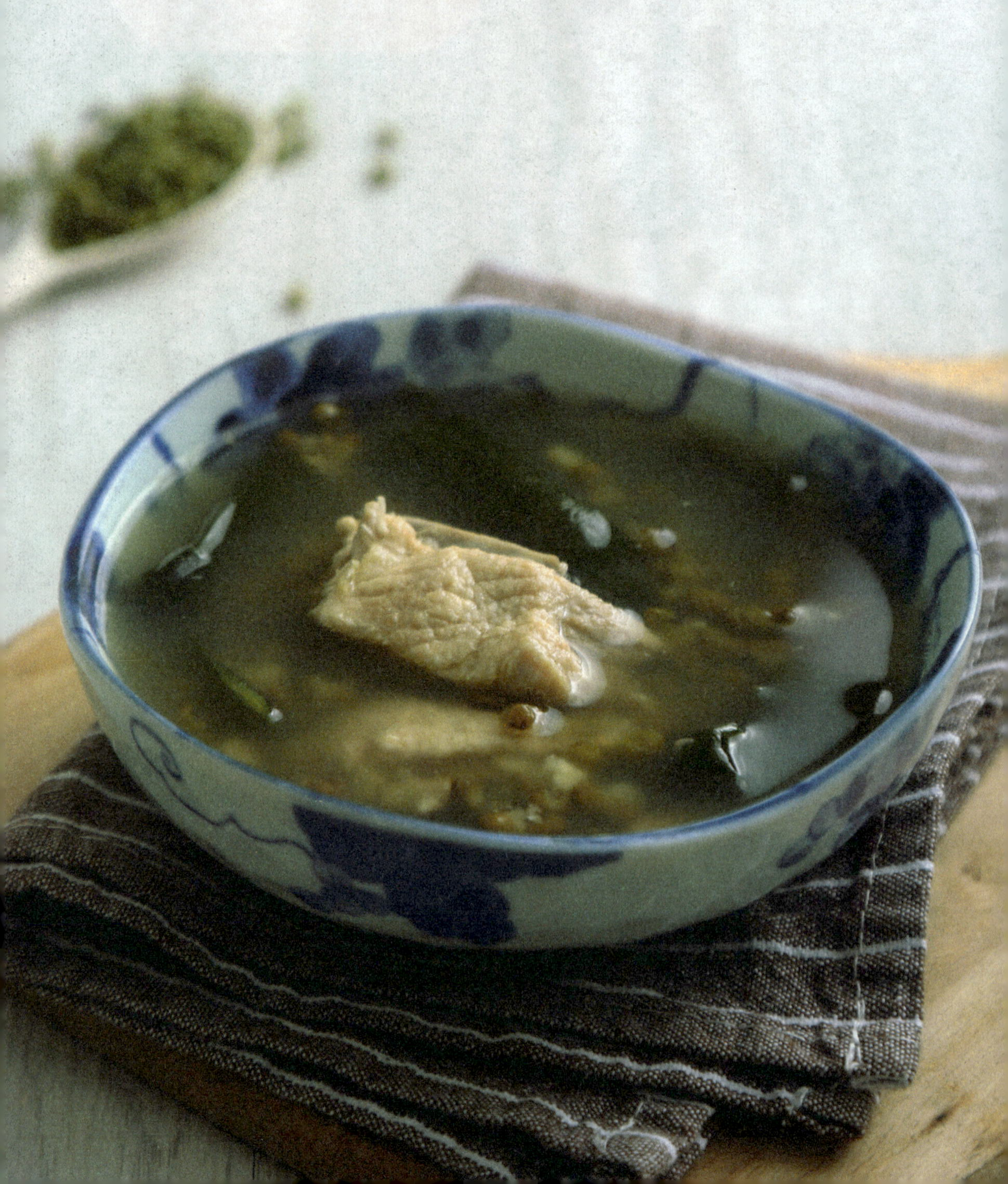

## 特色

大热天里，煲一锅加了绿豆和海带的龙骨汤最合适不过了。辛苦一天后，喝碗汤缓一缓，咸汤香浓，非常滋润。

## 烹饪秘籍

如果是干海带结，需要用清水泡发后再使用。有些盐渍海带需要洗去多余的盐分。

## 营养贴士

淀粉豆类能够帮助控制血糖、血压、血脂，预防肥胖，改善营养平衡等。

## 主料

| 主料 |  |
| --- | --- |
| 猪脊骨 | 250克 |
| 绿豆 | 50克 |
| 海带结 | 150克 |

## 辅料

| 辅料 |  |
| --- | --- |
| 料酒 | 1汤匙 |
| 姜 | 5克 |
| 盐 | 少许 |

## 做法

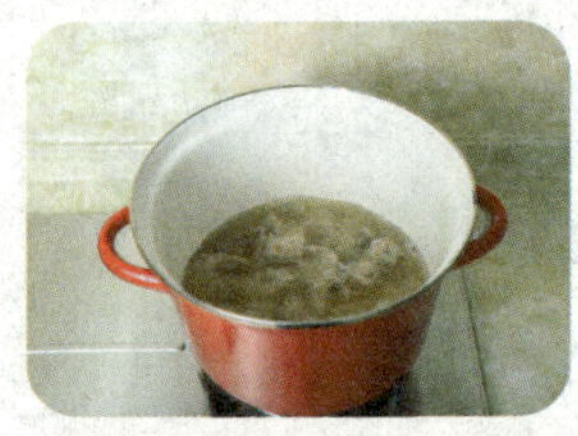

1. 汤锅中加入足量清水，放入猪脊骨、料酒大火烧开。

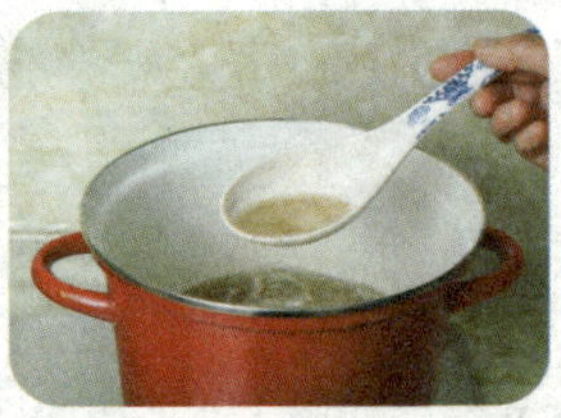

2. 不断撇去表面浮沫，中火煮5分钟。

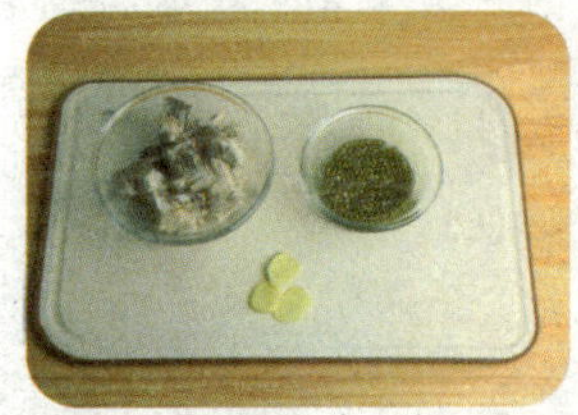

3. 捞出猪脊骨，用温水洗净。绿豆洗净。姜洗净切片。

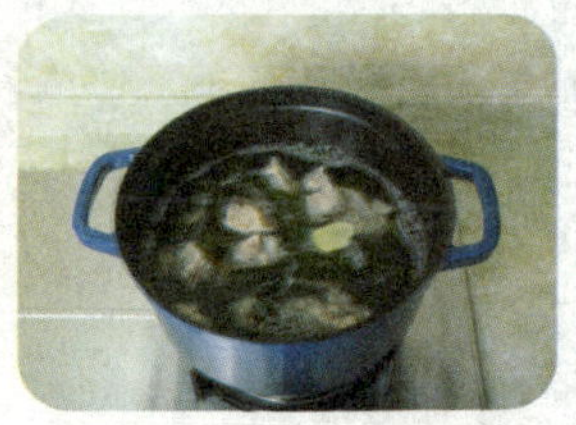

4. 将猪脊骨、绿豆、海带结、姜放入炖锅中，加入没过食材的清水。

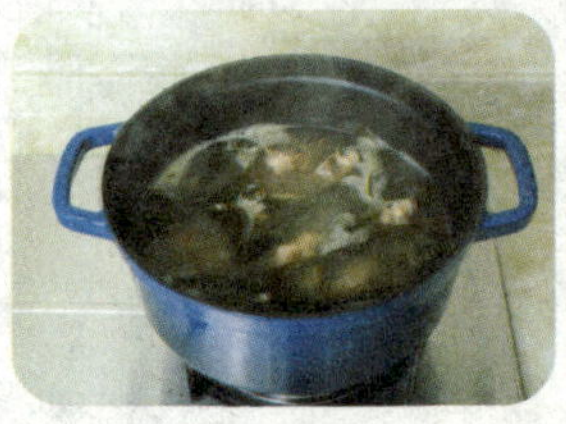

5. 大火烧开，转小火炖煮1.5小时。

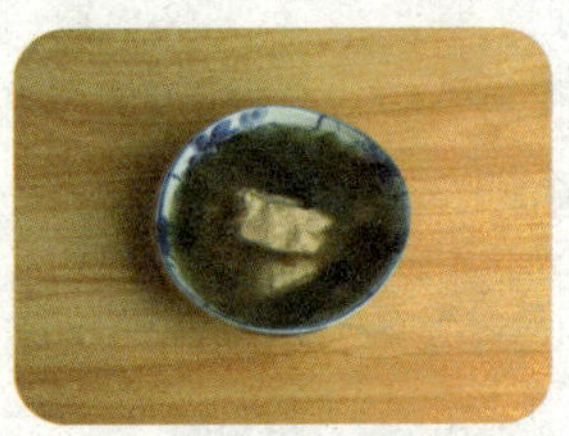

6. 出锅前加少许盐调味即可。

# 冬瓜薏米排骨汤
# ——清淡解暑

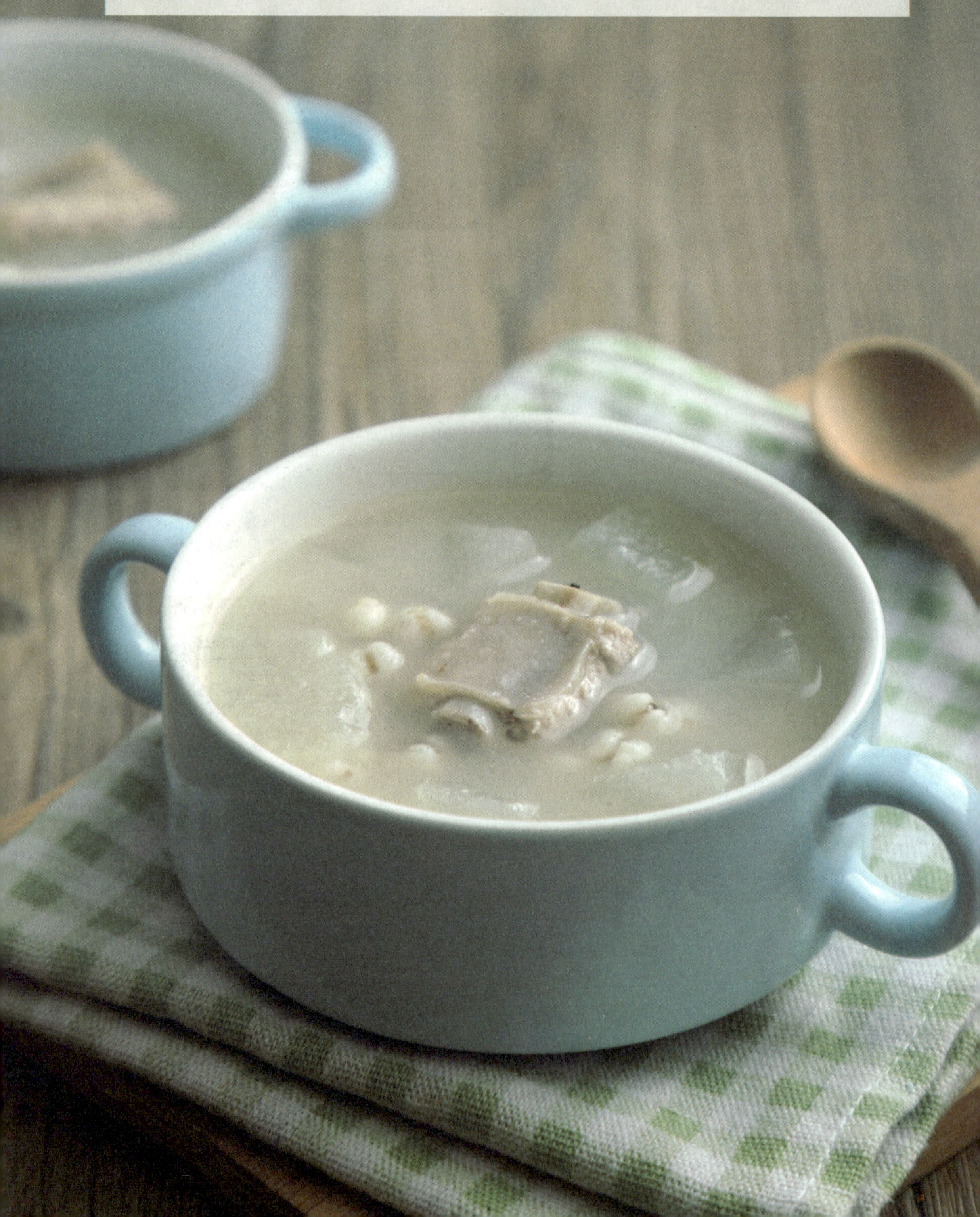

## 特 色

冬瓜清心，薏米润燥，小火煲出排骨的肉香。简单的食材，煲出来的味道非常棒，一家人都适合喝。

## 烹饪秘籍

如果喜欢吃冬瓜，就将冬瓜皮去掉再炖，吃起来会更方便。如果不想浪费冬瓜皮里的营养，可以将削掉的冬瓜皮放入汤包里，炖汤时放入锅中一同炖煮。

## 营养贴士

有些人吃薏米会觉得难以消化，可以将薏米炖汤，少量食用。

## 主 料

| | |
|---|---|
| 排骨 | 250克 |
| 冬瓜 | 250克 |
| 薏米 | 50克 |

## 辅 料

| | |
|---|---|
| 姜 | 5克 |
| 料酒 | 1汤匙 |
| 盐 | 少许 |

## 做 法

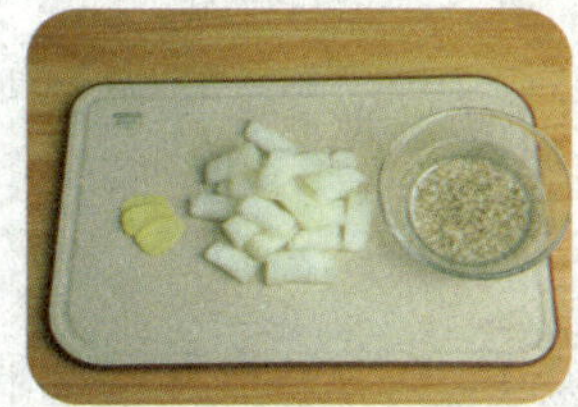

1. 冬瓜洗净去瓤切大块。薏米洗净，用清水浸泡1小时。姜洗净切片。

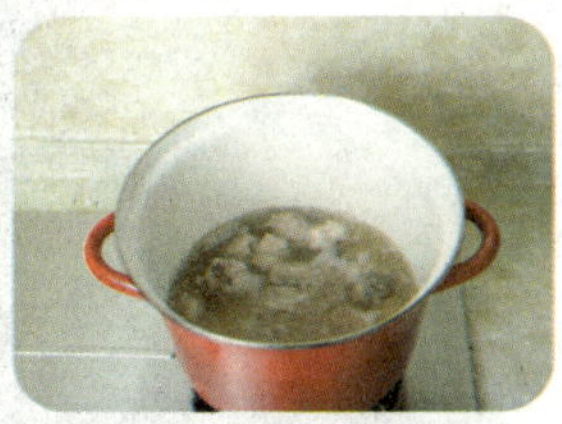

2. 汤锅中加入足量清水，放入排骨、料酒大火烧开。

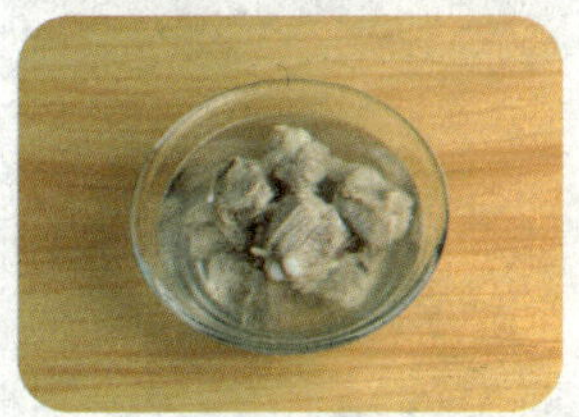

3. 撇去表面浮沫，中火煮5分钟。捞出排骨，用温水洗净。

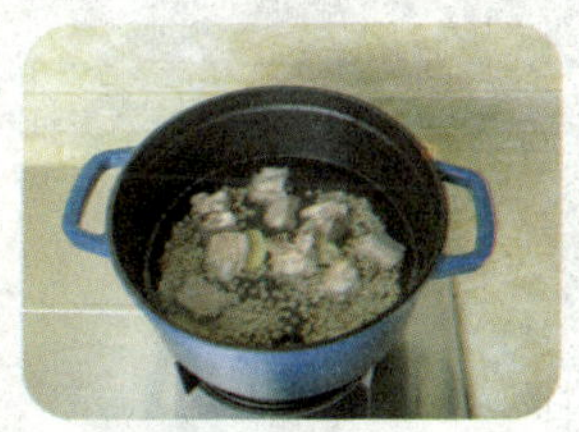

4. 将排骨、薏米、姜片放入炖锅中，加入没过食材的清水。

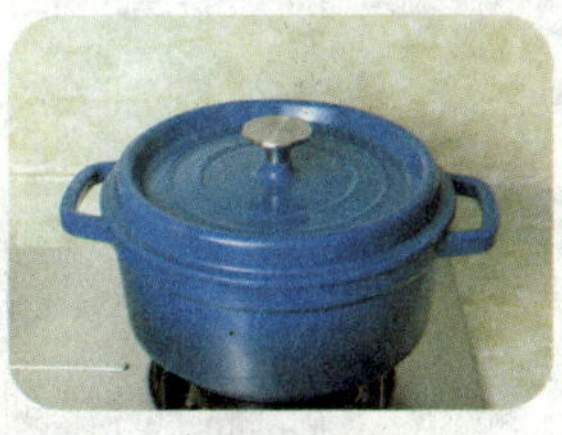

5. 大火烧开，盖盖转小火炖煮1小时。

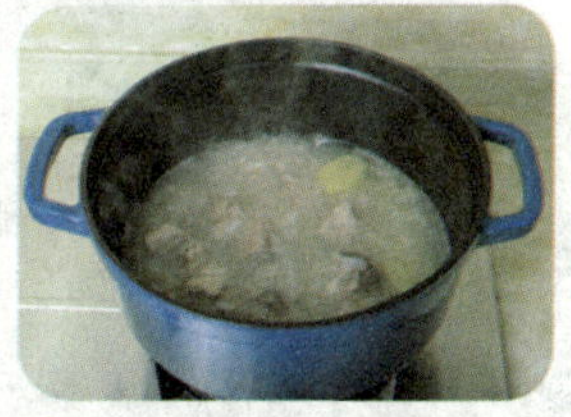

6. 将冬瓜放入炖锅中，继续炖30分钟，出锅前加盐调味。

# 玉米鲫鱼汤
## ——汤汁浓郁，鲜味十足

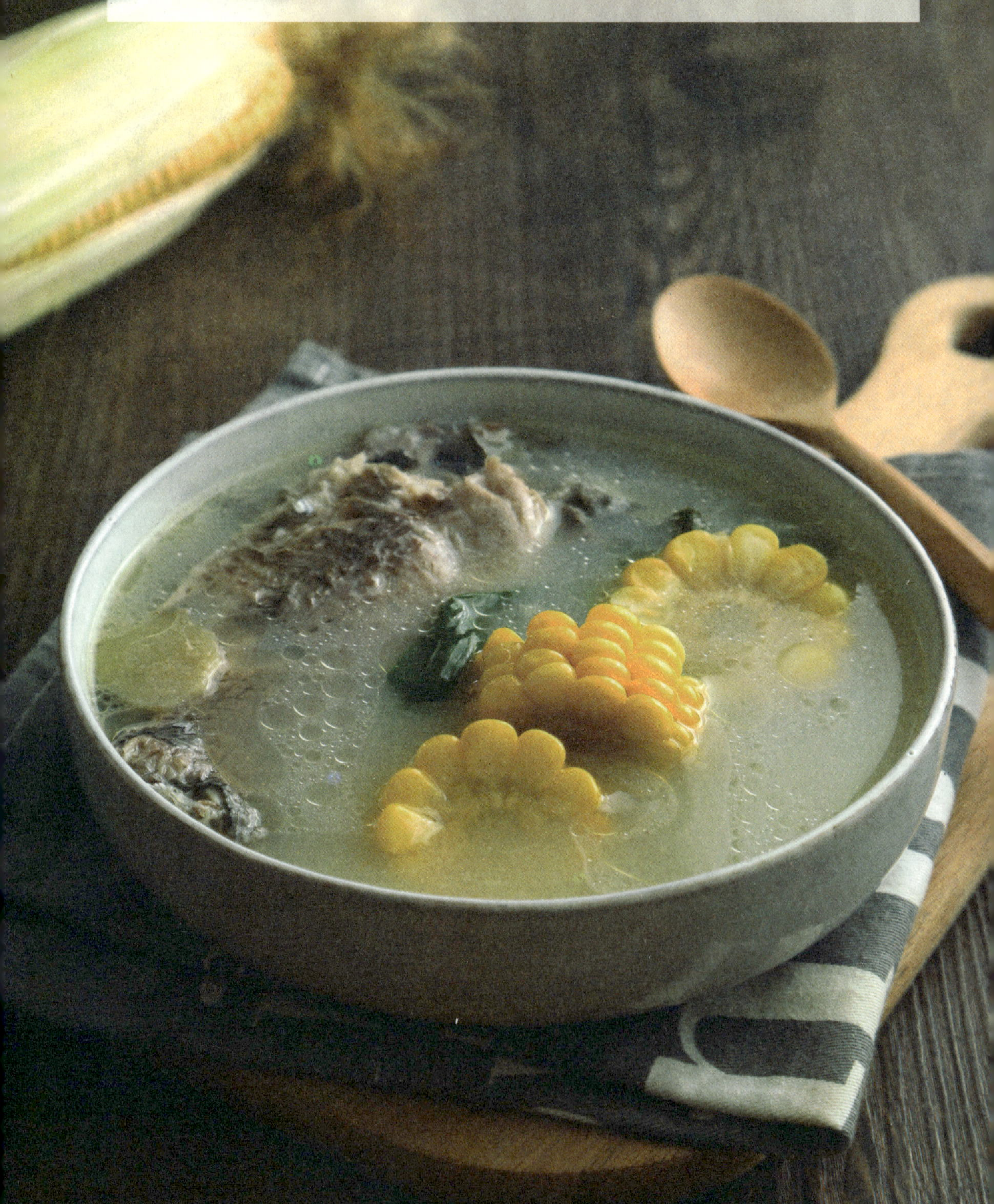

## 特色

鲫鱼肉质细嫩，味道鲜美，非常适合煲汤。奶白的鱼汤翻滚，放几块甜玉米进去，鱼汤便会鲜中带甜，更有营养。

## 烹饪秘籍

煎鲫鱼时少翻动，耐心等待鱼皮完全被煎黄以后再翻面。

## 营养贴士

甜玉米属于大体积、高水分、高纤维的食物。甜玉米虽然甜，但是血糖指数比米饭、馒头要低。

## 主料

| | |
|---|---|
| 鲫鱼 | 1条 |
| 甜玉米 | 1根 |

## 辅料

| | |
|---|---|
| 花生油 | 1茶匙 |
| 盐 | 少许 |
| 白胡椒粉 | 1/2茶匙 |
| 姜 | 5克 |
| 小葱 | 5克 |

## 做法

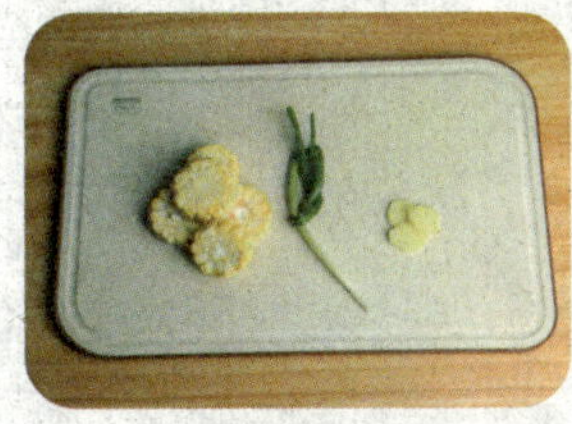

1. 甜玉米洗净切段。姜洗净切片。葱打结。

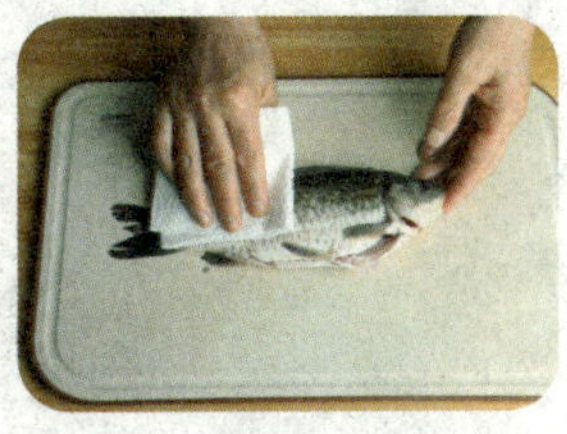

2. 鲫鱼去鱼鳞、内脏、鱼鳃，洗净擦干水分。

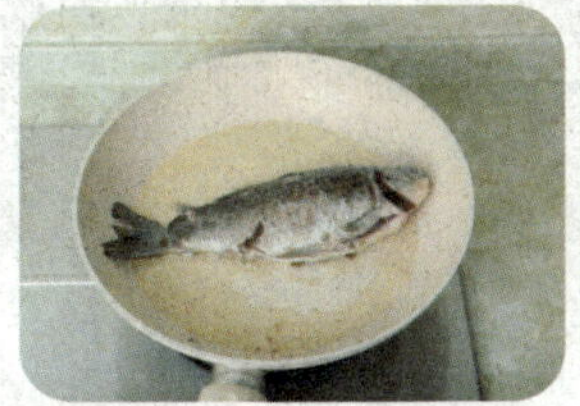

3. 不粘锅中加花生油烧热，放入鲫鱼煎至两面焦黄。

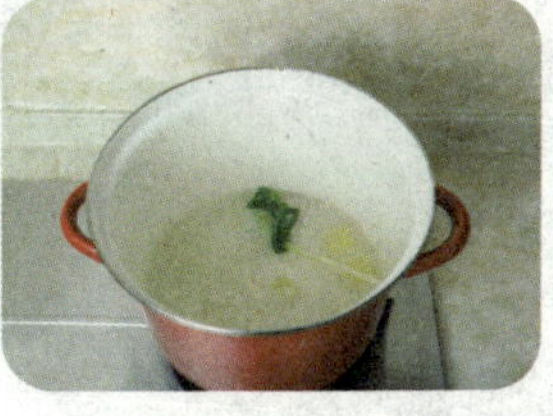

4. 炖锅内加入足量清水，放入姜片、葱结大火烧开。

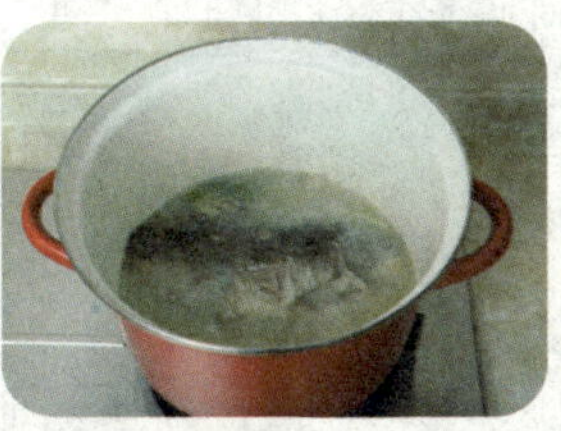

5. 放入煎鲫鱼，大火烧开，盖盖转中火炖20分钟。

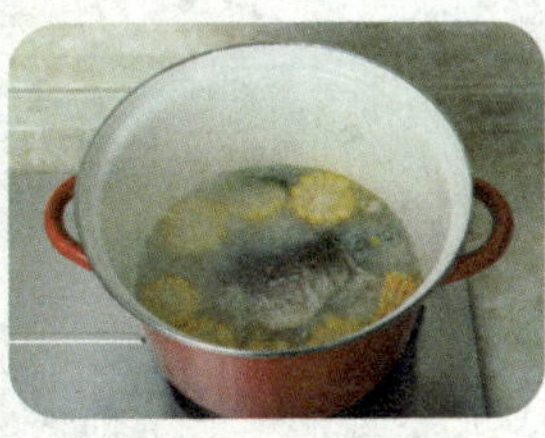

6. 加入甜玉米段，继续炖10分钟。

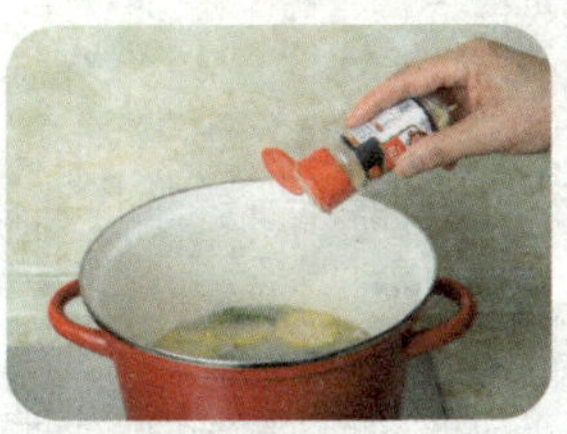

7. 出锅前加入少许盐、白胡椒粉调味即可。

# 眉豆凤爪汤
## ——滋补养颜也简单

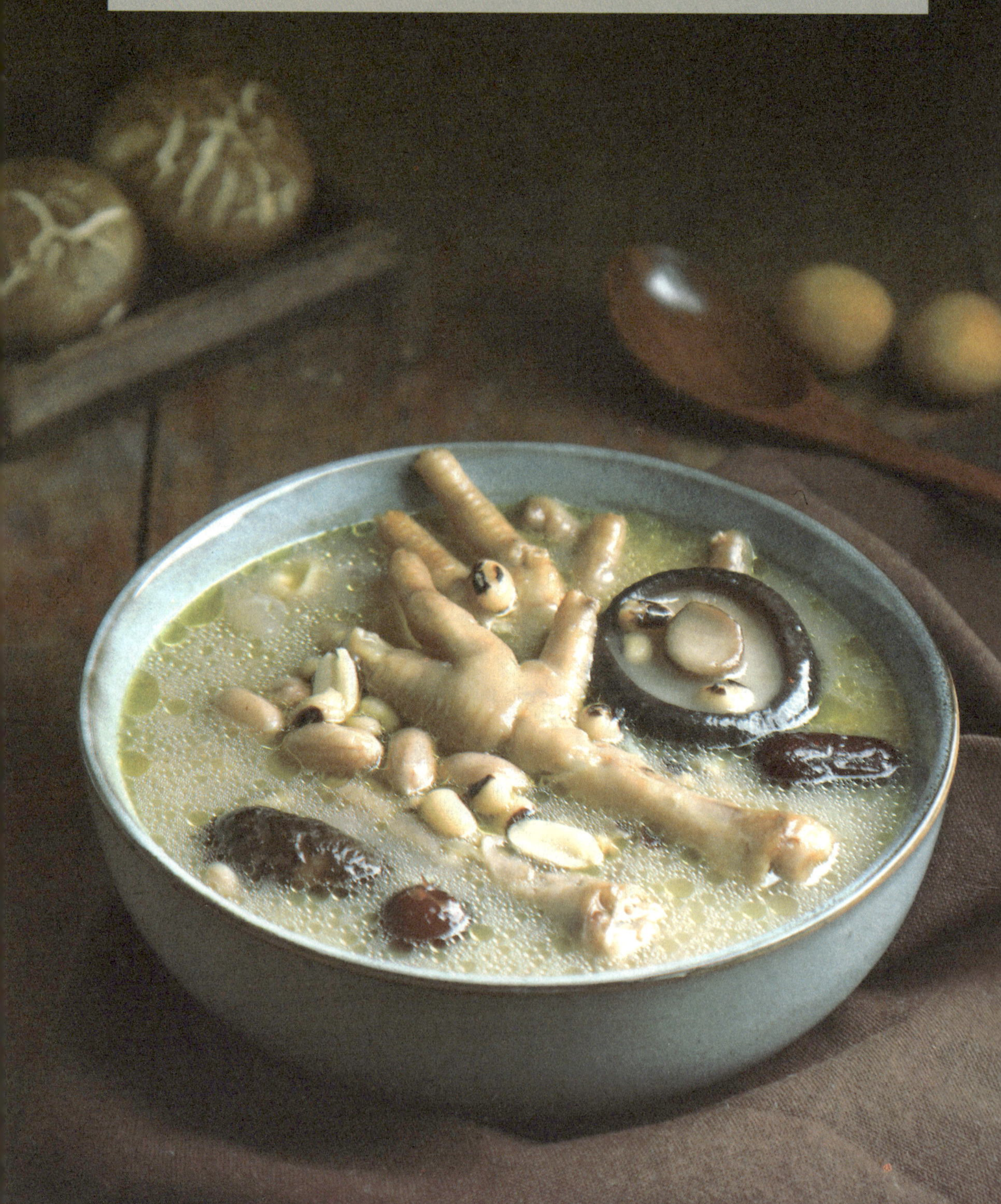

## 特　色

恰逢气温骤降，非常适合煲一锅眉豆凤爪汤给家人喝。眉豆和花生都炖得软软糯糯的，用料十足的汤水，感觉胶原蛋白都要溢出来啦。

## 烹饪秘籍

用剪刀剪去凤爪的指甲更方便，并且安全。

## 营养贴士

豆类的营养价值特别高，可以部分替代肉类食物提供蛋白质，以及白米、白面提供淀粉。

## 主　料

| | |
|---|---|
| 凤爪 | 250克 |
| 眉豆 | 50克 |
| 花生 | 30克 |
| 冬菇 | 20克 |

## 辅　料

| | |
|---|---|
| 去核红枣 | 2个 |
| 桂圆肉 | 10克 |
| 姜 | 5克 |
| 盐 | 少许 |
| 料酒 | 1汤匙 |

## 做　法

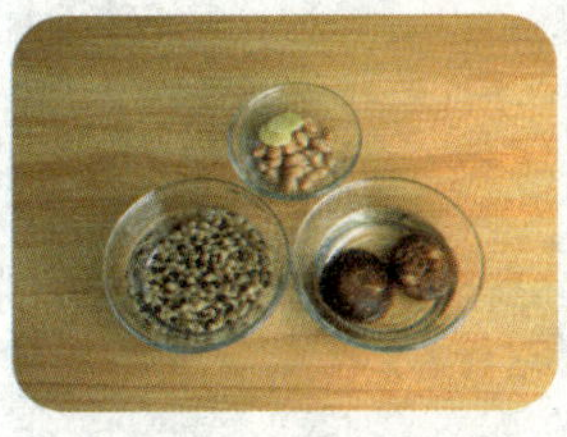

1. 眉豆洗净，用清水浸泡1小时。冬菇洗净，用清水泡发。花生洗净。姜洗净切片。

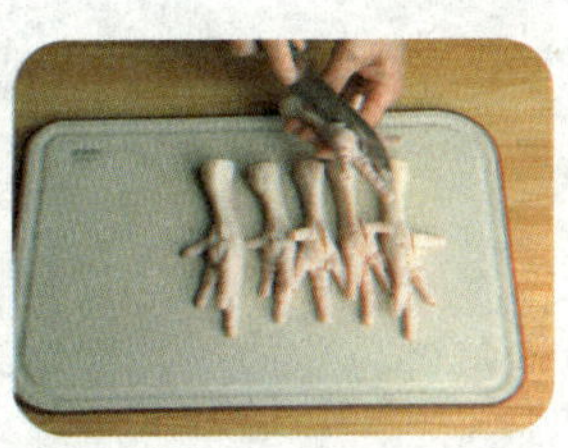

2. 凤爪用清水洗净，切掉指尖的指甲，在掌心处划一刀。

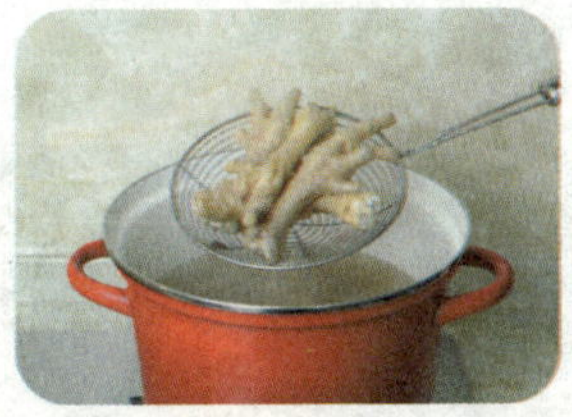

3. 汤锅中加入凤爪、料酒、足量清水大火烧开，煮5分钟。捞出凤爪，用冷水洗净。

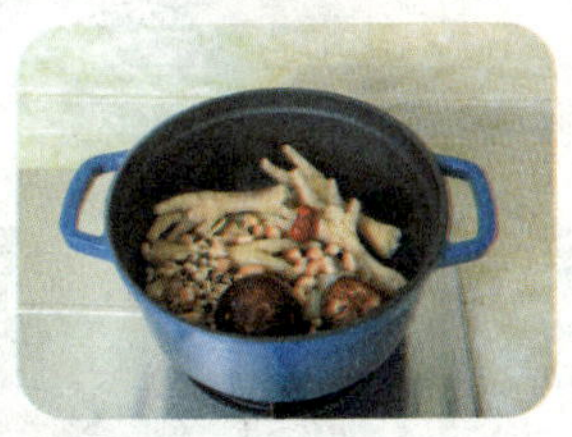

4. 将凤爪、眉豆、花生、冬菇、去核红枣、桂圆肉、姜放入炖锅中。

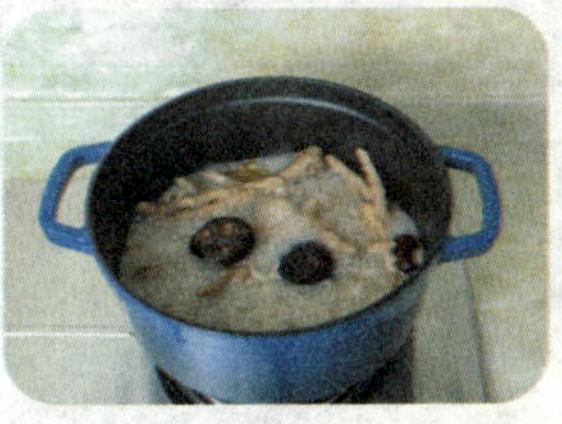

5. 加入足量清水，大火烧开煮10分钟，转小火炖1.5小时。

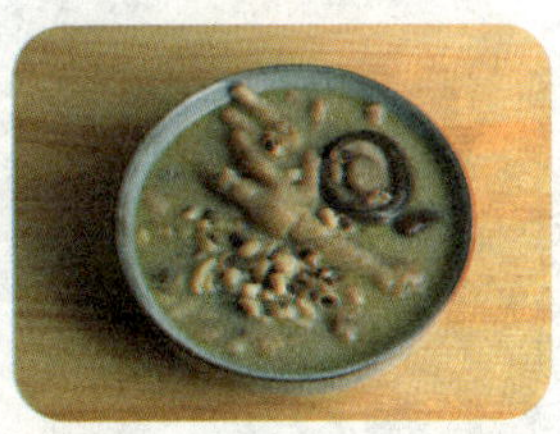

6. 关火，撇去浮油，加少许盐调味即可。

# 花生木瓜猪蹄汤

## ——汤色靓丽，味道鲜甜

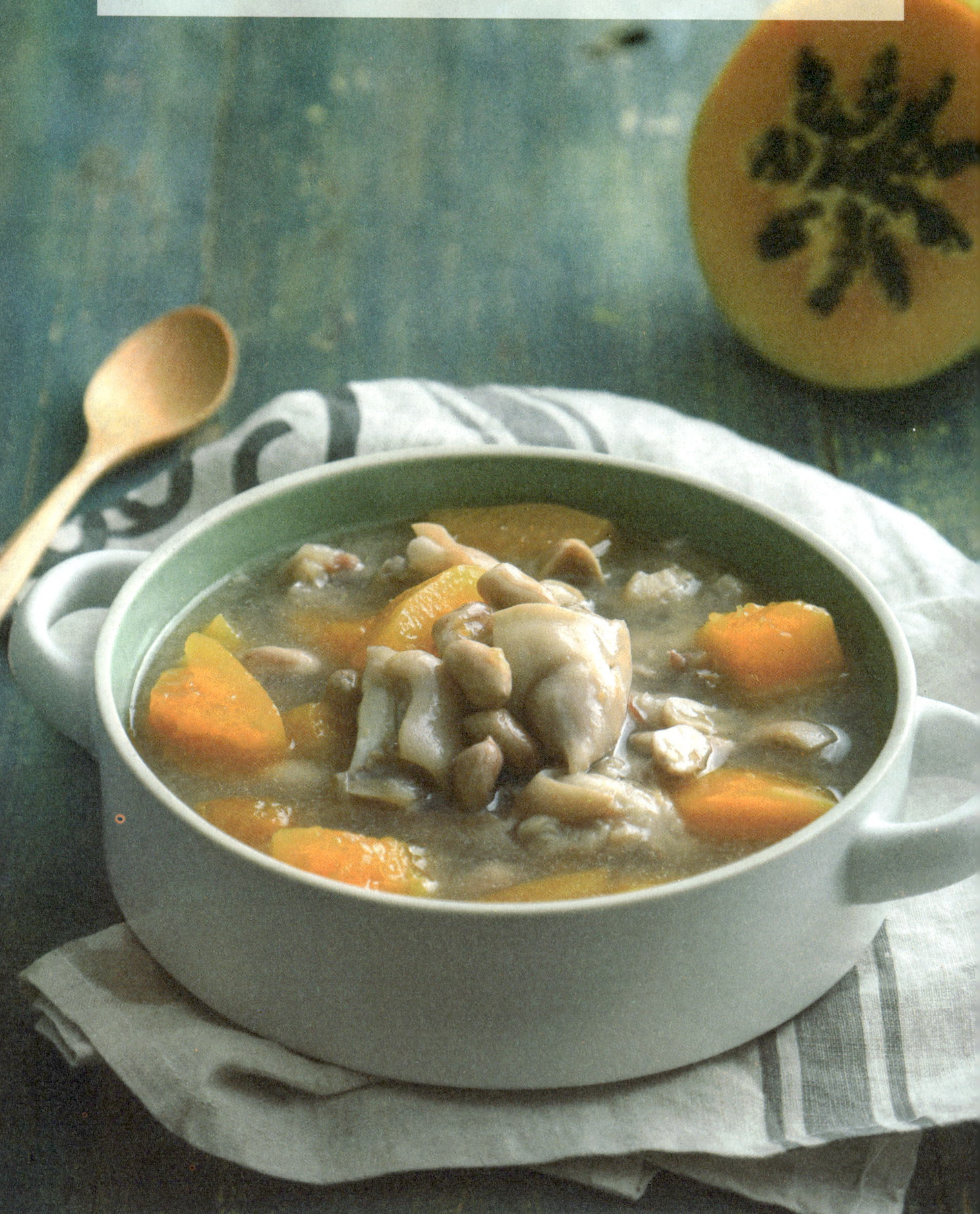

## 特 色

终于可以用到“鲜甜”这两个字了，大概只有中国菜会这样形容。加木瓜炖汤真是超级甜。新鲜的好食材炖汤会给人带来无比享受的美味。

## 烹饪秘籍

猪蹄在购买时可以请店家代为斩块。焯水之前也可以用清水浸泡一会儿，能去除杂味。

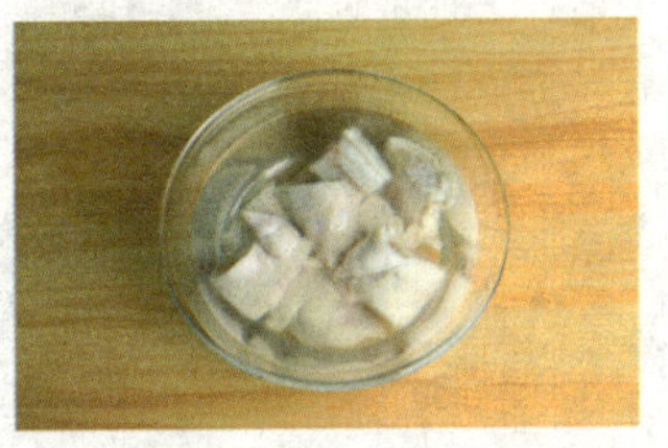

## 营养贴士

花生是营养价值很高的食物，不过脂肪含量也比较高，适量食用才不会长胖。

## 主 料

| | |
|---|---|
| 猪蹄 | 250克 |
| 木瓜 | 250克 |
| 花生 | 50克 |

## 辅 料

| | |
|---|---|
| 黄酒 | 1汤匙 |
| 姜 | 5克 |
| 盐 | 少许 |

## 做 法

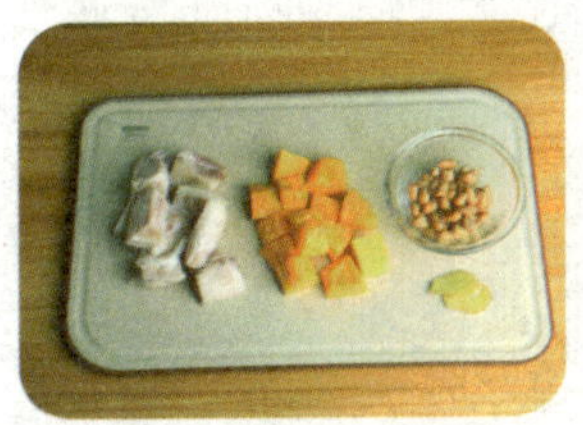

1. 木瓜洗净去皮去瓤切大块。花生洗净。姜洗净切片。猪蹄斩小块。

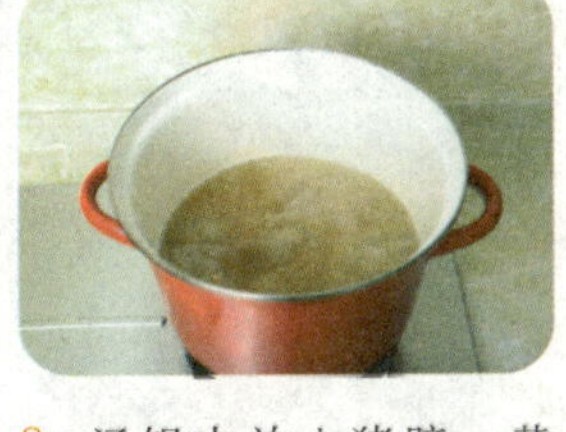

2. 汤锅中放入猪蹄、黄酒、足量清水大火烧开，煮5分钟。

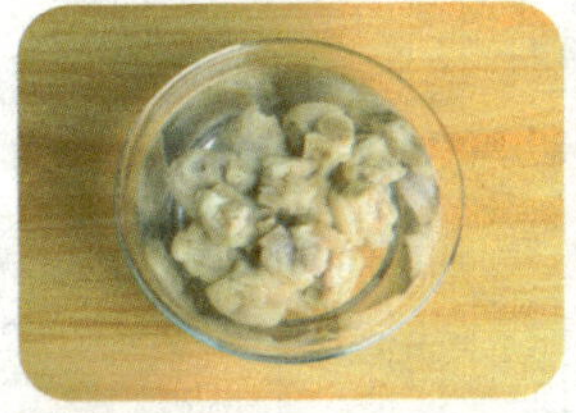

3. 捞出猪蹄，用清水洗净表面血沫。

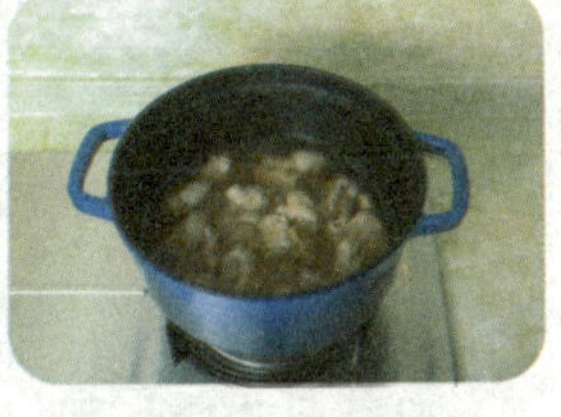

4. 将猪蹄、花生、姜放入炖锅中，加足量清水烧开，转小火炖1小时。

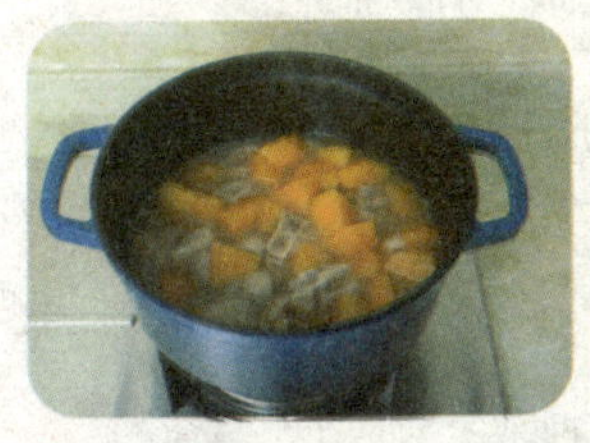

5. 放入木瓜块，小火炖煮30分钟。

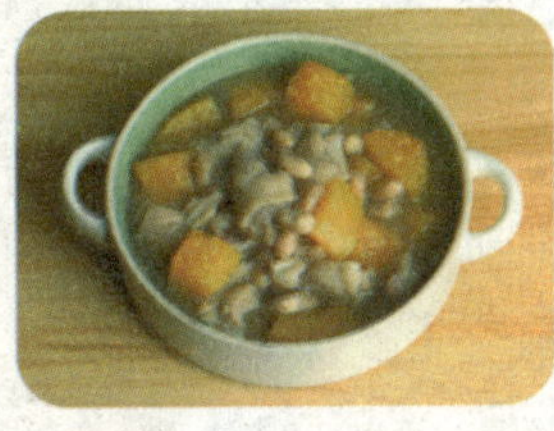

6. 出锅前加少许盐调味即可。

# 南瓜鲜虾浓汤——浓稠香滑

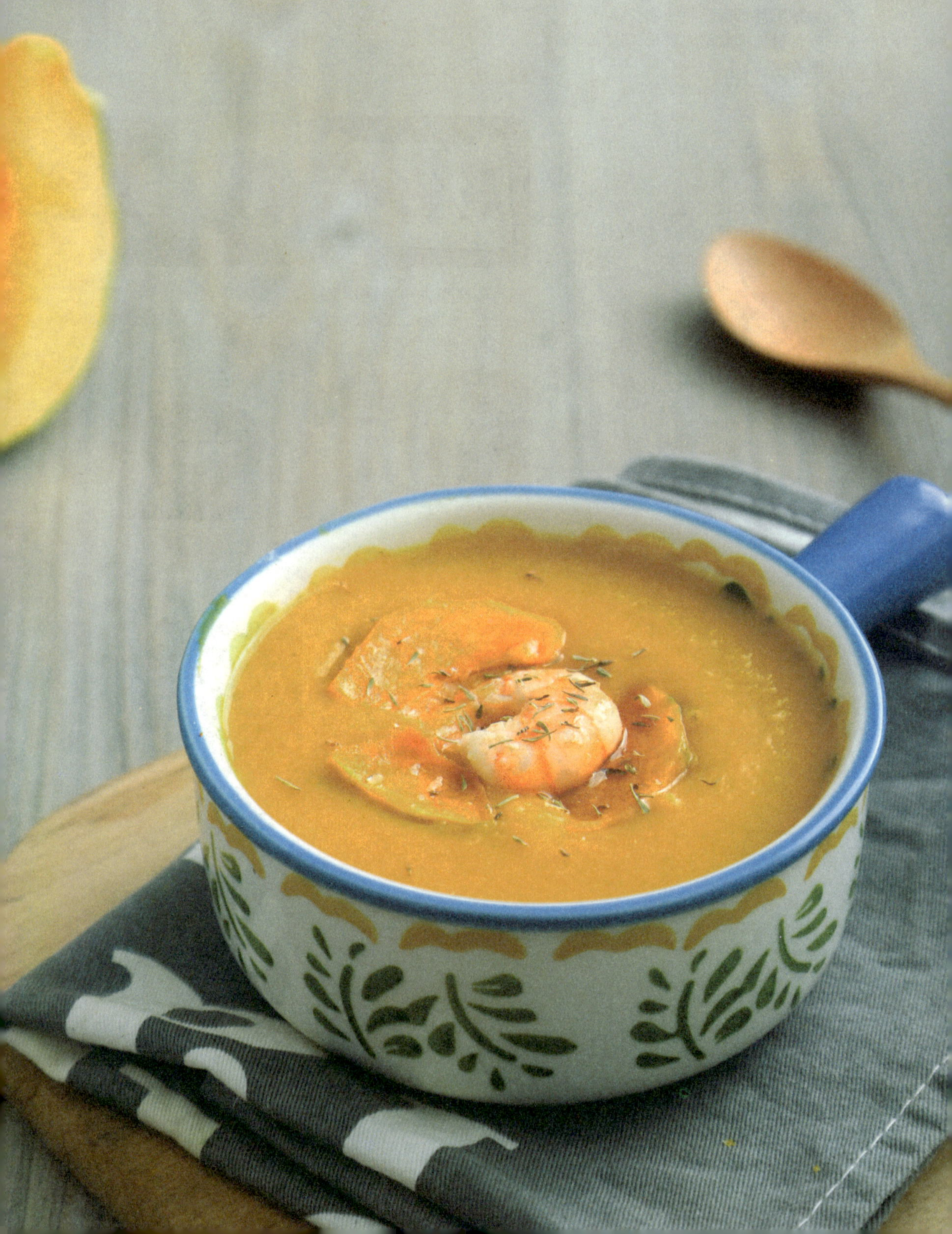

## 特色

赶快做一碗南瓜浓汤吧。金黄诱人的浓汤，甜而不腻，热量低还有饱腹感，集健康美味于一身。

## 主料

| | |
|---|---|
| 板栗南瓜 | 400克 |
| 贝贝南瓜 | 100克 |
| 虾仁 | 50克 |
| 清鸡汤 | 200毫升 |

## 辅料

| | |
|---|---|
| 橄榄油 | 1茶匙 |
| 黄油 | 5克 |
| 盐 | 少许 |
| 黑胡椒碎 | 少许 |
| 洋葱 | 30克 |
| 蒜 | 5克 |
| 面粉 | 10克 |
| 百里香 | 10克 |

## 烹饪秘籍

若没有料理棒，可以放入料理机中搅拌。或者若不介意浓汤里面有颗粒，也可以不用搅打，将南瓜皮去掉就行了。

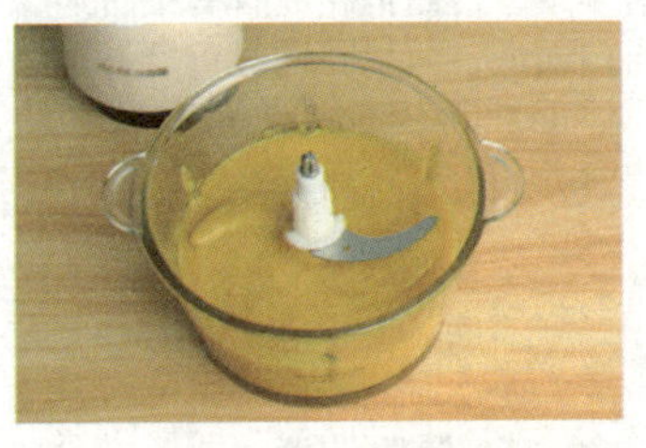

## 营养贴士

南瓜中的果胶含量非常丰富，属于可溶性膳食纤维，它对控制餐后血脂和血糖有很好的作用。

## 做法

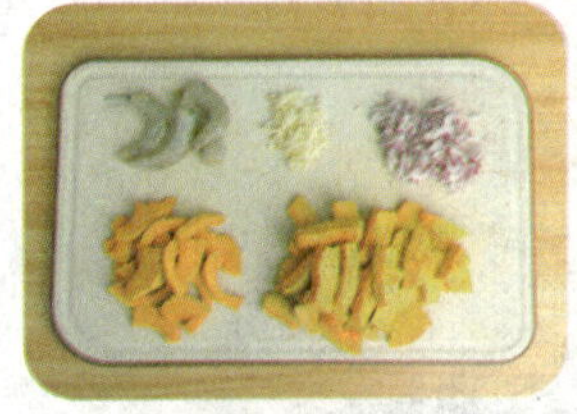

1. 板栗南瓜洗净去瓤切块。贝贝南瓜洗净去皮切片。虾仁挑去虾线。洋葱、蒜切末。

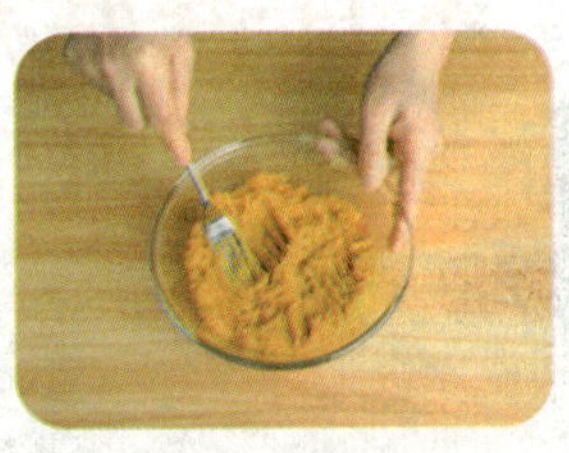

2. 蒸锅中加适量清水烧开，放入板栗南瓜蒸熟，取出压成南瓜泥。

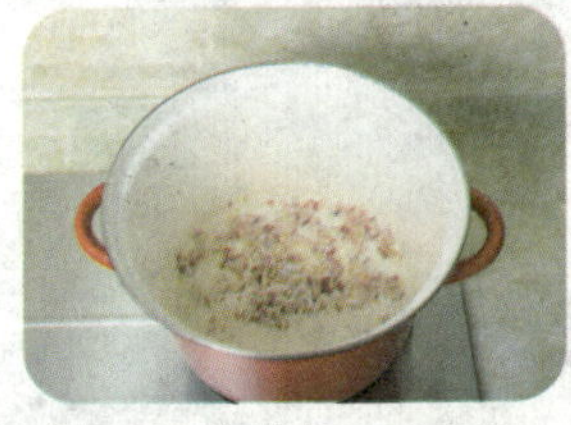

3. 汤锅中加黄油熔化，放入洋葱末、蒜末炒至透明。

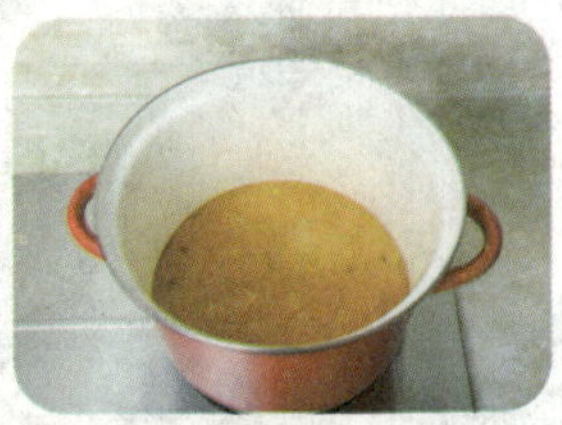

4. 加入面粉炒匀，放入南瓜泥、清鸡汤搅匀，烧开后煮15分钟。

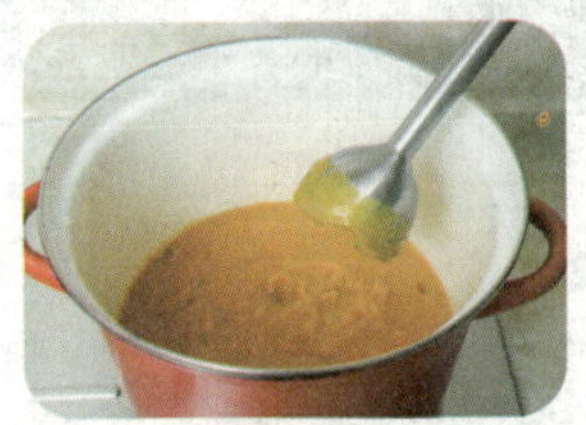

5. 用料理棒将南瓜汤搅打细腻，加盐、黑胡椒碎调味。

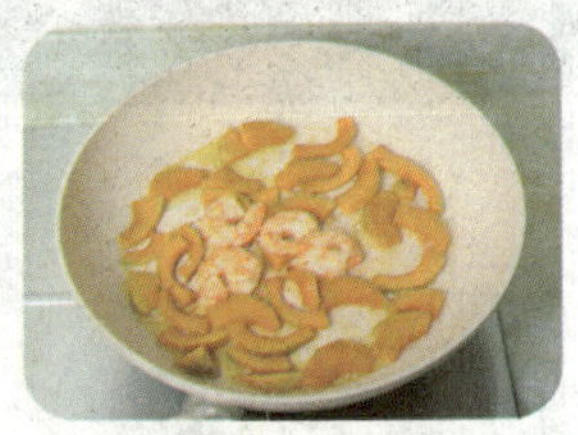

6. 不粘锅中加橄榄油烧热，放入贝贝南瓜片、虾仁，煎至两面焦黄。

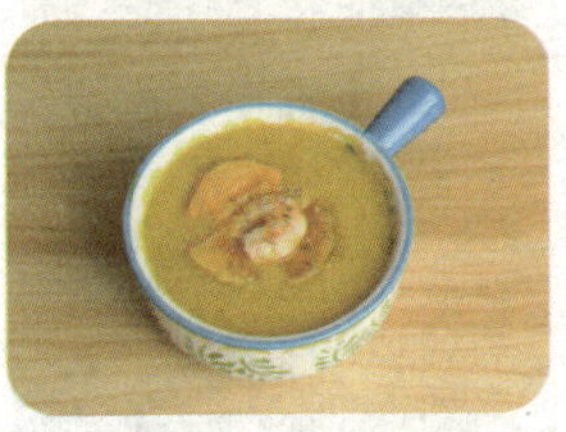

7. 将南瓜浓汤装入盛器，表面放上贝贝南瓜片、虾仁、百里香即可。

# 木耳香菇燕麦粥——咸鲜之美

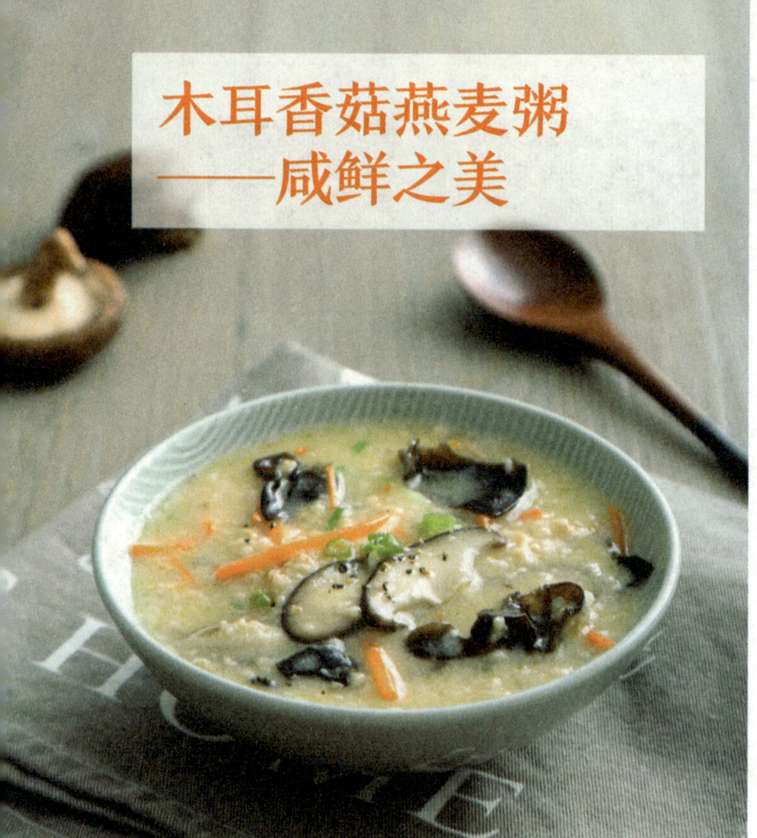

## 特色

用燕麦片煮粥简单省时，甜的咸的尽可以根据自己的喜好来添加。浓香的燕麦粥，一碗就能吃得饱饱的。

## 主料

| | |
|---|---|
| 原味燕麦片 | 50克 |
| 干木耳 | 3克 |
| 香菇 | 40克 |
| 胡萝卜 | 40克 |
| 帕玛森干酪碎 | 15克 |

## 辅料

| | |
|---|---|
| 色拉油 | 1茶匙 |
| 黑胡椒碎 | 少许 |
| 小葱 | 10克 |

## 烹饪秘籍

帕玛森干酪有一定的咸味，如果觉得味道清淡，再适量加盐调味。

## 营养贴士

燕麦的膳食纤维和抗性淀粉含量丰富，但是消化吸收率比白米、白面低，所以在同等重量下，身体能获得较少的热量和较多的营养。

## 做法

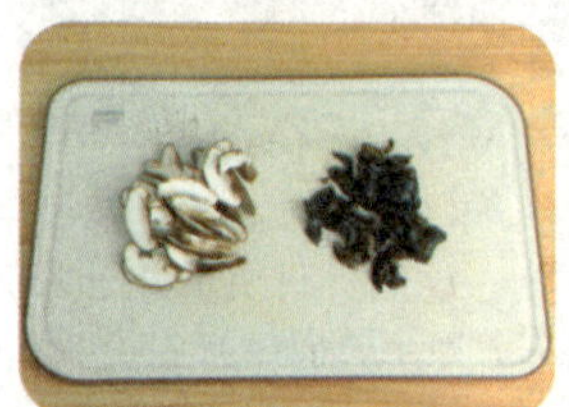

1. 干木耳用清水泡发，撕成小朵。香菇洗净切片。

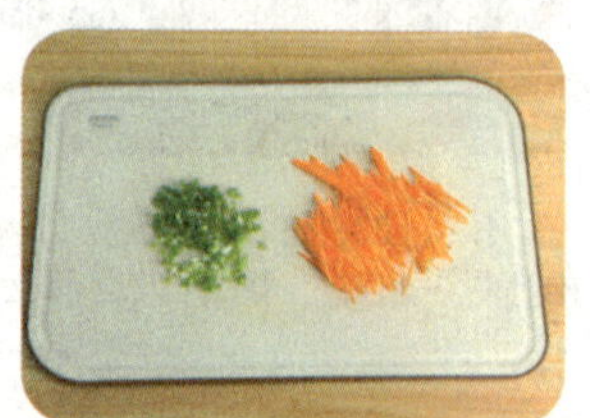

2. 胡萝卜洗净去皮切短丝。小葱洗净切末。

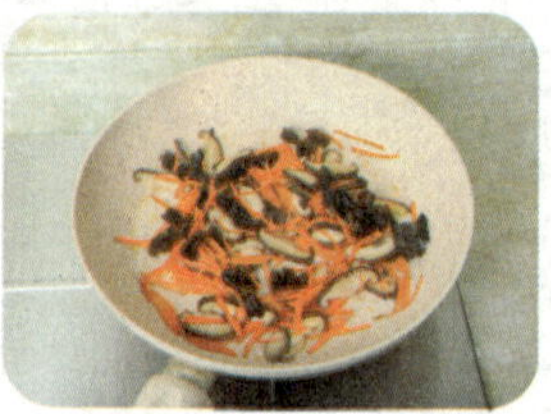

3. 不粘锅中加色拉油烧热，放入木耳、香菇、胡萝卜炒出香味。

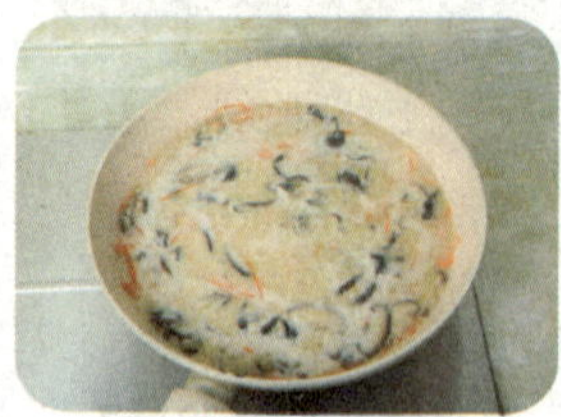

4. 向锅中加500毫升清水烧开，放入原味燕麦片、帕玛森干酪碎煮5分钟。

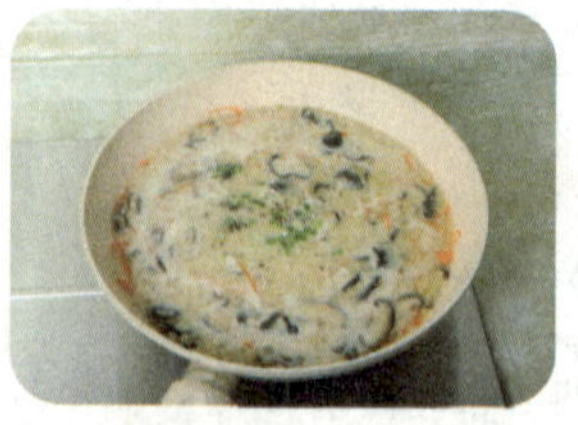

5. 出锅前撒黑胡椒碎调味，放入小葱末拌匀即可。

# 桂圆黑豆粳米粥——健脾益胃

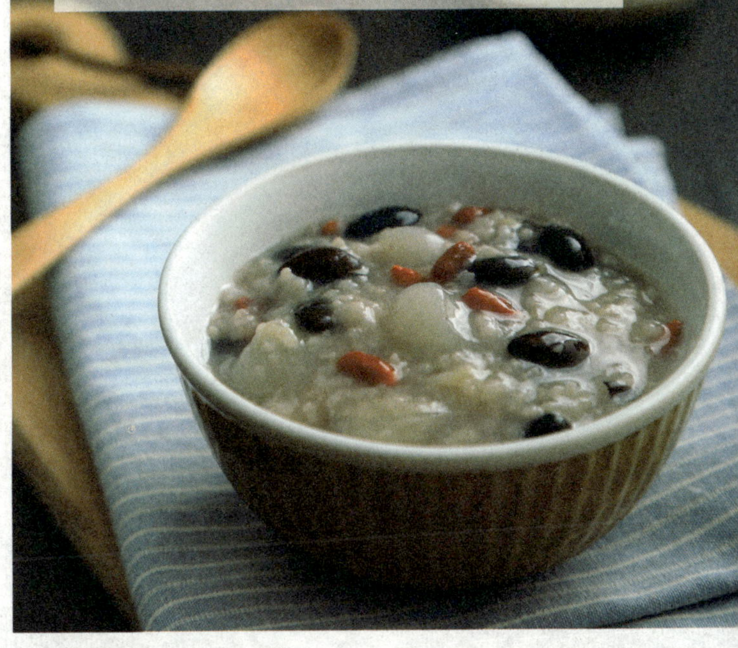

## 特色

熬一锅桂圆粥暖暖胃。小火上煮着，香气慢慢足了起来。桂圆肉像是攒足了一筐桂圆的香气，每一粒粳米、每一颗黑豆都跟着飘香。

## 主料

| | |
|---|---|
| 粳米 | 80克 |
| 黑豆 | 30克 |
| 桂圆肉 | 10克 |
| 枸杞 | 10克 |

## 辅料

| | |
|---|---|
| 冰糖 | 1茶匙 |

## 烹饪秘籍

桂圆和枸杞都有甜味，若不喜欢太甜的口味，可以不加冰糖。

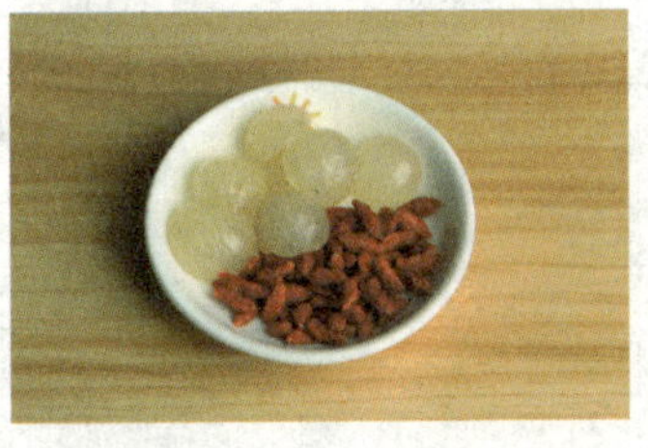

## 营养贴士

把黑豆放到粥里煮，营养作用就相当于同时喝了粥和豆浆，增加了蛋白质的摄入。

## 做法

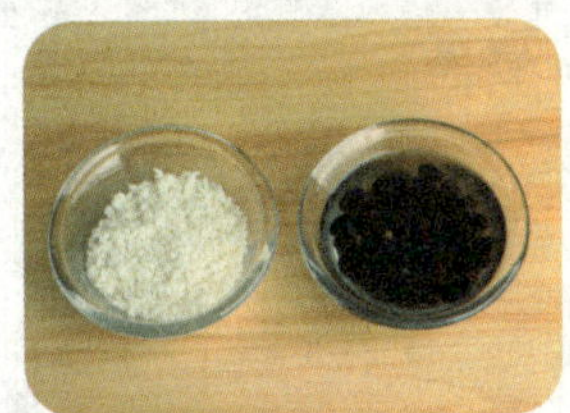

1. 黑豆洗净，用清水泡软。粳米洗净，控水静置30分钟。

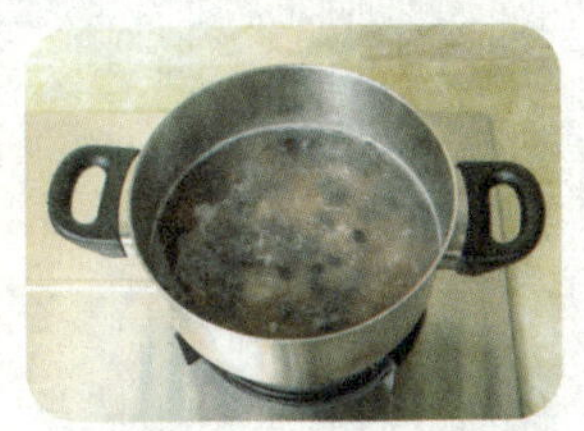

2. 汤锅中加800毫升清水烧开，放入粳米、黑豆、桂圆肉大火烧开煮3分钟。

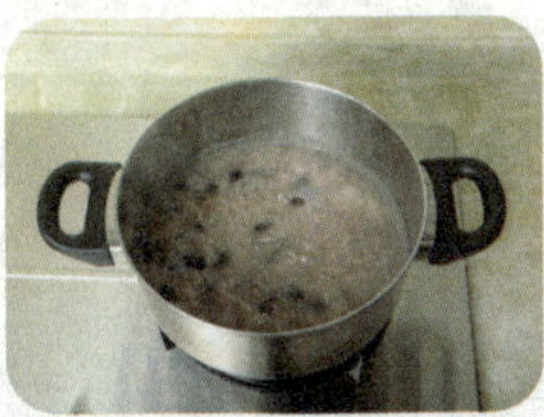

3. 虚掩锅盖，转小火煮30分钟。

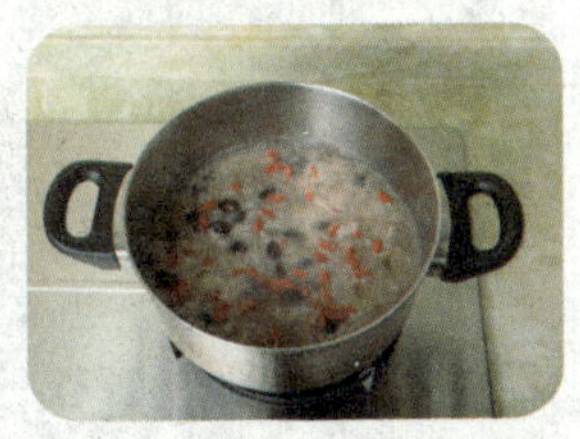

4. 出锅前5分钟放入枸杞、冰糖，煮至冰糖熔化即可。

# 高粱小米牛肉粥
# ——嫩滑有营养

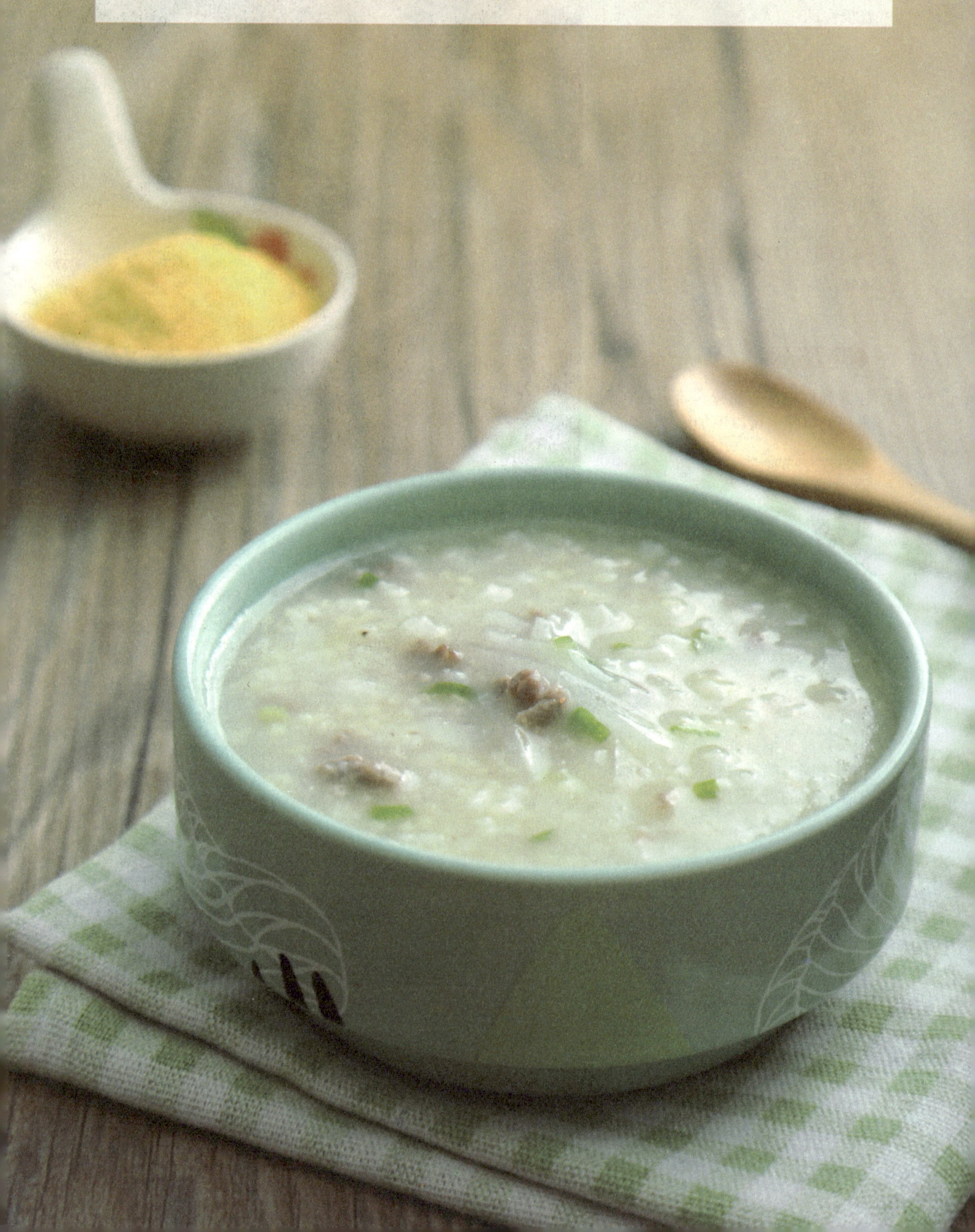

## 特色

把牛里脊细细切碎，这样怎么煮都不会老。白萝卜丝让咸粥吃起来更顺口。这样一碗杂粮咸粥吃下去，胃里会感觉无比舒畅。

## 烹饪秘籍

将牛里脊末拨散后再放入锅中，避免整个放入锅中后遇到热粥表面迅速变熟，就不好再弄散了。

## 营养贴士

高粱米和小米是五谷杂粮中比较容易消化的食材，对肠胃比较友好。

## 主料

| | |
|---|---|
| 小米 | 20克 |
| 高粱米 | 20克 |
| 大米 | 40克 |
| 牛里脊 | 50克 |
| 白萝卜 | 50克 |

## 辅料

| | |
|---|---|
| 香油 | 1茶匙 |
| 盐 | 1/2茶匙 |
| 白胡椒粉 | 少许 |
| 鸡粉 | 少许 |
| 小葱 | 10克 |
| 淀粉 | 1茶匙 |

## 做法

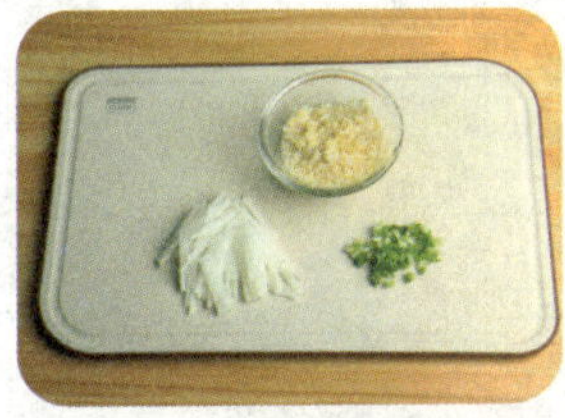

1. 小米、高粱米、大米洗净。白萝卜洗净去皮切细丝。小葱洗净切末。

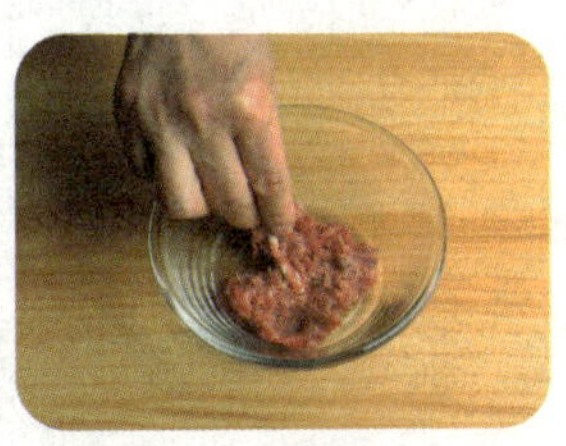

2. 牛里脊剁成碎末，加入少许盐、淀粉抓匀备用。

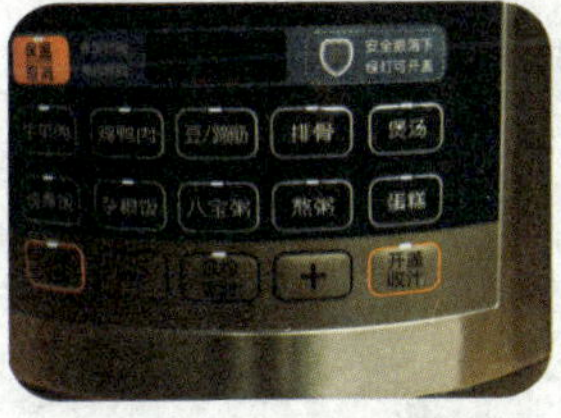


3. 将小米、高粱米、大米放入电压力锅中，加800毫升清水，选择煮粥模式。

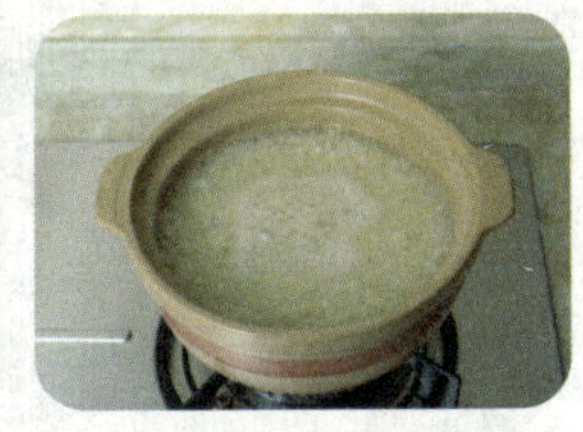

4. 将电压力锅中煮好的粥倒入砂锅中，大火煮滚。

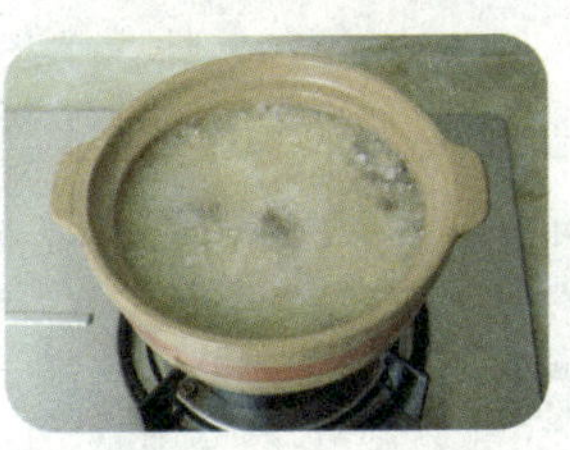

5. 向锅中加入白萝卜丝、牛里脊末、香油搅匀煮5分钟。

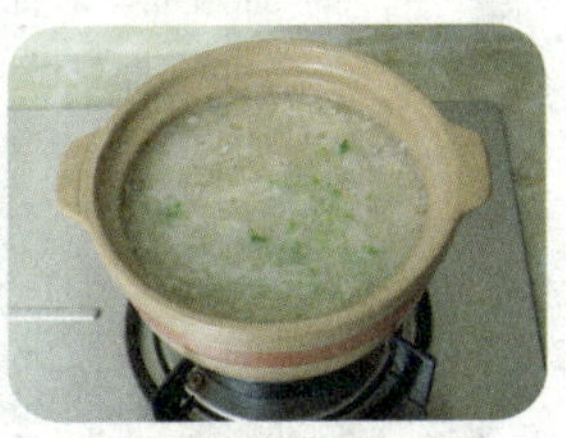

6. 出锅前加少许盐、白胡椒粉、鸡粉调味，撒入小葱末搅匀即可。

# 燕麦菠菜猪肝粥——该补就补

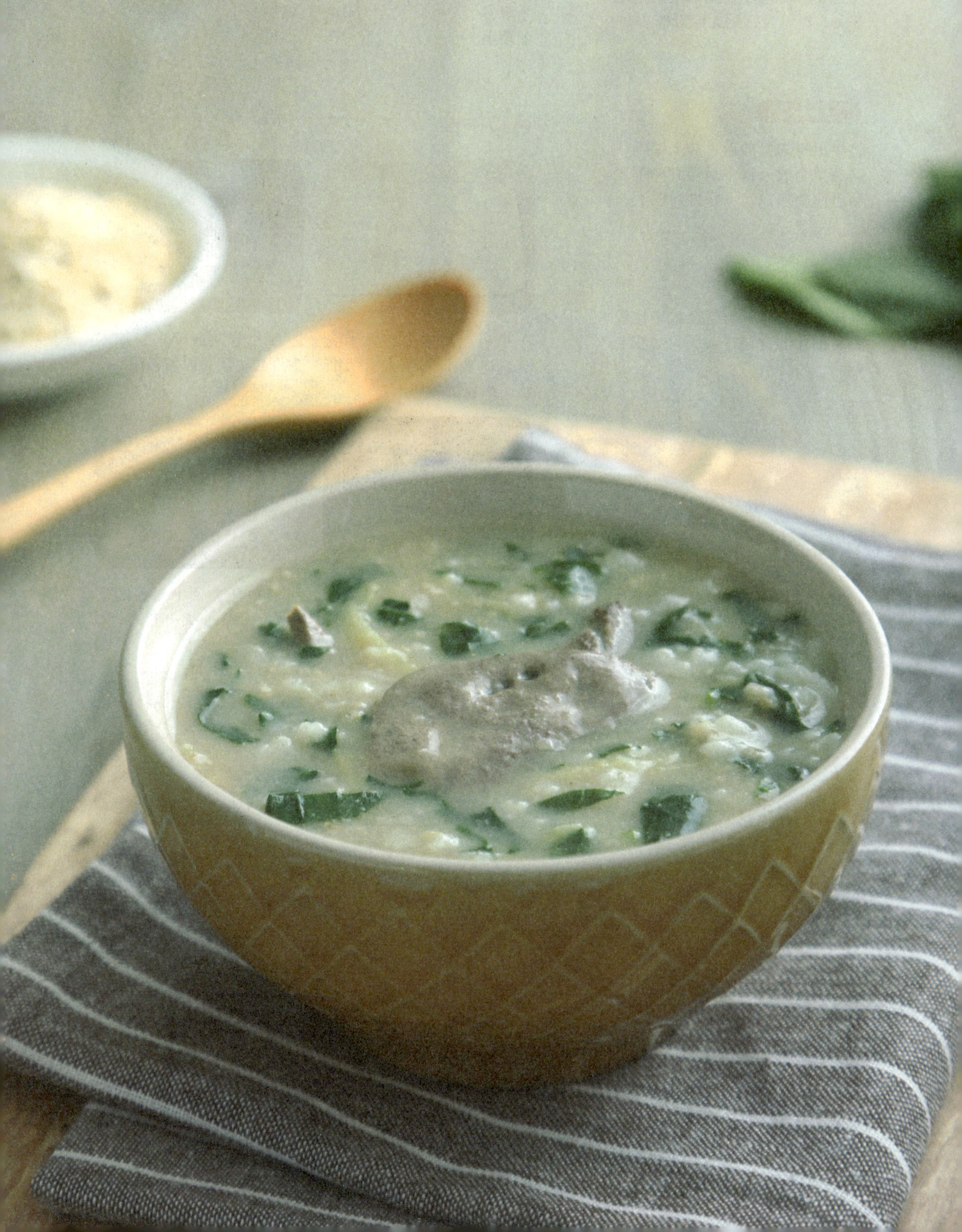

## 特色

用燕麦做咸粥，其实是很好喝的。燕麦能让粥更滑，香味也足。再加上菠菜和猪肝也是经典的搭配，这样的杂粮粥口味不会差。

## 主料

| | |
|---|---|
| 大米 | 50克 |
| 原味燕麦片 | 30克 |
| 猪肝 | 100克 |
| 菠菜 | 100克 |

## 辅料

| | |
|---|---|
| 香油 | 1茶匙 |
| 盐 | 少许 |
| 白胡椒粉 | 少许 |
| 黄酒 | 1茶匙 |
| 姜 | 5克 |

## 烹饪秘籍

尽量购买比较嫩的菠菜煮粥，这样的菠菜草酸含量低，可以不用焯水。

## 营养贴士

燕麦经煮制后口感越黏稠，说明其中含有的葡聚糖越多，越有利于控制血糖和血脂。

## 做法

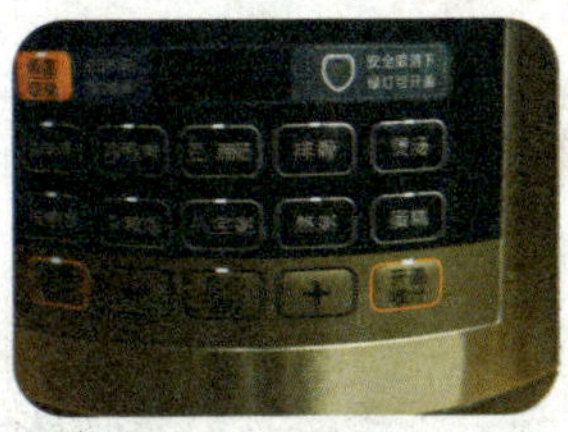

1. 将大米、原味燕麦片放入电压力锅，加800毫升清水，选择煮粥模式。

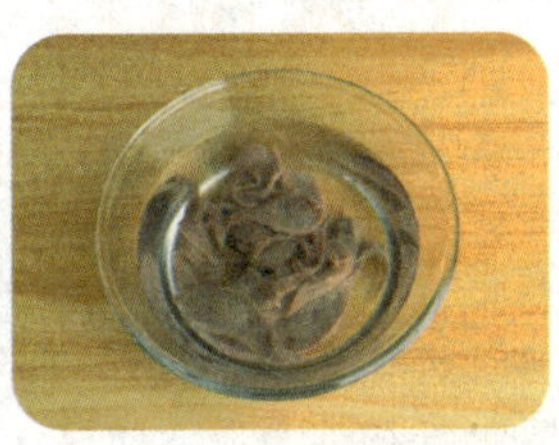

2. 猪肝切薄片，反复用清水洗净，洗至没有血水。

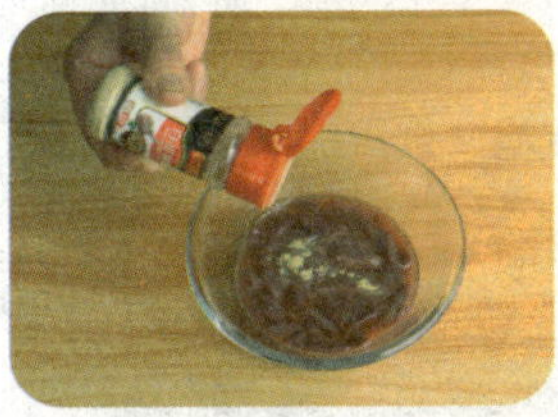

3. 将猪肝放入小碗中，加黄酒、少许盐、少许白胡椒粉腌制备用。

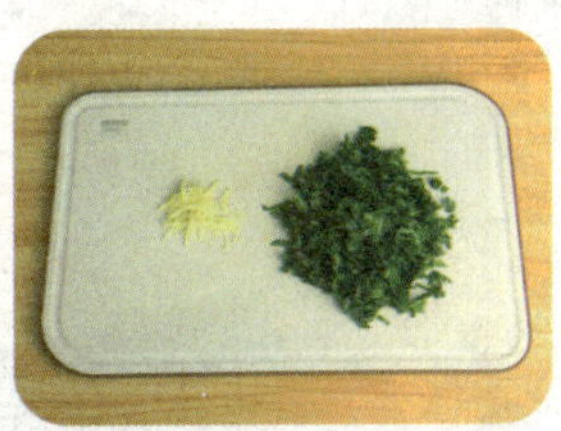

4. 菠菜洗净，取嫩菠菜叶切末。姜洗净切细丝。

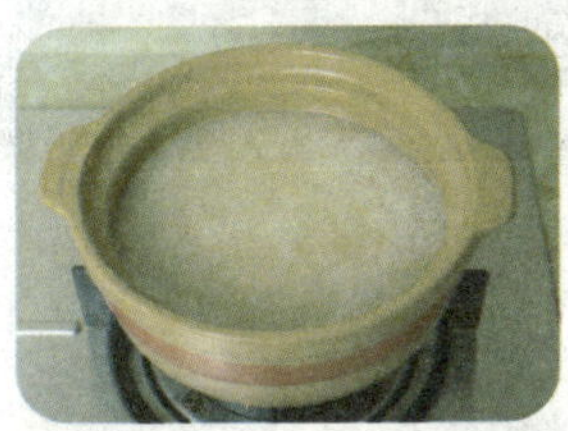

5. 将电压力锅中煮好的粥倒入砂锅中，大火煮滚。

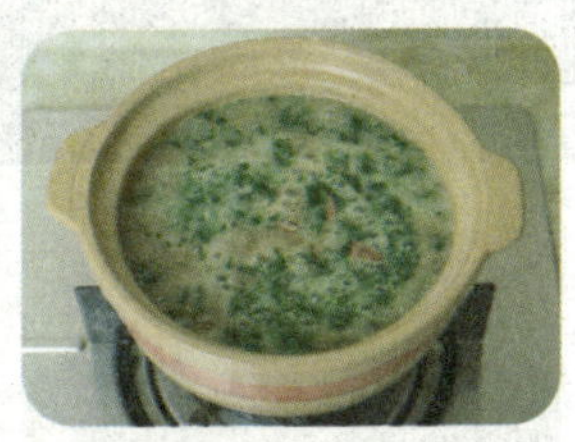

6. 放入姜丝、猪肝、菠菜叶搅散，大火煮30秒钟。

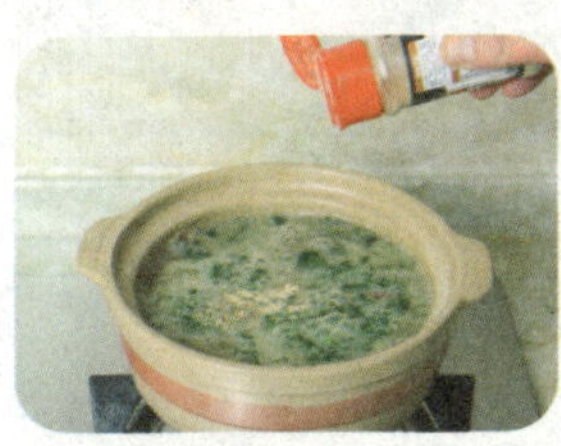

7. 加少许盐、白胡椒粉调味，淋香油即可。

# 玉米胡萝卜粥——令人眼前一亮

## 特 色

有时候就是将做菜剩下的边角料，这样一点那样一点地加进粥里，居然很多时候做出来的蔬菜粥都意外地好喝。既不浪费食材，又补充了营养。

## 主 料

| | |
|---|---|
| 大米 | 80克 |
| 菜山药 | 40克 |
| 玉米粒 | 40克 |
| 胡萝卜 | 30克 |

## 烹饪秘籍

洗净控水后的大米，遇到热水更容易煮软烂。

## 营养贴士

煮粥的时候加点蔬菜粒，不需要加盐和糖也非常美味，还可以增加蔬菜的摄入量。

## 做 法

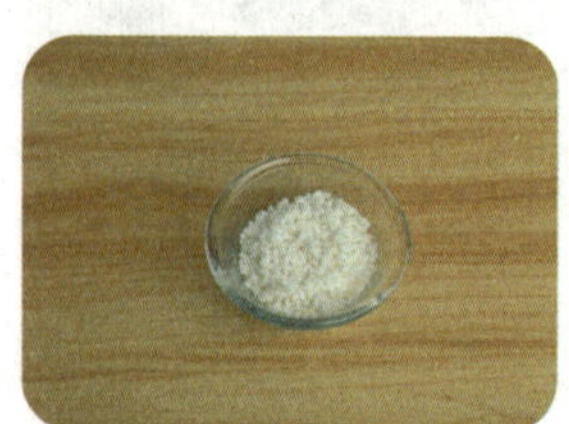

1. 大米淘洗干净，控水静置30分钟。

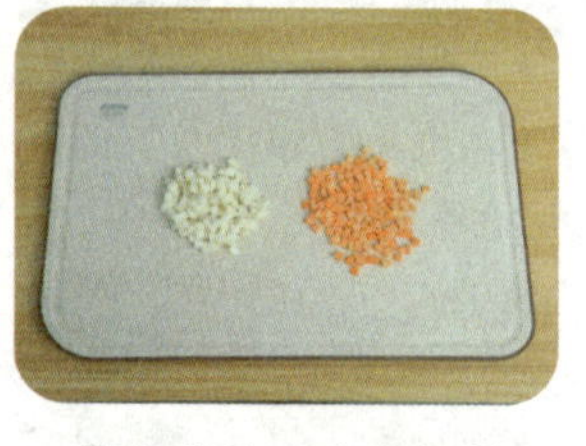

2. 菜山药洗净去皮切粒。胡萝卜洗净去皮切粒。

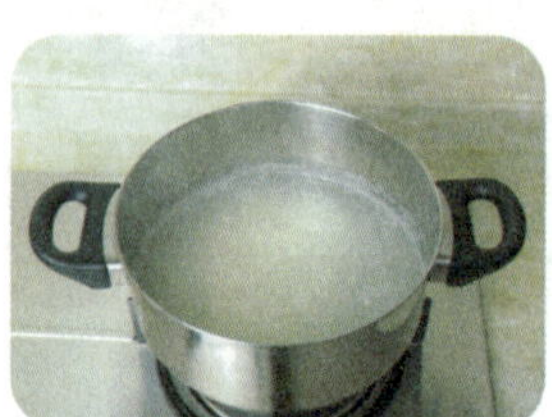

3. 汤锅中加800毫升清水烧开，放入大米大火煮3分钟。

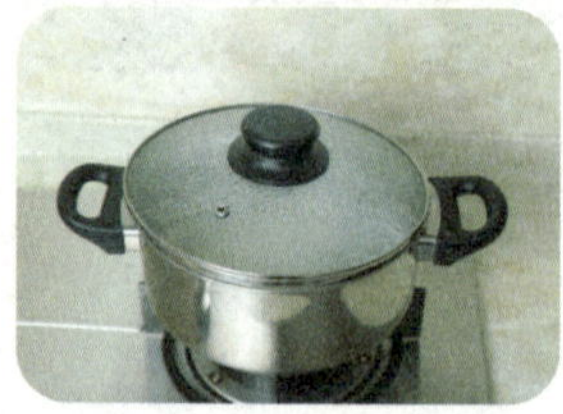

4. 虚掩锅盖，转小火煮30分钟。

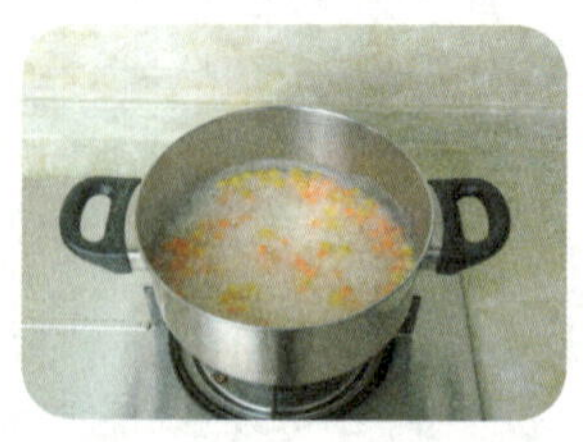

5. 加入菜山药粒、胡萝卜粒、玉米粒中火煮10分钟即可。

## 特 色

买了好多杂粮，不自觉地就会积极主动地组合出各种杂粮粥。原味的燕麦米好吃却难煮，那么选择电压力锅来使它变得绵软可口更方便。

## 主 料

| 燕麦米 | 50克 |
|---|---|
| 薏米 | 50克 |
| 枸杞 | 5克 |

## 烹饪秘籍

根据选择的燕麦种类决定用什么锅煮粥。如果是易熟的燕麦片，用普通锅先将薏米煮熟，再放入燕麦片就可以了。

## 营养贴士

整粒的燕麦米含有燕麦麸皮的部分，营养素含量更高。用整粒燕麦米煮粥比白粥更有益于控制餐后血糖。

# 燕麦薏米枸杞粥——纯粗粮谷物

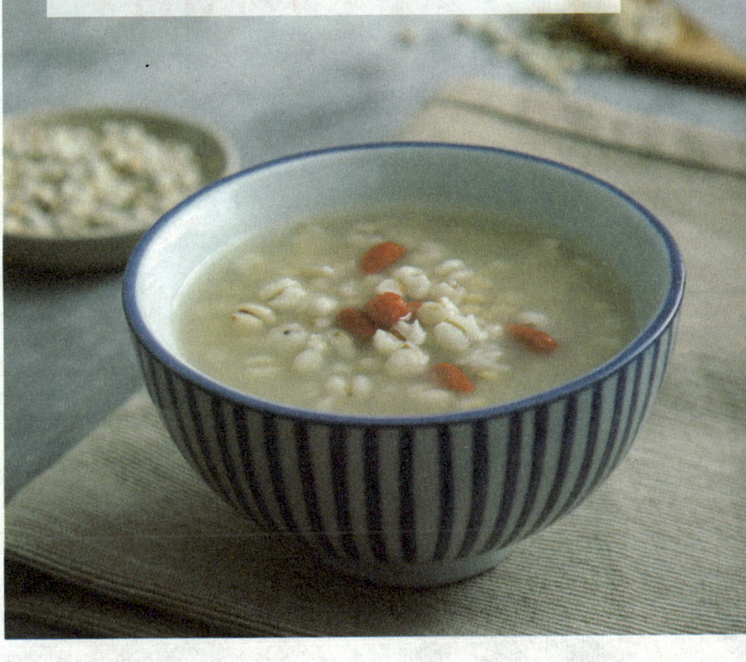

## 做 法

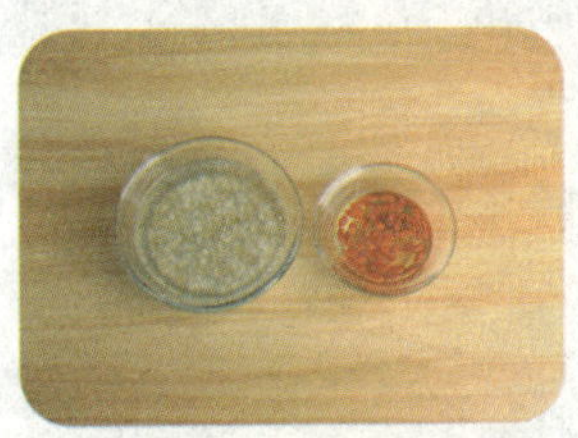

1. 燕麦米、薏米洗净，用清水浸泡1小时。枸杞洗净泡软。

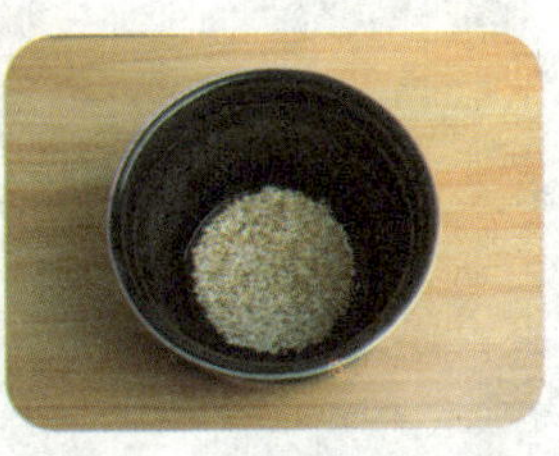

2. 将洗好的燕麦米、薏米放入电压力锅。

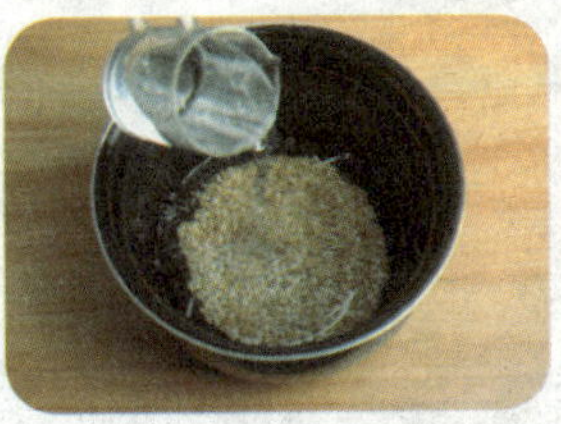

3. 加入700毫升清水，选择煮粥模式。

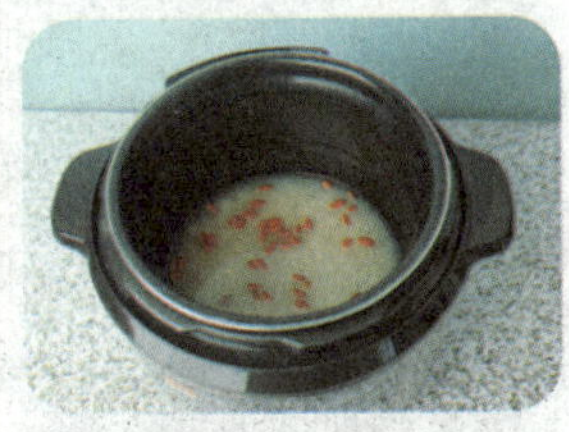

4. 粥煮好以后，加入泡软的枸杞搅拌均匀即可。

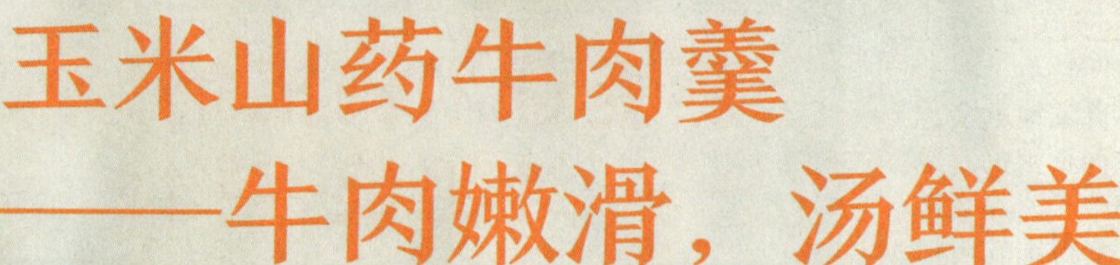

# 玉米山药牛肉羹
# ——牛肉嫩滑，汤鲜美

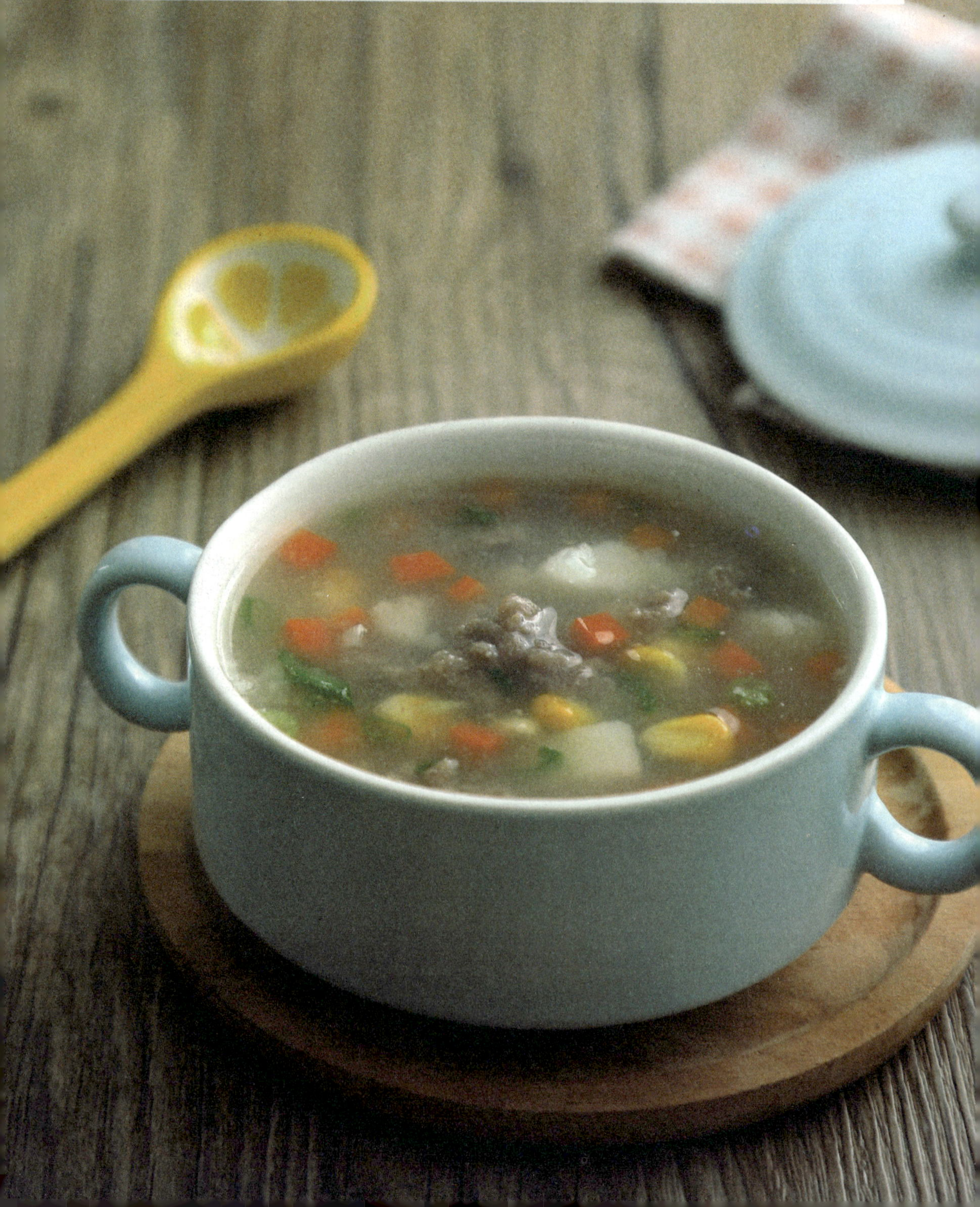

## 特色

美味不重样，加了杂粮蔬菜做成了食材丰富的牛肉羹。牛肉香醇润滑，鲜美可口。

## 主料

| | |
|---|---|
| 牛里脊 | 100克 |
| 山药 | 40克 |
| 玉米粒 | 40克 |
| 胡萝卜 | 40克 |

## 辅料

| | |
|---|---|
| 花生油 | 1茶匙 |
| 盐 | 少许 |
| 生抽 | 1茶匙 |
| 鸡粉 | 少许 |
| 红薯淀粉 | 2茶匙 |
| 水淀粉 | 1汤匙 |
| 姜 | 5克 |
| 小葱 | 10克 |

## 烹饪秘籍

在牛肉中分次加入清水，每加一次都抓揉至水分被完全吸收，再加下一次，直到牛肉吸饱水分。选购鲜牛肉做牛肉羹味道会更鲜美。

## 营养贴士

山药口感比较细腻，粗纤维含量较少，对肠胃不会产生很大的刺激，用来煮汤易消化，好吸收。

## 做法

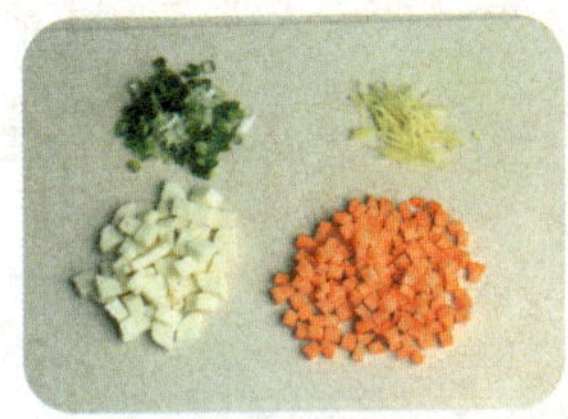

1. 山药洗净去皮切粗粒。胡萝卜洗净去皮切粒。姜洗净切丝。小葱洗净切末。

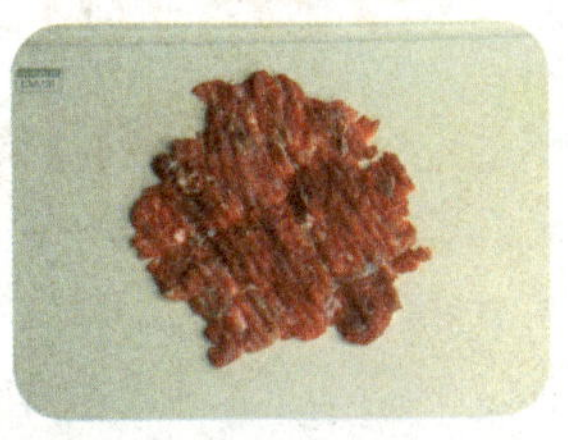

2. 牛里脊切成小厚片，用肉锤将牛里脊肉敲松。

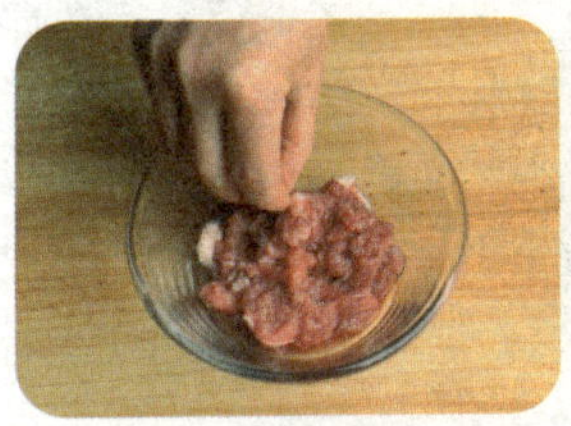

3. 牛里脊放入碗中，加入1汤匙清水抓揉至水分被吸收。

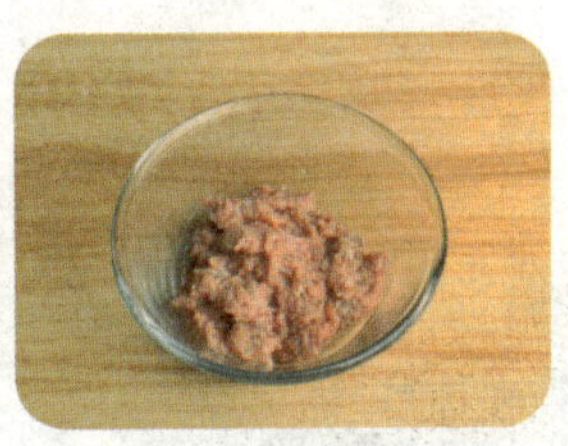

4. 再加少许盐、生抽、花生油、红薯淀粉抓匀，摔打至起胶。

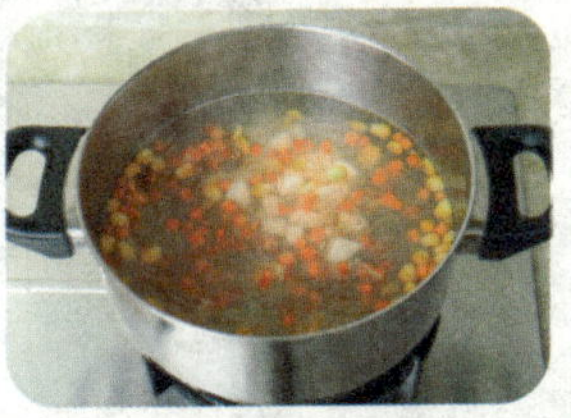

5. 汤锅中加适量清水烧开，放入山药、玉米粒、胡萝卜、姜丝煮5分钟。

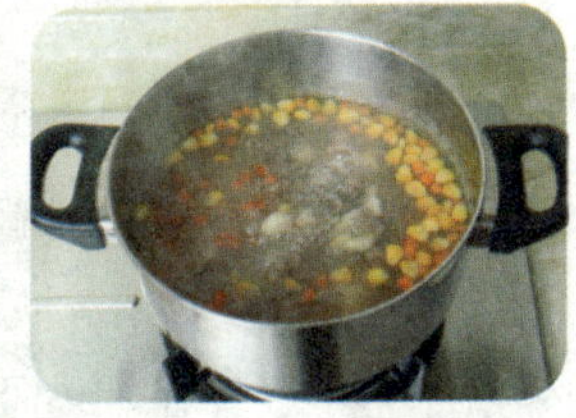

6. 用汤勺分批将牛里脊舀入汤锅中，煮至变色浮起。

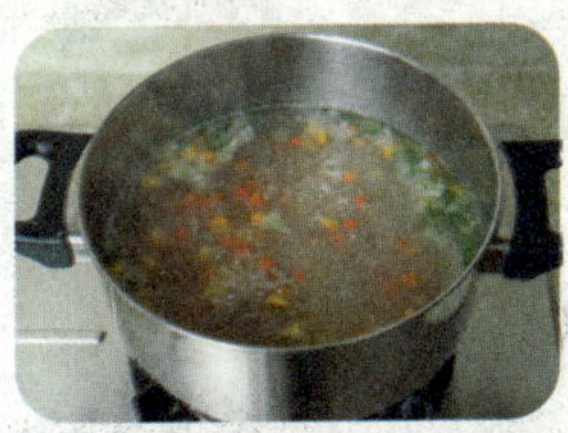

7. 汤中加盐、鸡粉调味。放入小葱末，淋入水淀粉煮30秒钟即可。

# 鸡蛋油菜糙米粥
## ——粗粮粥也鲜香

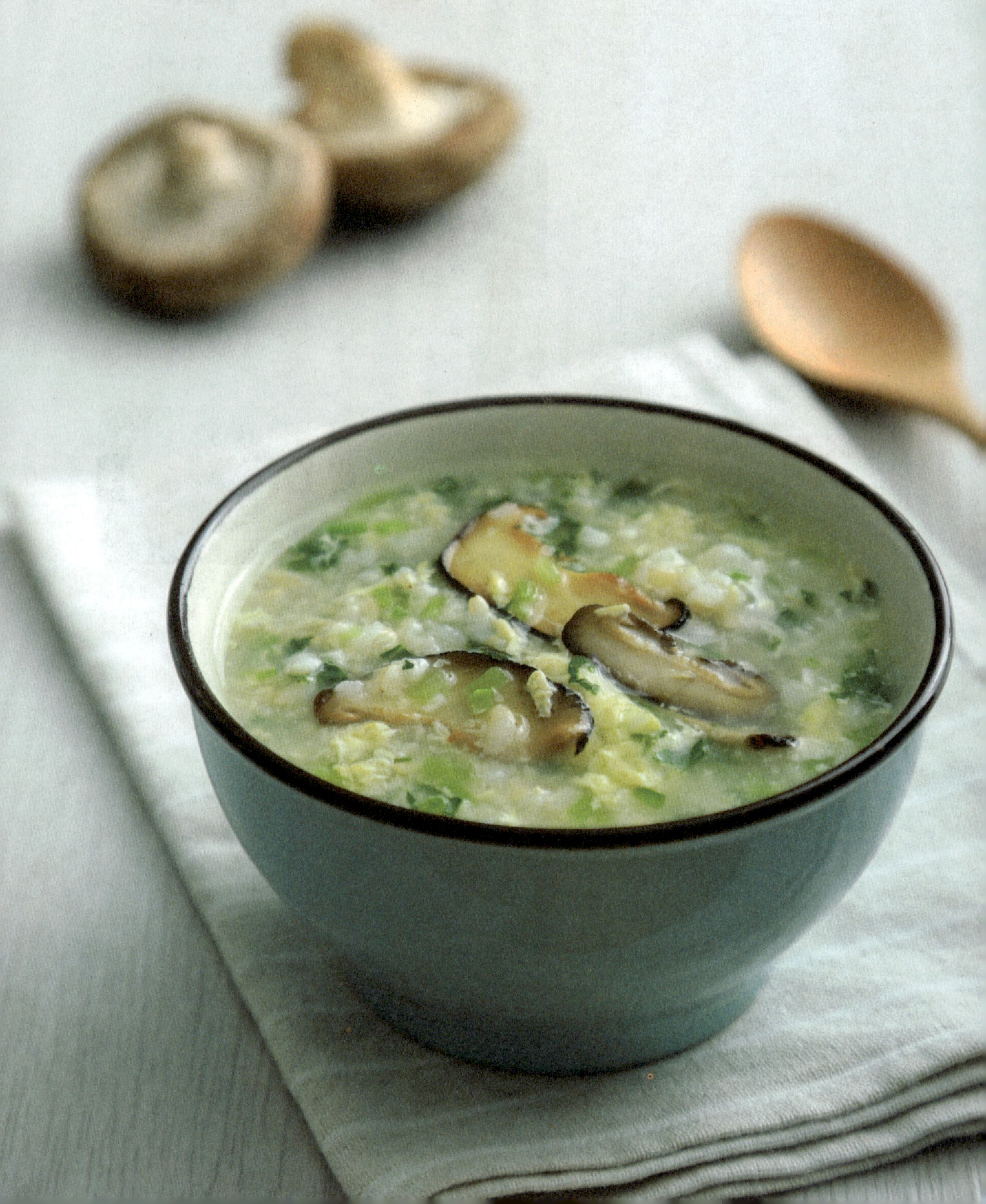

## 特色

美好的一天要从一碗营养丰富的糙米粥开始。糙米煮至开花，口感好，易消化。加点蔬菜和鸡蛋给身体增加活力。

## 烹饪秘籍

如果使用普通锅煮糙米粥，糙米需要提前浸泡，才能煮得比较软烂。

## 营养贴士

白米粥的持续饱腹感差，在煮粥的时候加入糙米、鸡蛋和蔬菜能够增加营养，提升饱腹感。

## 主料

| 主料 | |
|---|---|
| 糙米 | 60克 |
| 大米 | 20克 |
| 鸡蛋 | 1个 |
| 小油菜 | 80克 |
| 香菇 | 30克 |

## 辅料

| 辅料 | |
|---|---|
| 菜籽油 | 1/2茶匙 |
| 盐 | 少许 |

## 做法

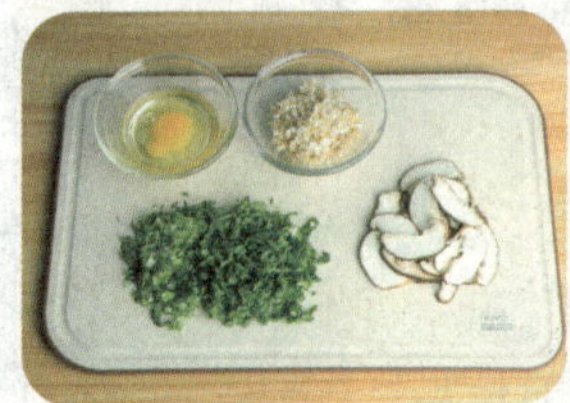

1. 糙米、大米洗净。鸡蛋磕入碗中。小油菜洗净切末。香菇洗净切片。

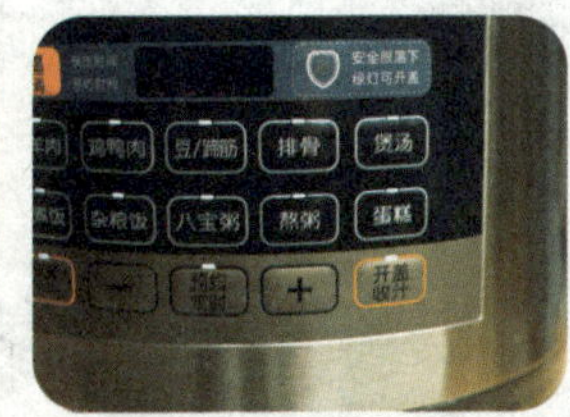


2. 将糙米、大米放入电压力锅，加800毫升清水，选择煮粥模式。

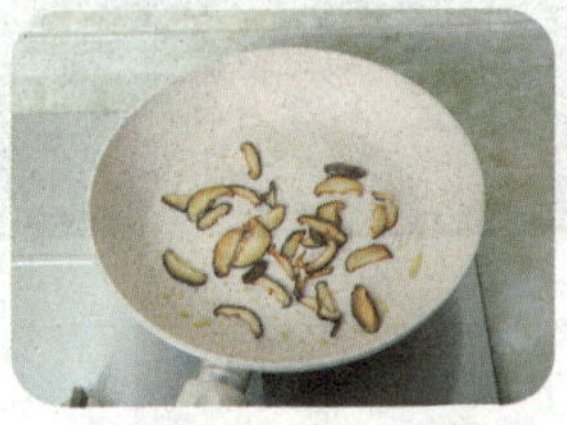

3. 炒锅中加菜籽油烧热，放入香菇片煎至表面焦黄，盛出备用。

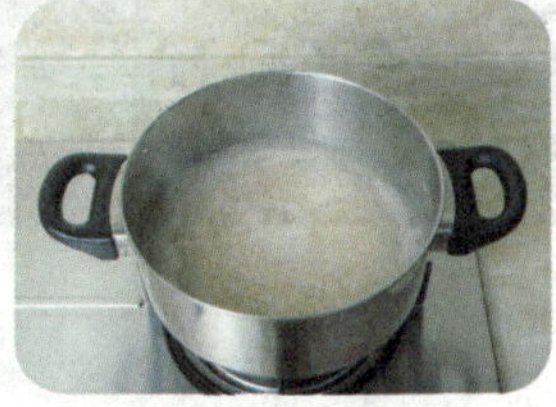

4. 将电压力锅内煮好的糙米粥倒入汤锅中烧开。

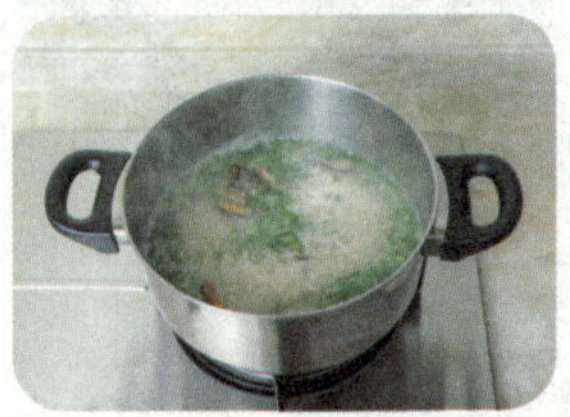

5. 汤锅中放入小油菜、香菇、盐搅匀煮1分钟。

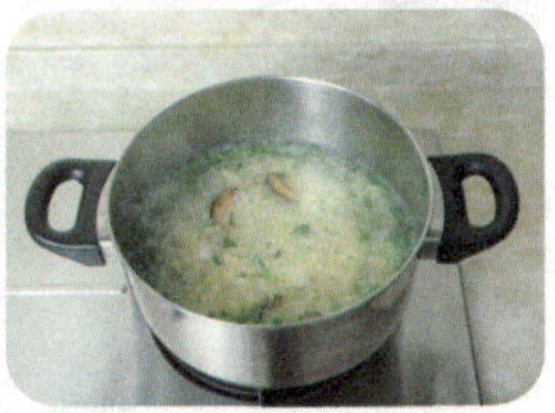

6. 向粥中转圈淋入蛋液，煮至蛋液凝固即可关火。

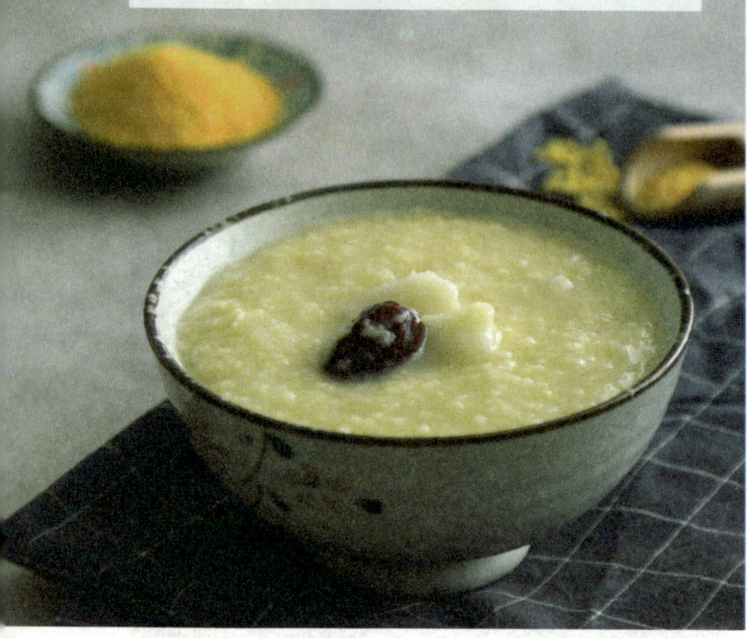

# 小米红枣山药粥——丝丝暖意

## 特色

冬日早晨伴着小米粥的香气醒来，感觉到丝丝暖意。记录下餐桌上食物的样子，才发现出镜率最高的小米粥是最爱。

## 主料

| | |
|---|---|
| 小米 | 80克 |
| 铁棍山药 | 150克 |
| 红枣 | 4个 |

## 烹饪秘籍

小米的成色决定了粥的好喝程度，尽量使用当年的新米。

## 营养贴士

山药中的淀粉糊化之后口感柔软，非常容易消化。

## 做法

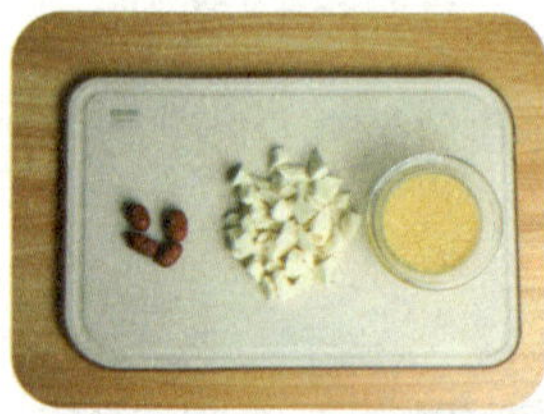

1. 小米洗净。铁棍山药洗净去皮切小块。红枣洗净。

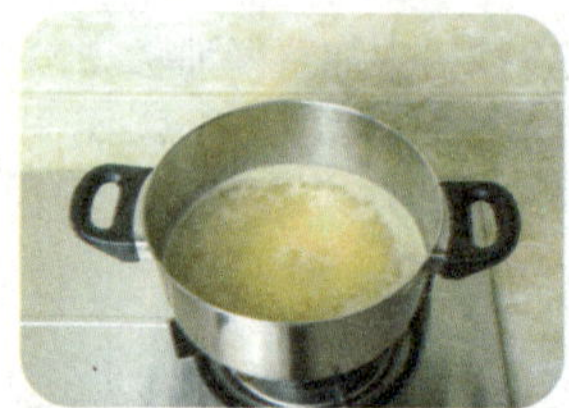

2. 汤锅中加700毫升清水烧开，放入小米，大火煮3分钟。

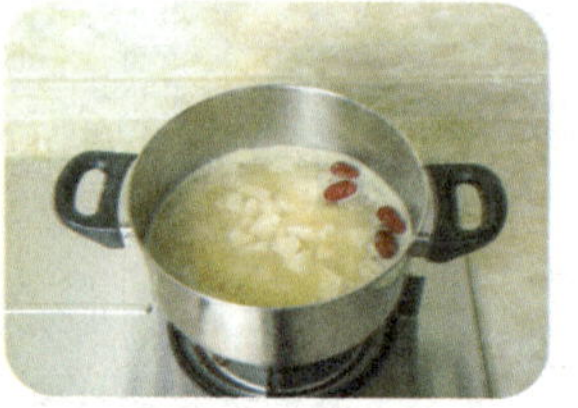

3. 放入铁棍山药、红枣搅匀，转小火。

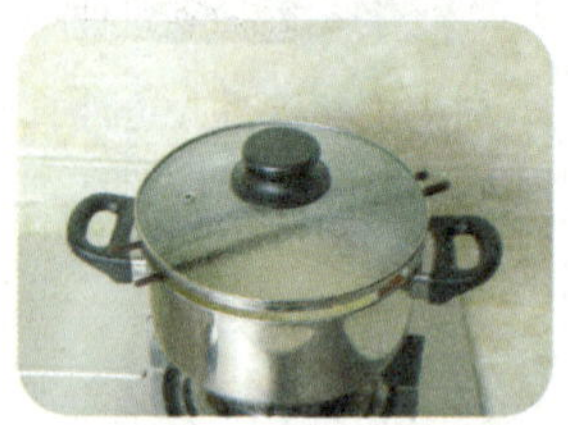

4. 汤锅上架一双木筷子，放上锅盖，煮20分钟，煮至黏稠即可。

# 枸杞芋头糯米糊——最细滑的芋头

**特色**

细滑美味的米糊捧在手中，生活美滋滋的。芋头本就软糯，与糯米打成稠糊更加顺口，香气不减，口感升级。

## 主料

| | |
|---|---|
| 荔浦芋头 | 200克 |
| 糯米 | 60克 |
| 枸杞 | 10克 |

## 辅料

| | |
|---|---|
| 炼乳 | 1茶匙 |

**烹饪秘籍**

各食材的用量根据豆浆机的容量等比例调整。本菜谱中给出的量可以供3~4人食用。

**营养贴士**

像芋头、山药、莲藕、土豆这样富含淀粉的蔬菜都可以用来替代部分主食。

## 做法

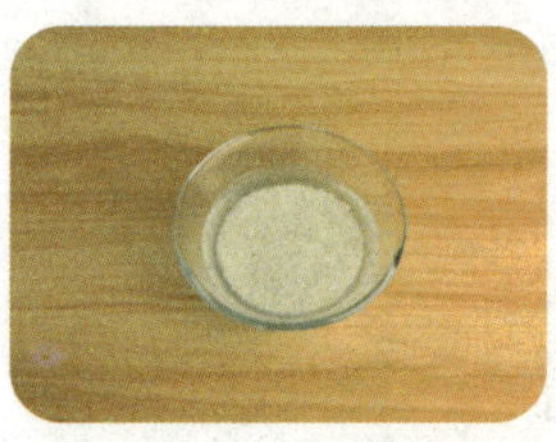

1. 糯米洗净，用清水浸泡30分钟。

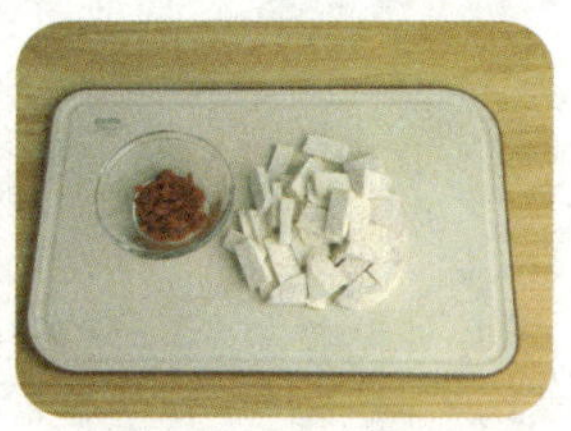

2. 荔浦芋头洗净去皮切块。枸杞洗净。

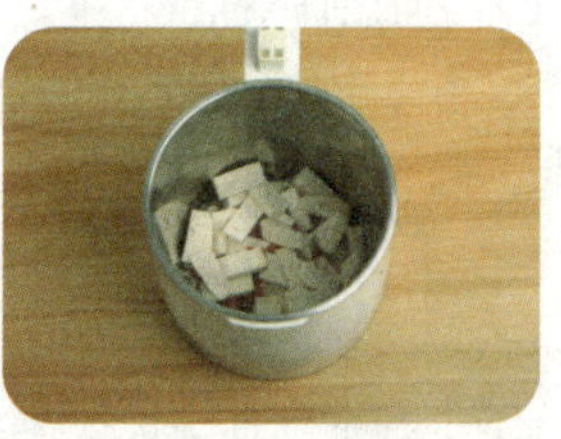

3. 将荔浦芋头、糯米、枸杞放入豆浆机中。

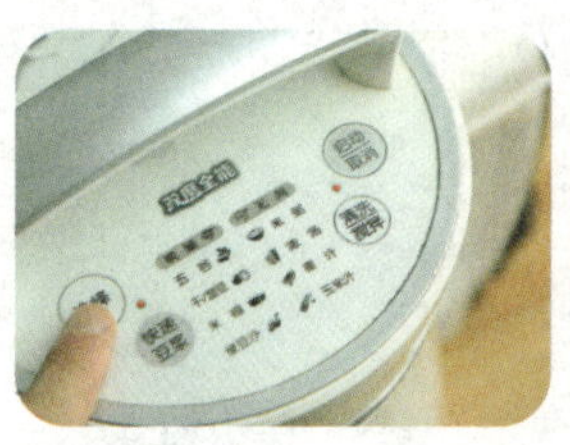

4. 加入1000毫升清水，选择米糊模式。

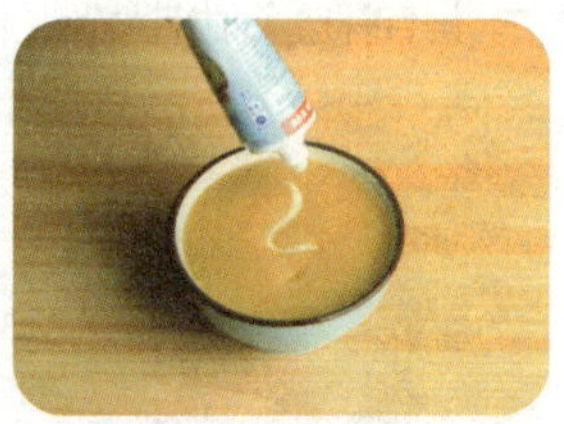

5. 将做好的米糊盛入碗中，表面淋上炼乳即可。

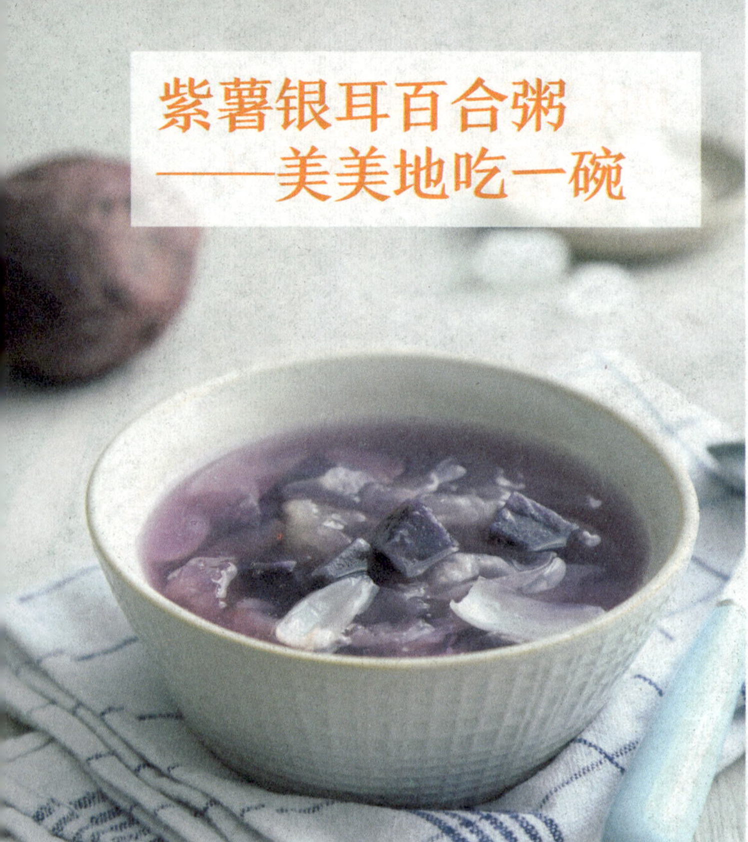

# 紫薯银耳百合粥——美美地吃一碗

**特 色**

不放糖也能甜到心坎里。每次熬粥心情都美美的，等着它们变软变糯，变成营养美味与家人一起分享。

**主 料**

| | |
|---|---|
| 紫薯 | 100克 |
| 银耳 | 10克 |
| 鲜百合 | 100克 |

**辅 料**

| | |
|---|---|
| 冰糖 | 1茶匙 |

**烹饪秘籍**

夏季高温天气时，将银耳放入冰箱冷藏泡发。将银耳撕成小朵，吃起来口感更好。

**营养贴士**

紫薯相对来说不好消化，吃多了容易胀气。如果胃肠功能弱，宜少食。

**做 法**

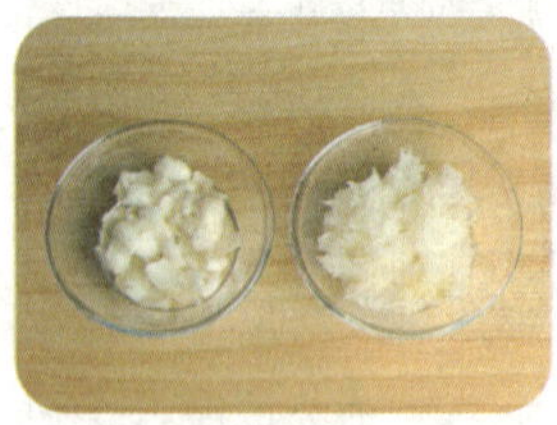

1. 银耳用清水泡发，撕成小朵。鲜百合掰成小片洗净。

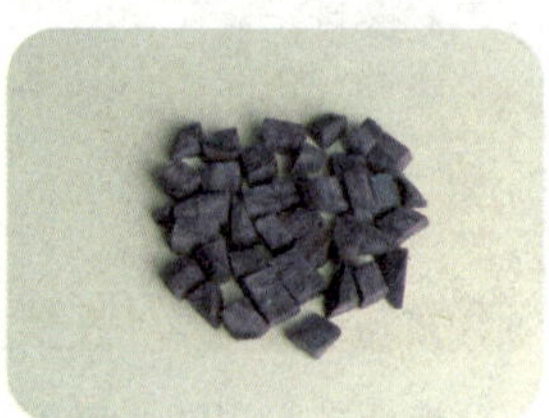

2. 紫薯洗净后放入蒸锅蒸熟，去皮切小块。

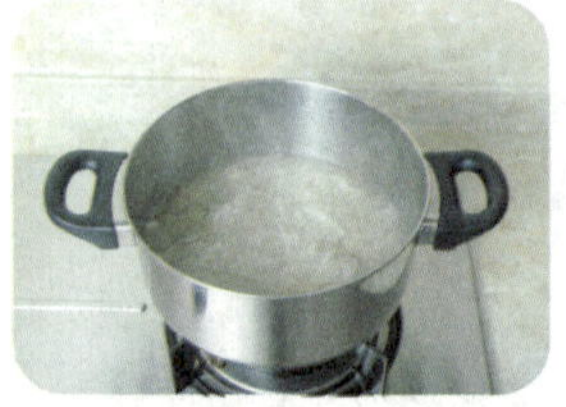

3. 汤锅中加800毫升清水，放入银耳大火烧开。

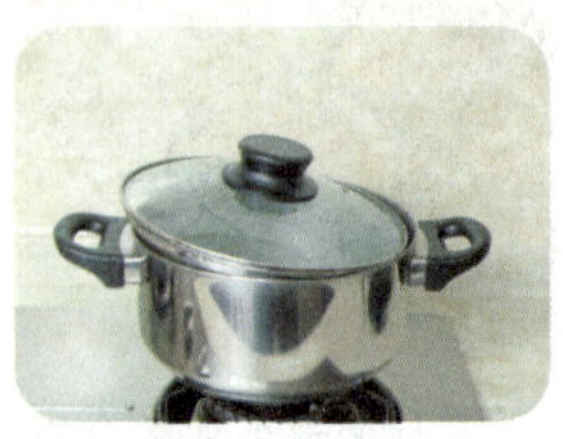

4. 虚掩锅盖，转小火煮30分钟。

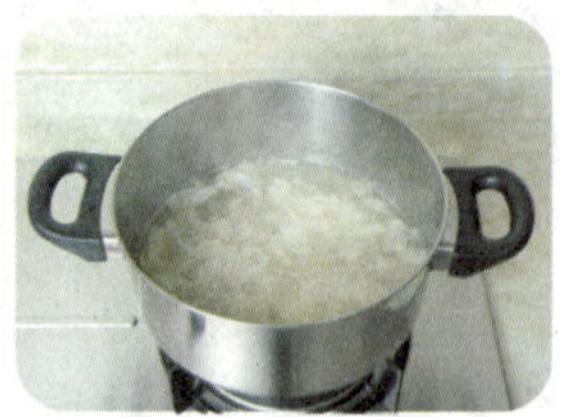

5. 银耳出锅前5分钟，放入鲜百合、冰糖同煮。

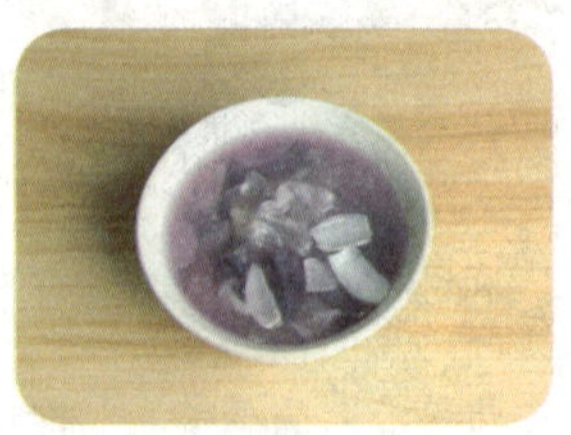

6. 将煮好的银耳百合盛入碗中，放入紫薯即可。

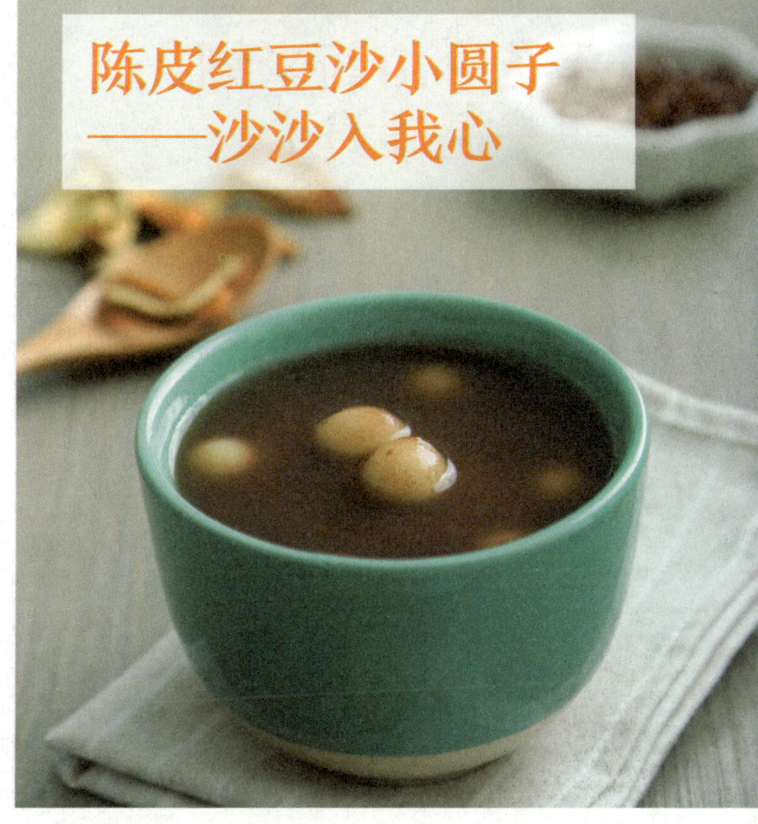

# 陈皮红豆沙小圆子——沙沙入我心

**特　色**

冬季煮一碗热乎乎的红豆沙小圆子，简直是女生的最爱。红豆对我们的身体非常好，少放糖，可比吃零食幸福啊。

**主　料**

| | |
|---|---|
| 红豆 | 100克 |
| 陈皮 | 5克 |
| 糯米小圆子 | 50克 |

**辅　料**

| | |
|---|---|
| 冰糖 | 10克 |

**烹饪秘籍**

夏季高温天气时，可以将红豆放入冰箱冷藏浸泡。

**营养贴士**

五谷杂粮中含有非常丰富的营养成分，只要控制好油和糖的使用量，即便是做成甜品，也是对健康有利的。

**做　法**

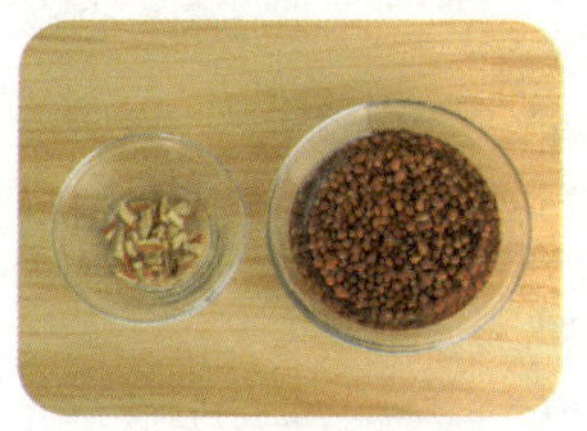

1. 红豆洗净，用清水浸泡6小时。陈皮洗净浮尘掰小块。

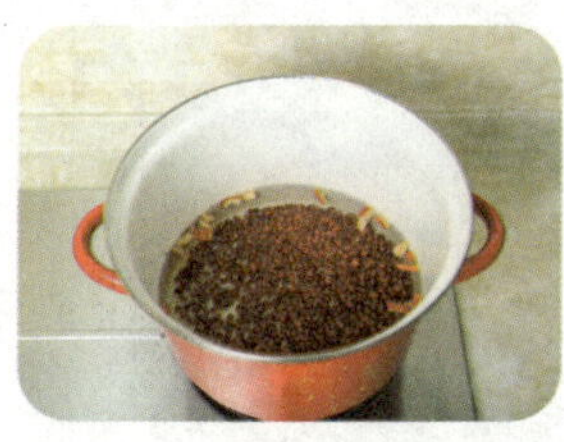

2. 将红豆、陈皮放入汤锅中，加入1200毫升清水。

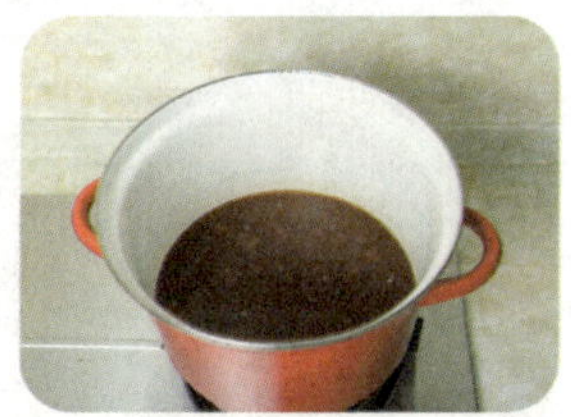

3. 大火烧开煮20分钟，转小火煮1小时，煮至红豆出沙。

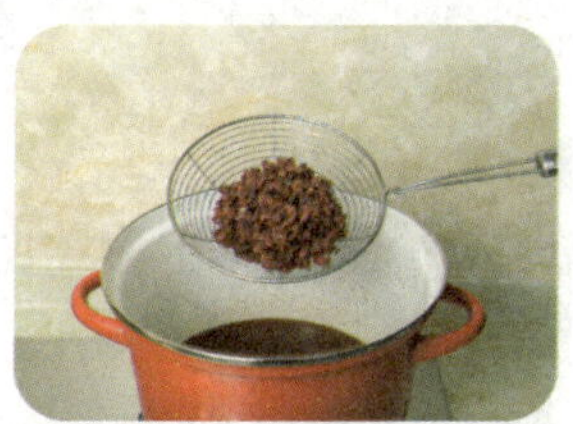

4. 将煮好的红豆及汤用筛网过滤入小锅中，滤出红豆皮不要。

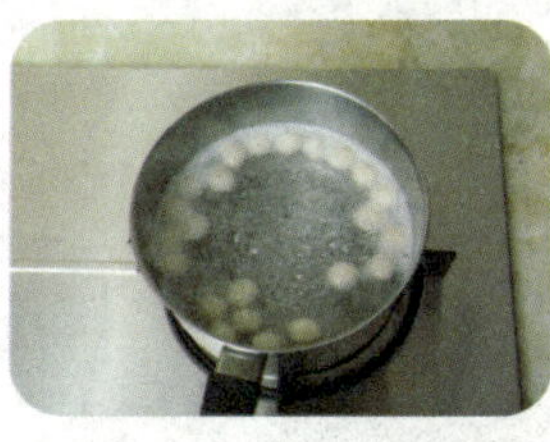

5. 另起一汤锅加适量清水烧开，放入糯米小圆子大火煮至浮起。

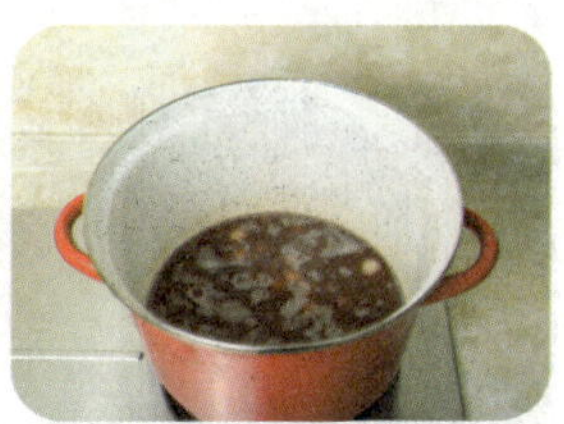

6. 捞出糯米小圆子放入红豆沙锅中，加冰糖煮至熔化即可。

# 黑芝麻山药米糊——温暖身心

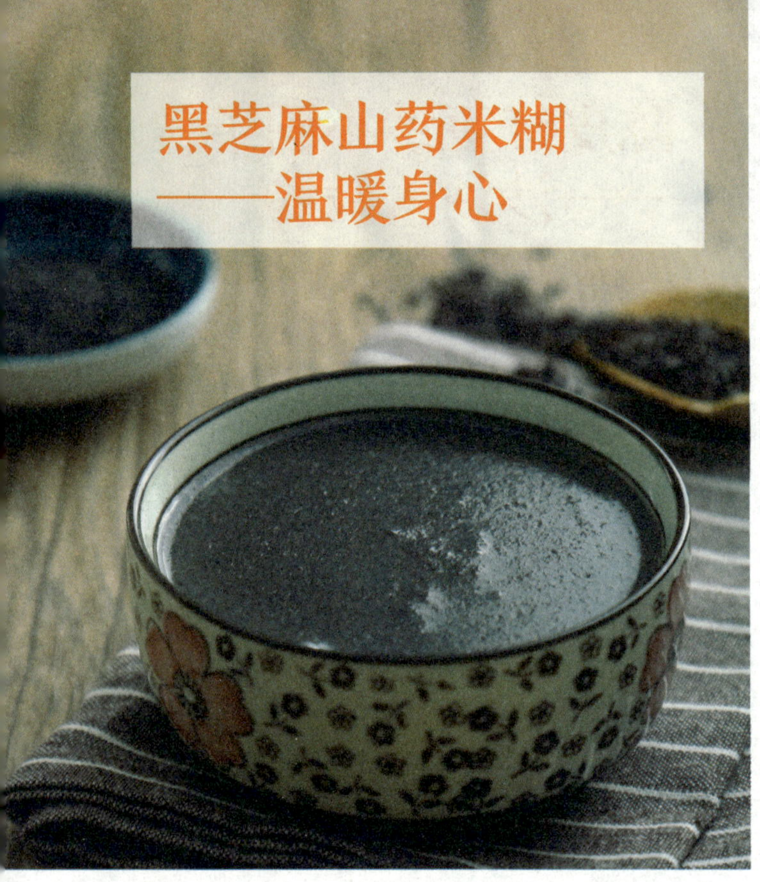

**特　色**

满满都是黑芝麻的味道，吃着更比闻着香，营养美味，齿颊留香。用这么好吃的粗粮米糊来调理肠胃也太幸福了吧。

**主　料**

| | |
|---|---|
| 黑芝麻 | 100克 |
| 铁棍山药 | 80克 |
| 紫米 | 60克 |

**辅　料**

| | |
|---|---|
| 冰糖 | 1茶匙 |

**烹饪秘籍**

清洗黑芝麻时，将黑芝麻放入滤网中，用流动水冲洗即可。

**营养贴士**

铁棍山药的淀粉含量比较多，用铁棍山药代替大米做芝麻糊，可以得到更多的营养。

**做　法**

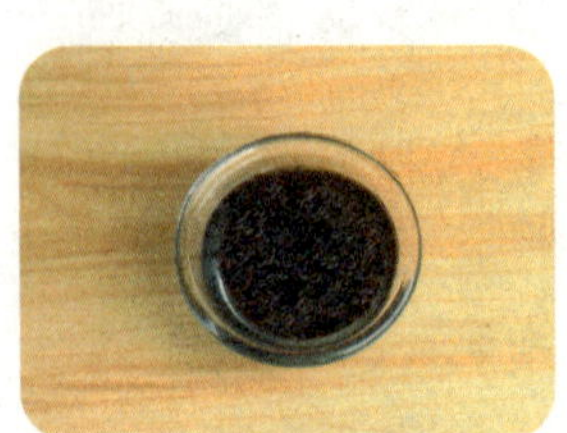

1. 紫米洗净，用清水浸泡30分钟。

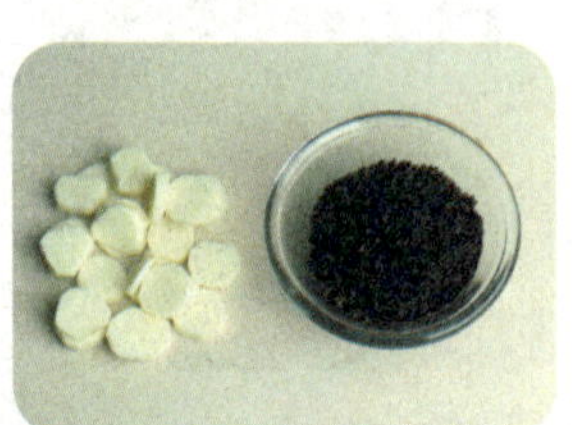

2. 黑芝麻用清水洗净。铁棍山药洗净去皮切块。

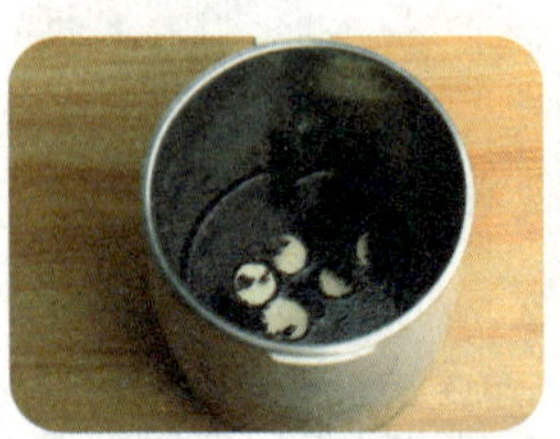

3. 将黑芝麻、铁棍山药、紫米、冰糖放入豆浆机中。

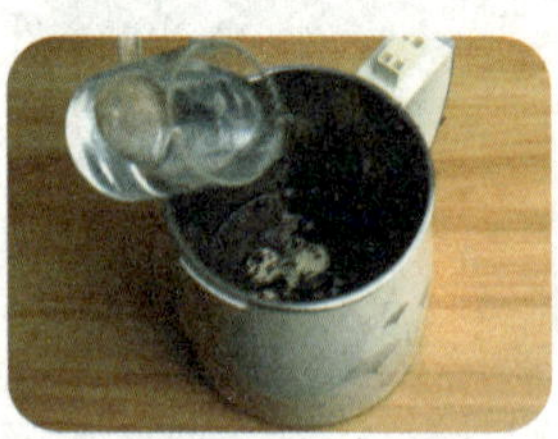

4. 加1000毫升清水，选择米糊功能。

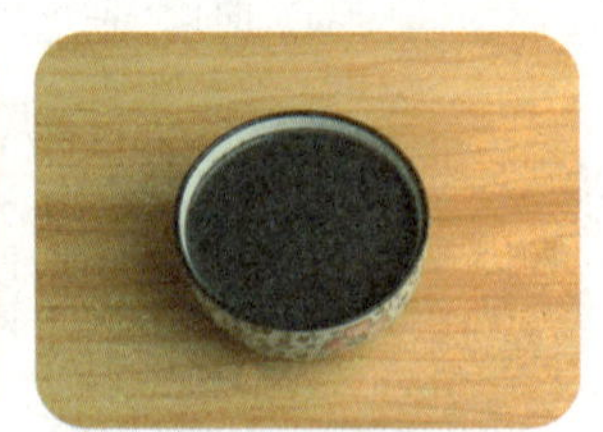

5. 将做好的米糊盛入碗中即可。